俊明（日本超音波医学会認定 超音波検査士，
医学博士）
敏一（日本超音波医学会認定 超音波指導検査士）

（五十音順）
敏一（聖稜リハビリテーション病院）
将倫（名鉄病院）
清和（日本診療放射線技師会）
康弘（豊橋市民病院）
克彦（大垣市民病院）
俊明（岐阜大学大学院）
伸行（豊橋市民病院）
淳也（やまね病院）
理光（岐阜県総合医療センター）
佳彦（高浜豊田病院健診センター）
浩二（三重県立総合医療センター）

覧
真也（岡崎市民病院）
弘子（名古屋第二赤十字病院）
紀子（藤田記念病院）
教子（石川県立中央病院）
晃代（市立敦賀病院）
正樹（城北病院）
幹夫（刈谷豊田総合病院）
洋次（藤田保健衛生大学病院）
啓正（福井県済生会病院）
康則（東海中央病院）
徹（藤田保健衛生大学病院）
幸治（済生会松阪総合病院）
千尋（愛知医科大学病院）
音波検査フォーラム

改訂2版

腹部超
ポケットマ

川地俊明・秋山

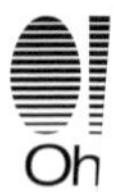

Oh

編者
川

秋

執筆者
秋
伊
江
大井
乙部
川地
木浦
久野
高木
前田
安本

協力者
青山
石神
太田
大場
河野
坂倉
佐野
高井
坪内
長尾
西川
山本
淀川
中部超

改訂２版の発刊にあたって

本書（ポケットマニュアル）の初版が出版されて，これまで第 8 刷に至り，超音波検査に従事する医師，技師，看護師や副教本とする教官，学生から寄せられた高い評価に私たちは感謝したい．

改訂 2 版では，初版のときと同様に，超音波検査初学者が学ぶために，できるだけわかりやすく，できるだけ完璧で，最新で，役に立つ教本を提供することに取り組んできた．改訂 2 版では臨床症例の追加，ドプラなどのカラー画像の追加，最新の肝硬度測定の紹介，さらに臨床に必要な最新の各種超音波診断基準，病期分類，診療ガイドラインを掲載した．

改訂 2 版も，超音波診療に携わる関係者や学生，教官に引き続き愛用され役立つことを願っている．

2020 年 12 月

秋山　敏一・川地　俊明

初版はじめに

画像診断の一端を担う超音波検査は，CT や MRI などに比べて，コンパクト，非侵襲性，簡便性に優れ，病変によっては高い診断能を持つ．一方では，その診断能は他の画像診断に比べて，検査担当者の能力（走査技術，臨床知識，経験）の差に大きく左右される．不十分な技術と知識による検査は，受診者にとってたいへん不幸なことである．

平素私たちは、所属する施設にて十分な教育を受けられない技師や医師に対して，初心者向けのハンズオンセミナーを開催し，検査に必要な知識と技術を教えてきている．

毎回，受講生からは，いろいろと素朴な質問を受ける．今回の企画にあたり，初心者向けの講義内容とハンズオンセミナーで実施した走査テクニックの極意，受講生からの素朴な質問に対する回答を詳述したつもりである．

本書の特徴は 3 つある．

1. 解剖や走査法，症例の説明には，シェーマ以外に，実際の生体から得られた CT 画像を活用し，忠実な解剖や周辺臓器の関係を理解できるようにした．
2. テクニックの極意や必要な知識の記載は，文中ではなく欄外に「コツ」や「プローブマーク」にて解説した．
3. 初心者に必要なプラスアルファの知識として，病期診断の「最新 TNM 分類」，医師との会話で遭遇する「カタカナ略語や単語」，検査室に外国人が来たときの「実践英会話」を掲載し，日常の診療にも役立つようにした．

本書が，初級者の白衣のポケットに常時携帯され，技術や知識向上に役立てていただくことを，また指導者や中級者には，指導のポイントや知識の再整理に役立てていただくことを希望するものである．

出版にあたり企画，校正にご尽力いただいた須山大輔氏をはじめとするオーム社の関係各位に深く謝意を表するものである．

平成 23 年 10 月

秋山　敏一・川地　俊明

目　次

第 1 章　検査に必要な基礎知識

スクリーニングから精密検査に至るまで，日常診療領域において，画像診断の役割は大きい．このような状況の中，超音波検査を担当する技師は，各種画像を読みきる知識が必要である．この章では，技師が最低限知っておくべき CT・MRI・血管の画像解剖およびリンパ節を示す．

本書で使われる略語

Ao，Aorta：腹部大動脈	MRCP：MR 胆管膵管撮影
CA，CeA：腹腔動脈	P1 ～ P8：門脈区域枝
CHA：総肝動脈	Pb：膵体部
GB：胆嚢	Ph：膵頭部
GDA: 胃十二指腸動脈	PHA：固有肝動脈
IMV：下腸間膜静脈	Pt：膵尾部
IPDA：下膵十二指腸動脈	PV：門脈本幹
IRHV：下右肝静脈	RHA：右肝動脈
IVC：下大静脈	RHV：右肝静脈
LHA：左肝動脈	RK：右腎
LHV：左肝静脈	RPV：門脈右枝
LK：左腎	S1 ～ S8：区域（segment）
LPV：門脈左枝	SA, SpA：脾動脈
LRV：左腎静脈	SV, SpV：脾静脈
MHA：中肝動脈	SMA：上腸間膜動脈
MHV：中肝静脈	SMV：上腸間膜静脈
MPD：主膵管	UP：門脈臍部

（アルファベット順）

1. CT 検査

単純 CT：造影剤を用いない検査
造影 CT：造影剤を用いた検査
CT 値　：空気を –1,000，水を 0，緻密骨組織を 1,000 として，これに対する比率

単純 CT で白く写る（high density area）病変
結石，石灰化，新鮮血腫，肝ヘモクロマトーシス
単純 CT で黒く写る（low density area）病変
脂肪，空気・遊離ガス，高度脂肪肝など

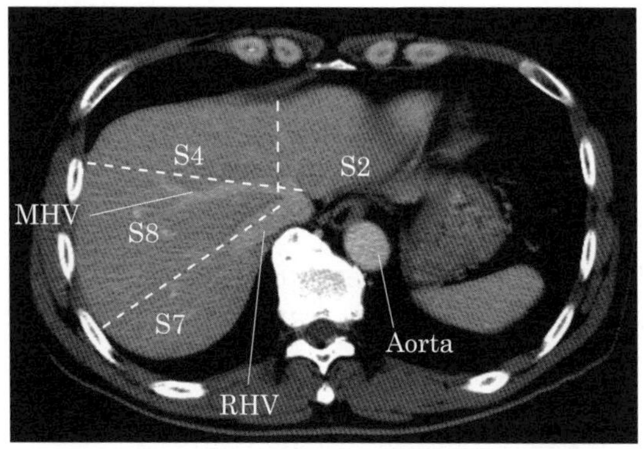

RHV：右肝静脈，MHV：中肝静脈，S：肝区域

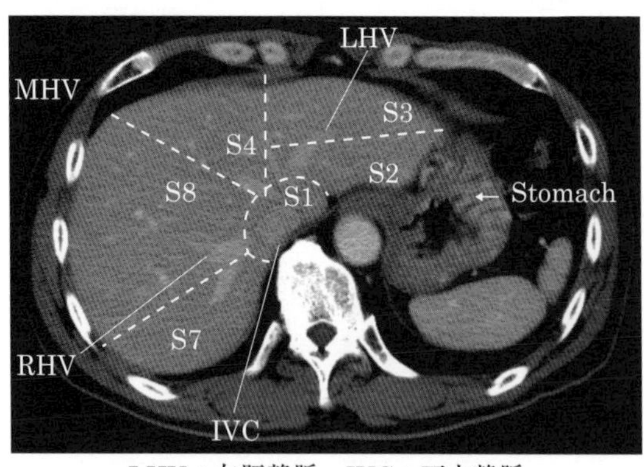

LHV：左肝静脈，IVC：下大静脈

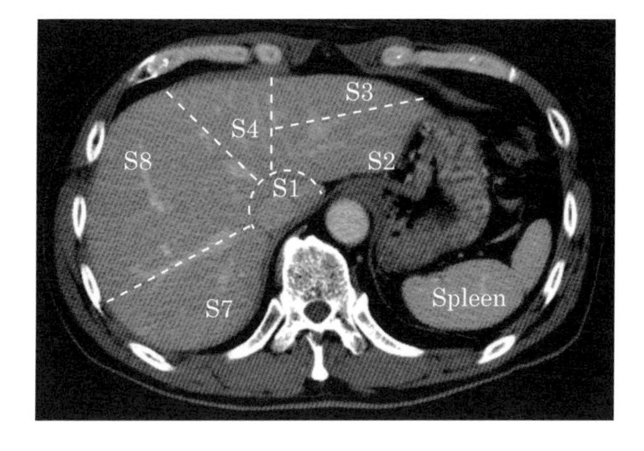

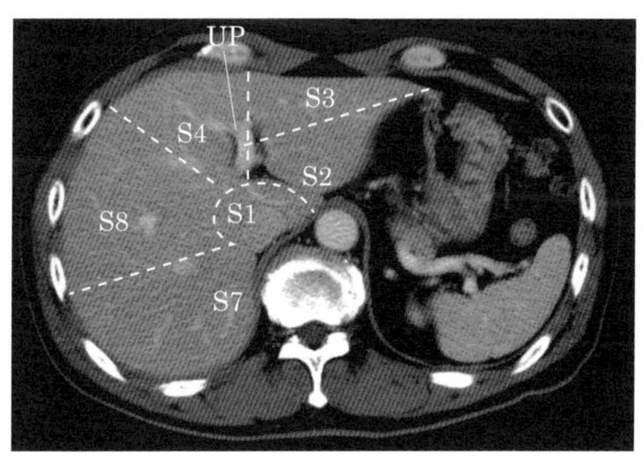

UP：門脈臍部

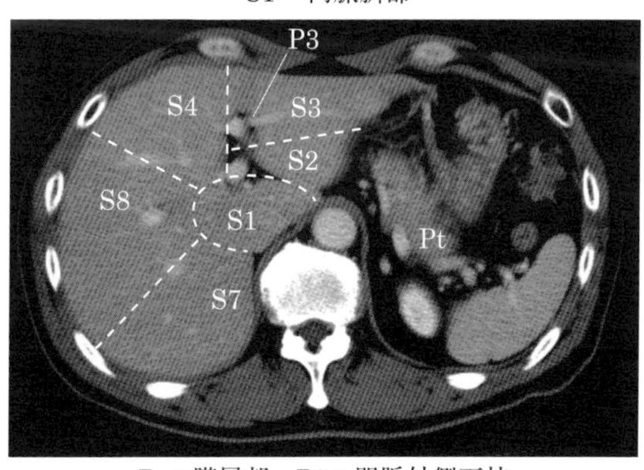

Pt：膵尾部，P3：門脈外側下枝

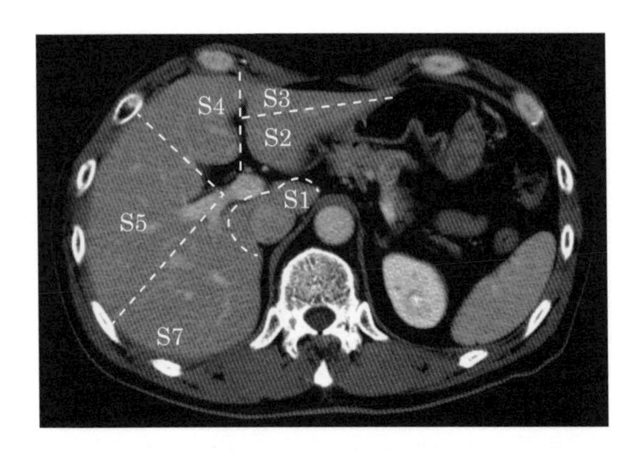

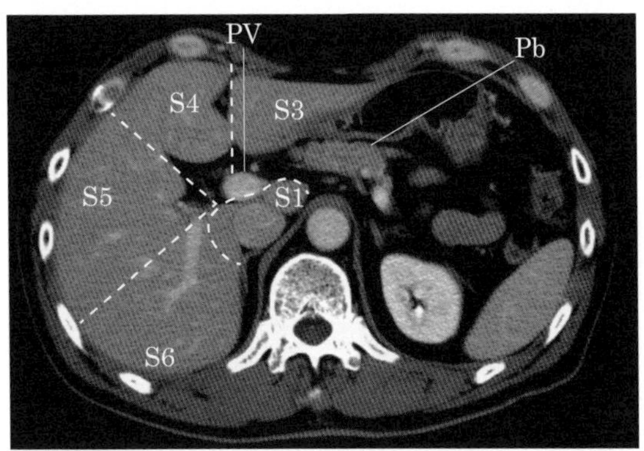

PV：門脈本幹，Pb：膵体部

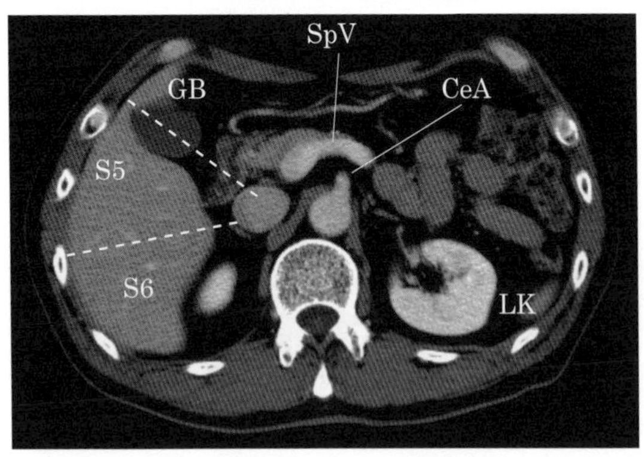

GB：胆嚢，SpV：脾静脈，CeA：腹腔動脈，LK：左腎

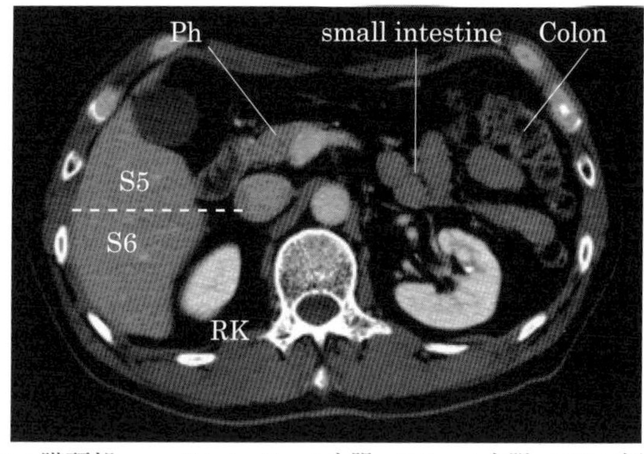

Ph：膵頭部，small intestine：小腸，Colon：大腸，RK：右腎

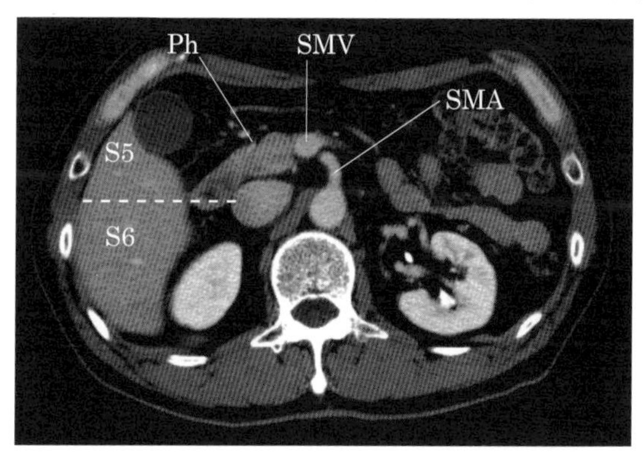

SMV：上腸間膜静脈，SMA：上腸間膜動脈

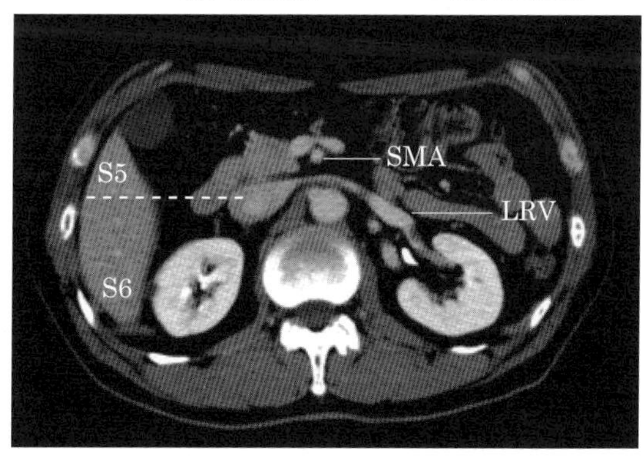

LRV：左腎静脈，SMA：上腸間膜動脈

2. MRI 検査

T2 強調画像（T2WI）：組織内の水分量を反映し，多いときは，高信号（白く表示）を示す．

＊高信号を示す病変：囊胞，肝血管腫，多くの悪性腫瘍

T1 強調画像（T1WI）：T2 強調画像とは逆に水分が多いと，低信号（黒く表示）を示す．

＊高信号を示す病変：出血，脂肪沈着など

肝細胞癌（古典的な）

T2WI：高信号，T1WI：さまざまな信号強度

肝血管腫，肝囊胞

T1WI：低信号，T2WI：強い高信号

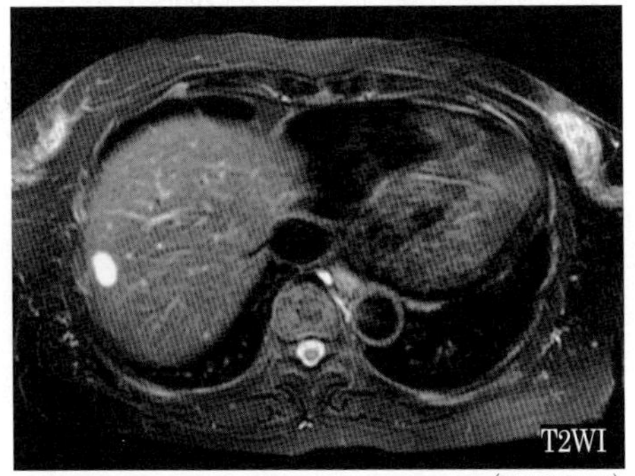

(FAT SAT)

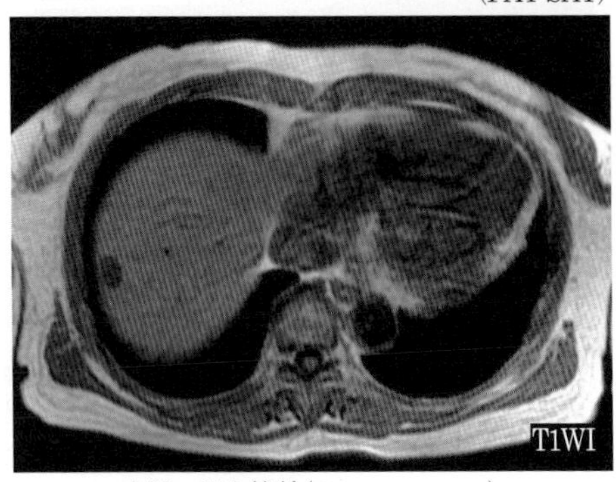

症例　肝血管種（S8：14 × 9mm）

MRCP（MR 胆管膵管撮影）

胆汁や膵液のような流れの遅い液体を T2 強調画像で捉えて，3 次元表示に画像処理したもの．非侵襲的に膵胆管像が得られる．

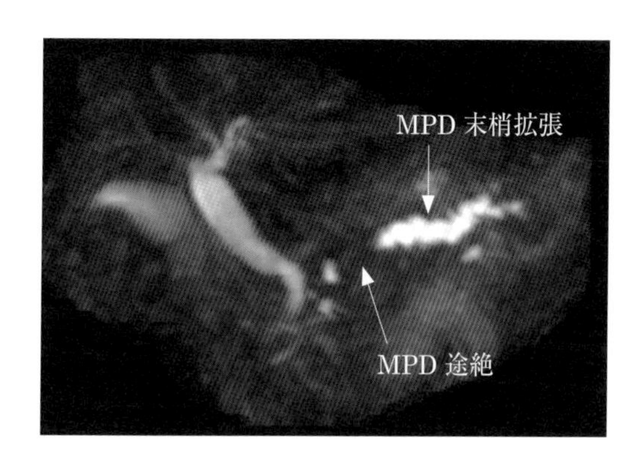

拡散強調画像（DWIBS）

水分子の拡散運動を画像化したもの．正常細胞では水分子の動き（拡散）が活発なのに対し，細胞密度の高い癌などではかなり抑制された動きなる．それを画像として捉えて処理したもの．PET 画像と類似する．

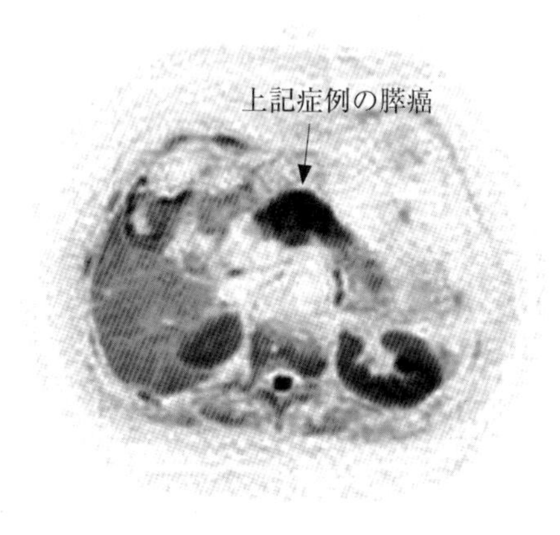

3. 血管解剖

動脈

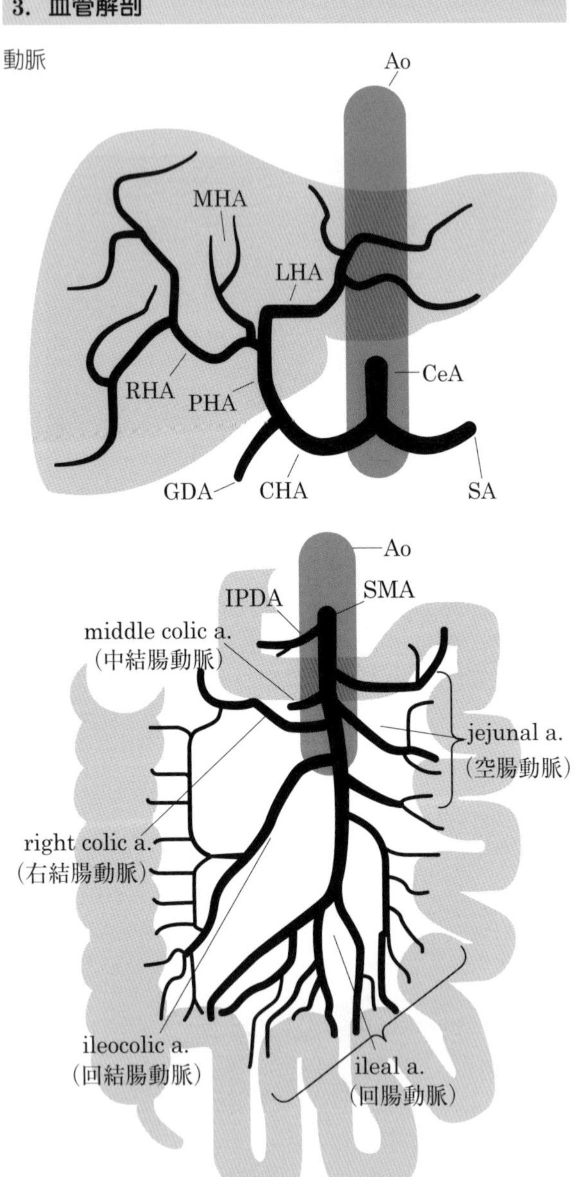

Ao
MHA
LHA
CeA
RHA
PHA
GDA
CHA
SA
Ao
IPDA
SMA
middle colic a.
（中結腸動脈）
jejunal a.
（空腸動脈）
right colic a.
（右結腸動脈）
ileocolic a.
（回結腸動脈）
ileal a.
（回腸動脈）

門脈系（肝内・肝外）

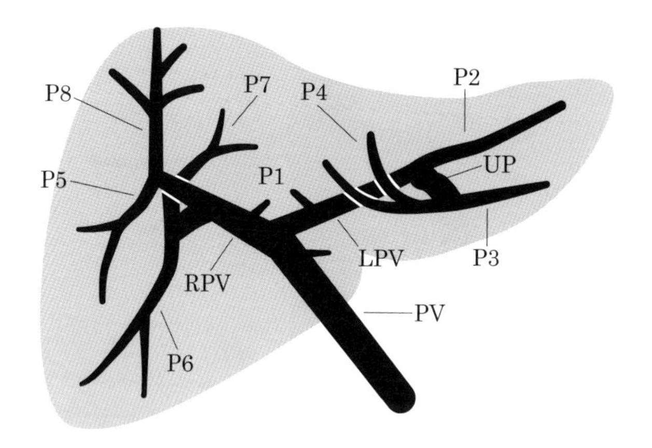

P8
P7
P4
P2
UP
P5
P1
LPV
P3
RPV
PV
P6

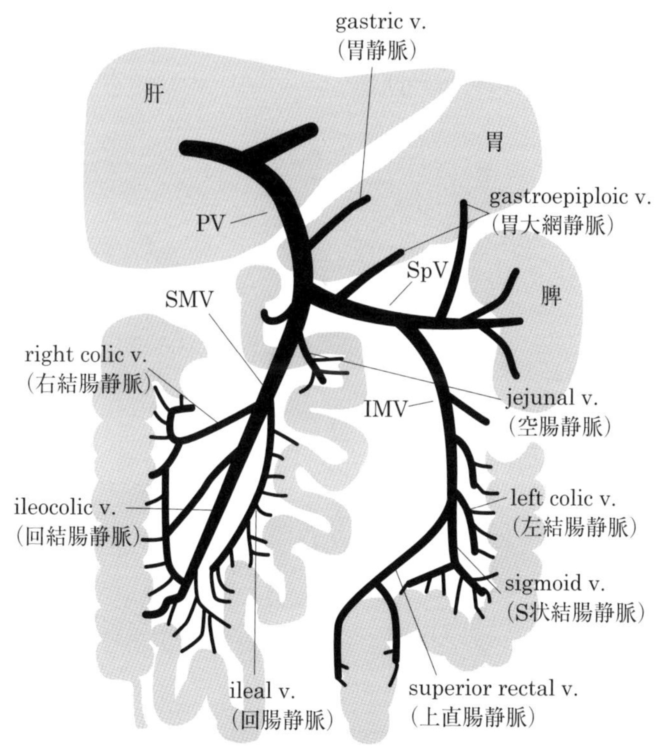

gastric v.
(胃静脈)
肝
胃
gastroepiploic v.
(胃大網静脈)
PV
SpV
SMV
脾
right colic v.
(右結腸静脈)
IMV
jejunal v.
(空腸静脈)
ileocolic v.
(回結腸静脈)
left colic v.
(左結腸静脈)
sigmoid v.
(S状結腸静脈)
ileal v.
(回腸静脈)
superior rectal v.
(上直腸静脈)

肝静脈

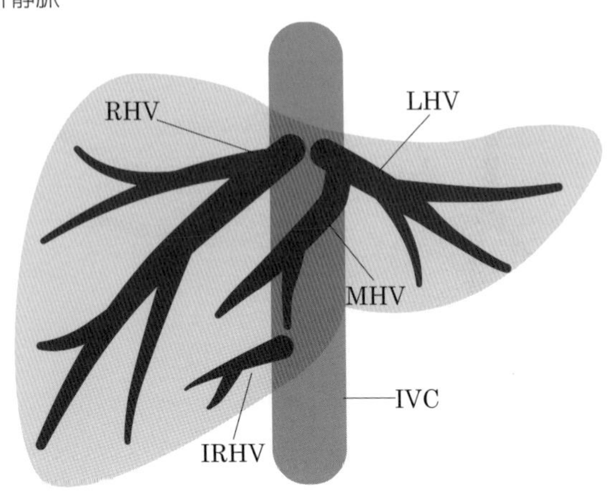

3D-CT（CT angiography）

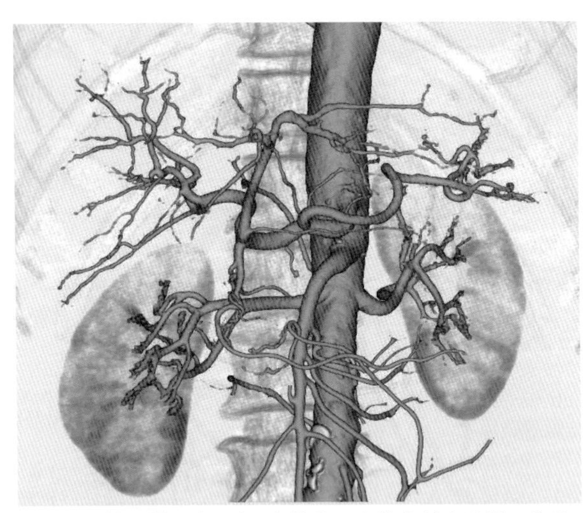

従来の血管造影写真より，立体的に血管走行を確認できる．

4. リンパ節解剖

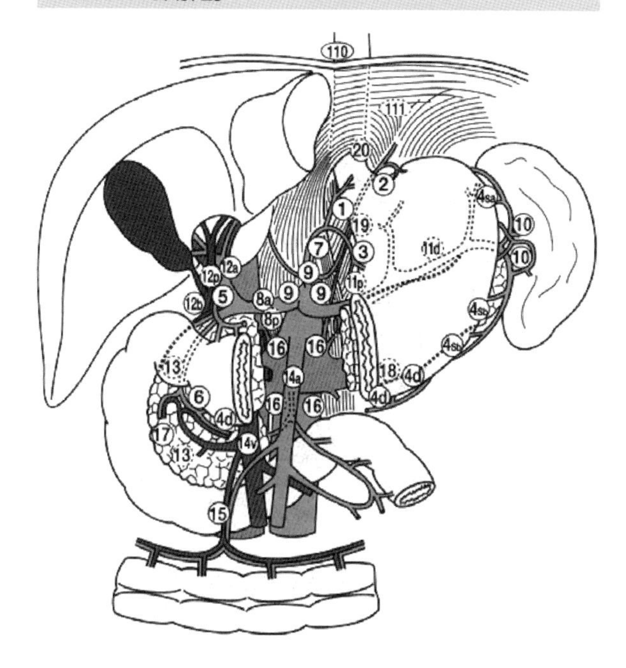

①右噴門リンパ節	⑬膵頭後部リンパ節
②左噴門リンパ節	⑭上腸間膜根部リンパ節
③小弯リンパ節	⑮中結腸動脈周囲リンパ節
④大弯リンパ節	⑯腹部大動脈周囲リンパ節
⑤幽門上リンパ節	⑰膵頭前部リンパ節
⑥幽門下リンパ節	⑱下膵リンパ節
⑦左胃動脈幹リンパ節	⑲横隔膜下リンパ節
⑧総肝動脈幹リンパ節	⑳食道裂孔部リンパ節
⑨腹腔動脈周囲リンパ節	(110)胸部下部傍食道リンパ節
⑩脾門リンパ節	(111)横隔上リンパ節
⑪脾動脈幹リンパ節	(112)後縦隔リンパ節
⑫肝十二指腸間膜内リンパ節	

胃癌取扱い規約第 14 版抜粋（第 15 版 276-277 頁参照）

1. 走査法

腹部体表からの主な走査法を示す.

縦走査

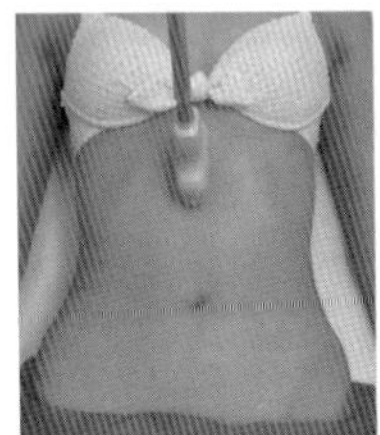

体軸に平行な面での走査

横走査

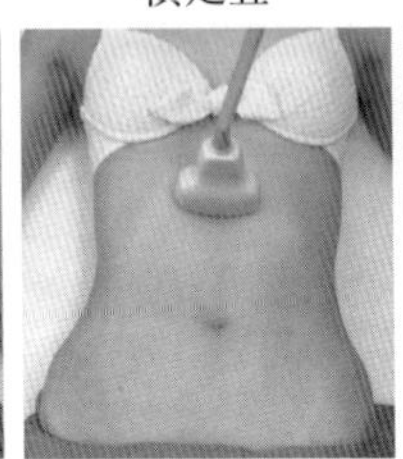

体軸に垂直な面での走査

前額走査

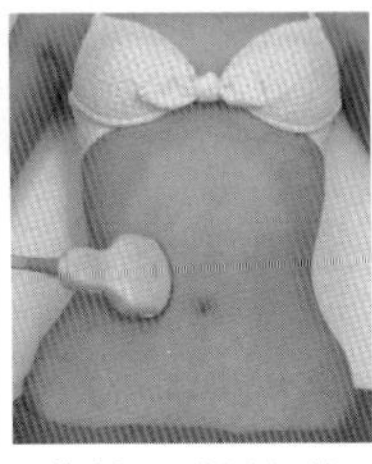

体軸に平行な前額面での走査

肋間走査

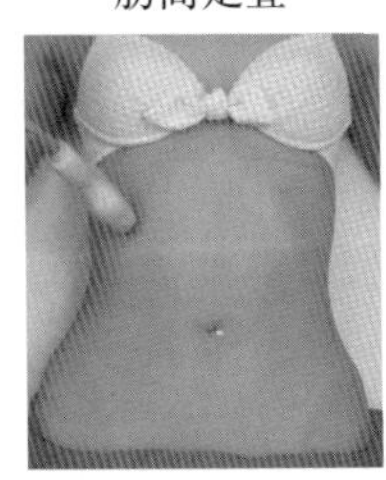

肋間からの走査

肋骨弓下走査

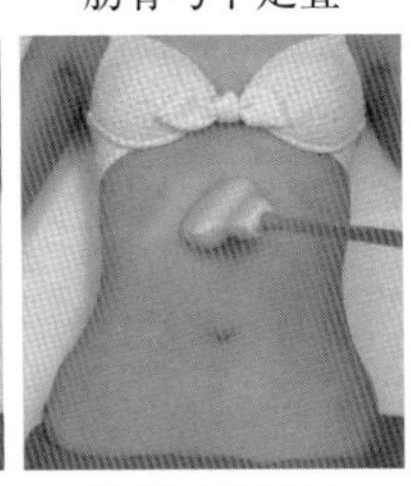

肋骨弓下縁に沿った走査

斜走査

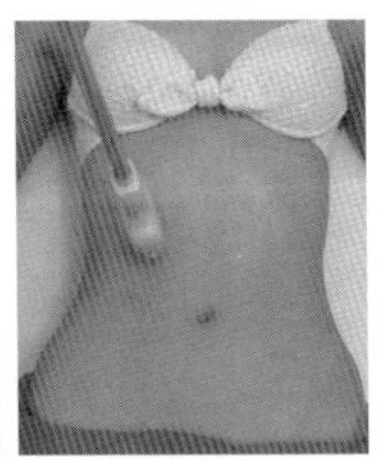

体軸に対して斜めの走査

2. 表示法

縦走査での縦断像の表示は被検者の右側より見る形，すなわち画面左側を被検者の頭側，画面右側を被検者の尾側とする．

横走査での横断像の表示は被検者の尾側より見た形で行う．すなわち画面左側を被検者の右側，画面右側を被検者の左側とする．

斜走査，肋間走査，肋骨弓下走査等，斜方向の断層面の表示は，横走査に近い角度のものは横断像に，縦走査像に近いものは縦断像の表示にそれぞれ準ずる．

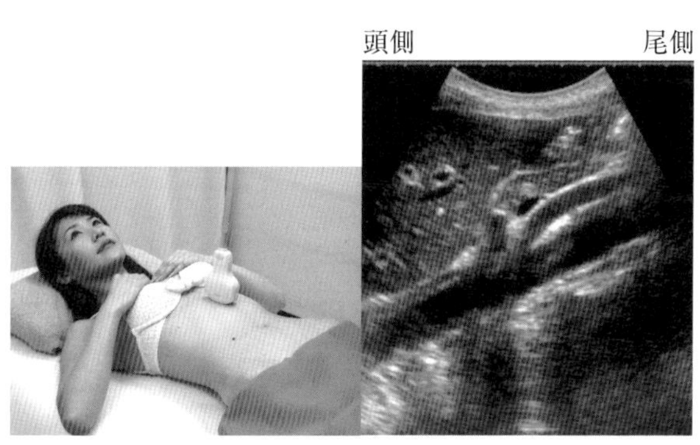

縦走査の画像表示（縦断像）

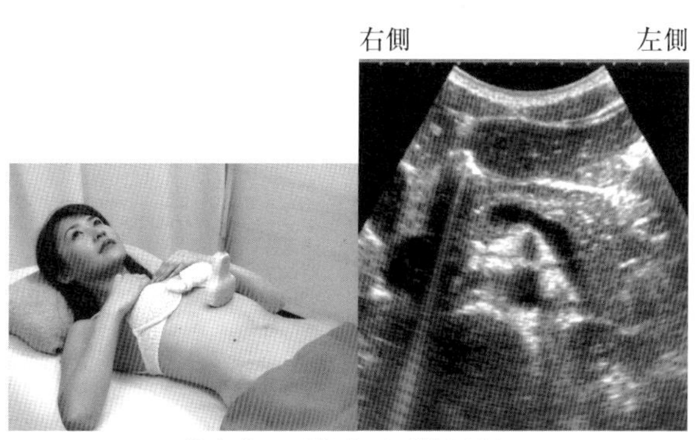

横走査の画像表示（横断像）

第 3 章　基本走査と超音波画像解剖

1. 基本走査

腹部超音波検査にあたって，目的とする臓器や領域を検査する場合と，腹部全体を対象にスクリーニングする場合がある．目的臓器を経過観察する場合を除き，腹部全体をチェックすることが大切であり，時に思わぬ病気を発見することが往々にしてある．

走査手順は施設や検者によってさまざまであり，腹部全体を見落としなく効率よく検査を行うには，走査手順を定め，系統的に観察することが重要である．特に検者間での格差を無くし，精度を高めるため，施設内での走査手順を統一していくことが望ましい．

以下に，いくつかの走査手順例と記録断面を紹介する．

①腹部超音波検診判定マニュアル
②日本超音波検査学会推奨消化器領域走査手順 1
③日本超音波検査学会推奨消化器領域走査手順 2
④ “ W ” の走査
⑤ “ の ” の字の 2 回走査

＊走査手順で，膵臓を最初に走査する施設も見られる．
検査台で仰臥位になった直後の膵臓は，胃や十二指腸内ガスの影響が少なく，描出範囲が広く，観察しやすいことが多い．

腹部超音波検診判定マニュアル改訂版（2021 年）

記録断面として下記 25 断面を推奨しているが，走査手順については規定していない．

1）左肋間走査：左腎
2）左肋間走査：脾臓
3）左肋間走査：脾臓・膵尾部
4）心窩部縦走査：腹部大動脈
5）心窩部縦走査：肝左葉（肝縁）
6）心窩部縦走査：下大静脈・肝左葉・尾状葉（S1）
7）心窩部縦走査：膵頭部（膵鉤部）
8）心窩部横走査：膵体部
9）心窩部横走査：膵体部（拡大で主膵管径計測）
10）左肋骨弓下斜走査：膵尾部
11）心窩部斜走査：膵頭部
12）右肋骨弓下斜走査：胆嚢体部
13）右肋骨弓下縦走査：胆嚢底～頸部
14）右肋骨弓下斜走査：肝外胆管
15）右肋間走査：胆嚢体部
16）心窩部横走査～左肋骨弓下斜走査：肝左葉　外側区域（S2, S3）
17）心窩部横走査～斜走査：肝内側区域（S4）・門脈 1 次分枝
18）右肋骨弓下斜走査：肝前下区域（S5）
19）右肋骨弓下斜走査：肝後区域（S6, S7）
20）右肋骨弓下斜走査：肝前上区域（S8）
21）右肋骨弓下斜走査：肝静脈・横隔膜直下
22）右肋間走査：肝前上区域（S8）
23）右肋間走査：肝前下区域（S5）
24）右肋間走査：肝後上区域（S7）
25）右肋間走査：肝後下区域（S6）・右腎

日本超音波検査学会推奨 消化器領域 走査手順 1

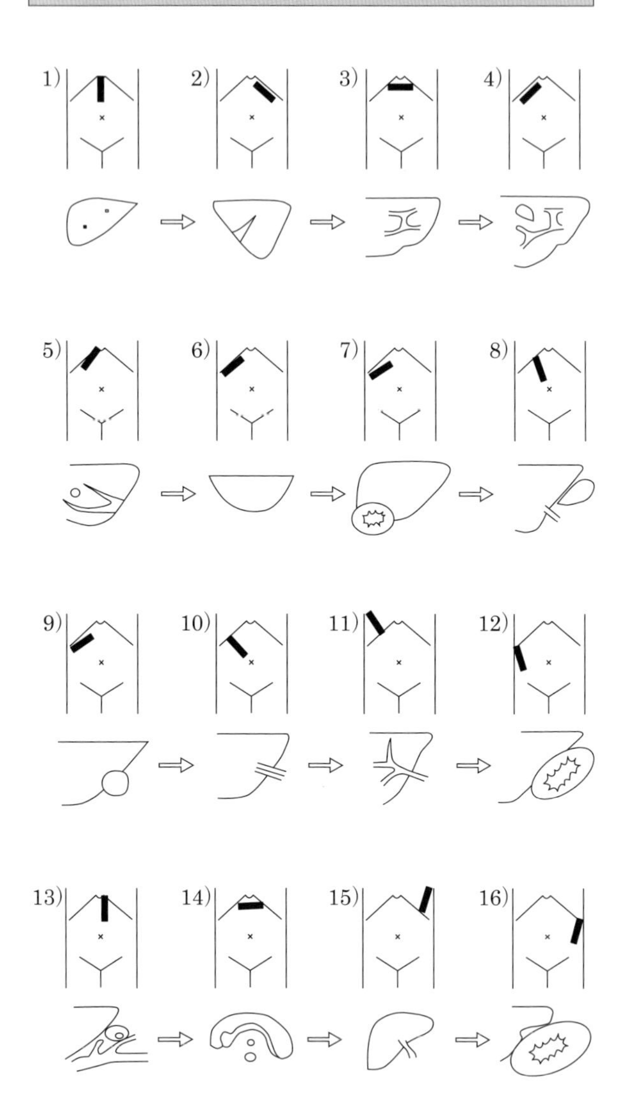

日本超音波検査学会推奨 消化器領域 走査手順 2

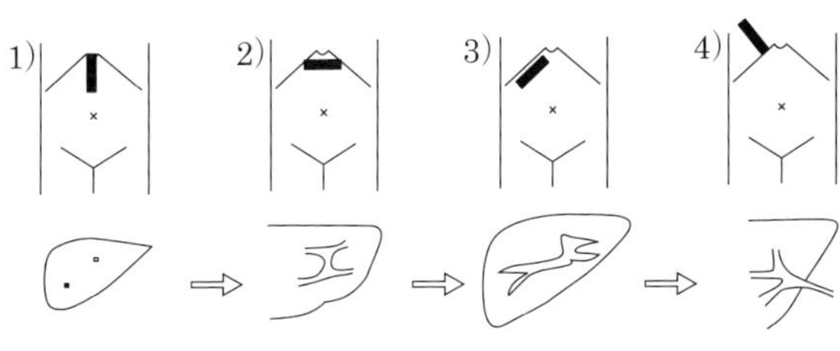

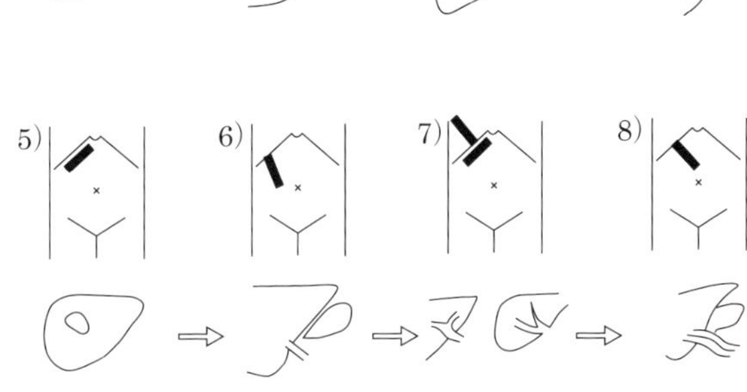

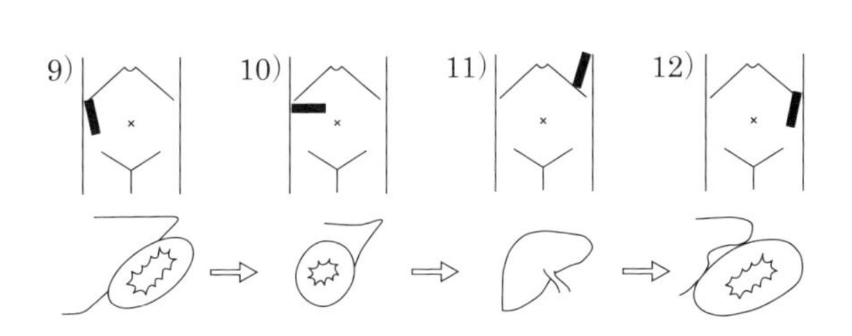

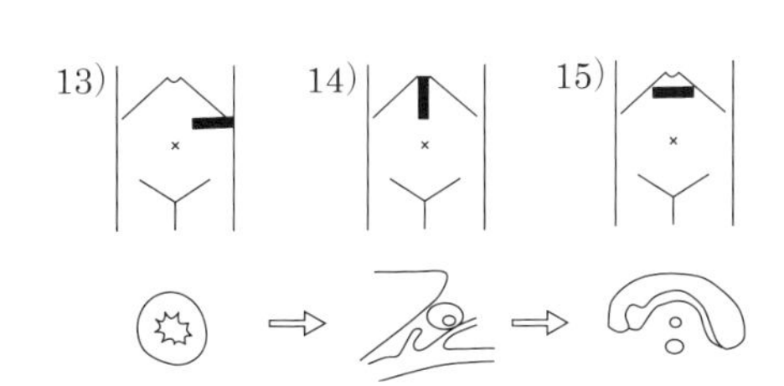

“W”の走査

腹部にWの文字を描くように，脾 → 左腎 → 肝左葉 → 肝右葉 → 右腎 → 胆嚢 → 総胆管 → 膵 → 腹部大動脈 → 腸管の順に連続的に系統立てて走査する.

1）左肋間走査
<Target>
脾臓
左腎
左副腎
膵尾部
左肺底部
No.10 リンパ節

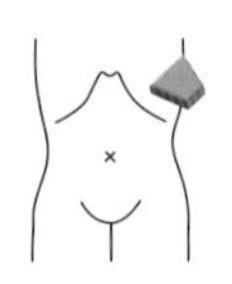

2）左肋骨弓下斜め走査
<Target>
肝左葉外側区
腹部食道
胃噴門部
No.1，3 リンパ節

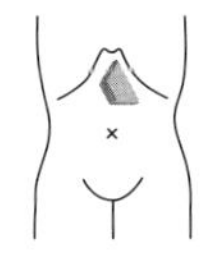

3）左心窩部～右心窩部縦走査
<Target>
肝左葉外側区
肝尾状葉
肝方形葉
心嚢
腹部大動脈上部
下大静脈上部

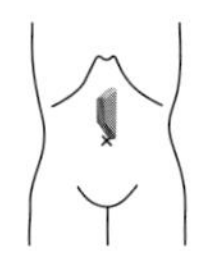

4）左心窩部～右心窩部横走査
<Target>
肝左葉外側区
肝尾状葉
肝方形葉
心嚢
腹部大動脈上部
下大静脈上部

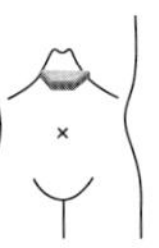

5）右肋骨弓下斜め走査
<Target>
肝方形葉
肝右葉前区域
肝右葉後区域
胆嚢
右腎
右副腎

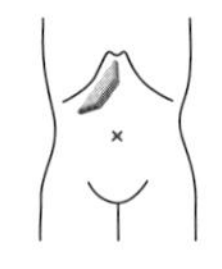

6）右肋骨弓下縦走査
<Target>
肝方形葉
肝右葉前区域
肝右葉後区域
胆嚢
右腎
右副腎

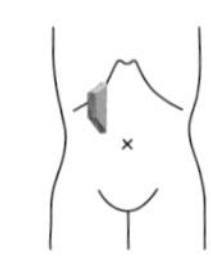

7）右肋間走査
<Target>
肝右葉前区域
肝右葉後区域
胆嚢
右腎
右副腎
右肺底部

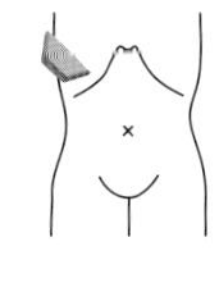

8）右肋骨弓下部～肝門部走査
<Target>
胆嚢
胆嚢管
総肝管
総胆管
No.12 リンパ節

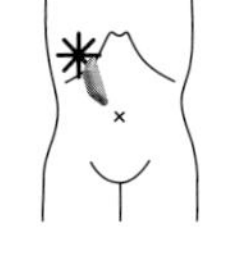

9）右季肋下～左季肋下縦走査
<Target>
下部胆管
膵頭部～膵尾部
腹部大動脈および
　周囲血管
　周囲リンパ節

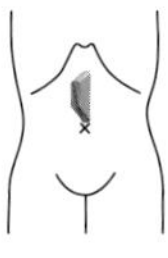

10）右季肋下～左季肋下横走査
<Target>
下部胆管
膵頭部～膵尾部
腹部大動脈および
　周囲血管
　周囲リンパ節

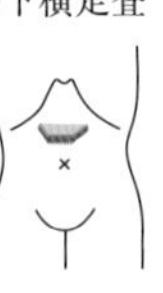

“の”の字の2回走査

腹部に「の」の字を2回描くように走査し，上腹部から下腹部まで腹部全体を走査する．

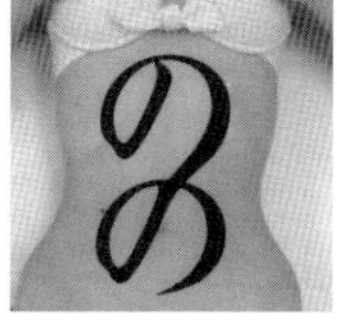

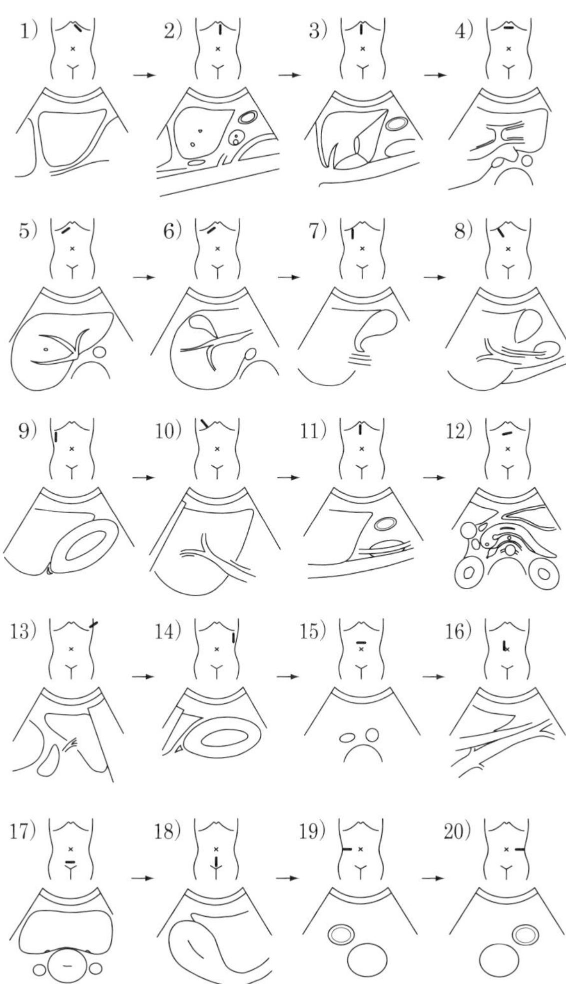

2. 超音波画像解剖

1）左肋骨弓下走査

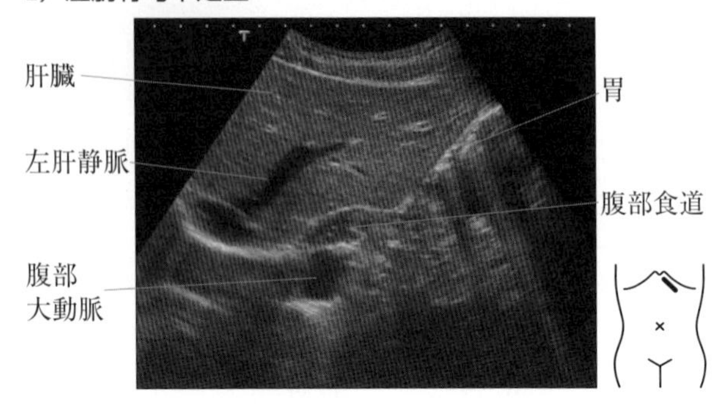

2）心窩部縦走査（腹部大動脈レベル）

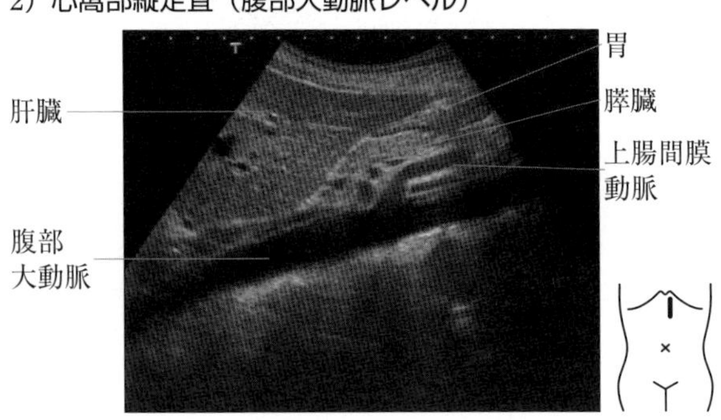

3）心窩部縦走査（下大静脈レベル）

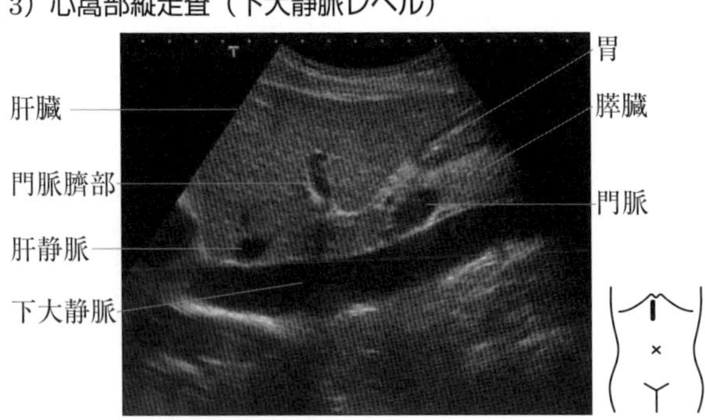

4）心窩部横走査

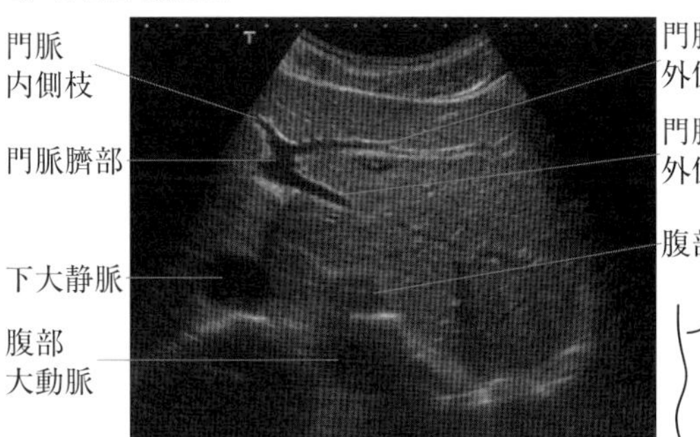

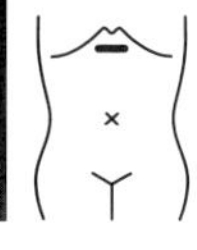

5）右肋骨弓下走査（肝静脈レベル）

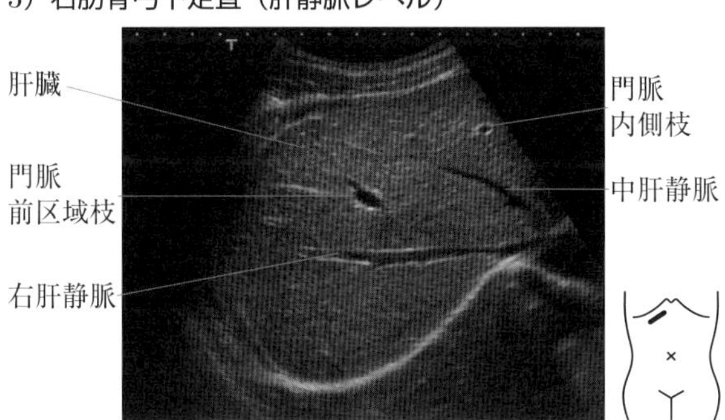

6）右肋骨弓下走査（門脈レベル）

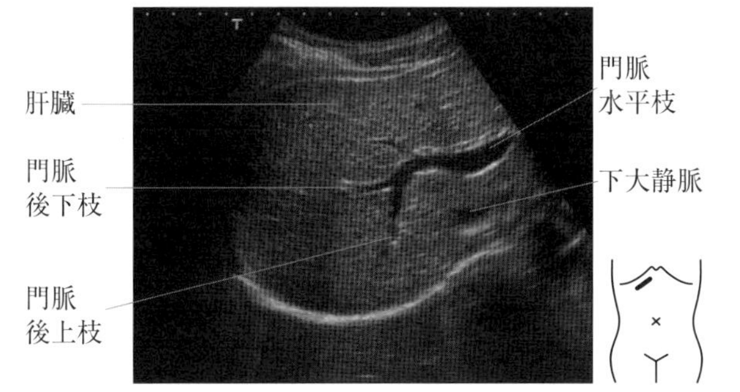

7）右季肋部縦走査（胆嚢レベル）

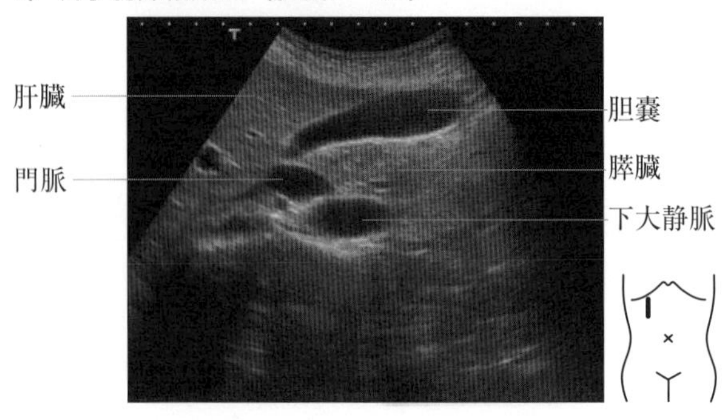

8）右季肋部斜走査（肝外胆管レベル）

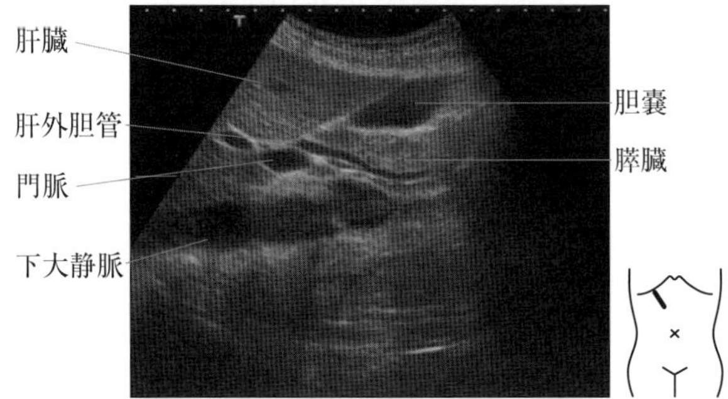

9）右季肋部縦走査（右腎レベル）

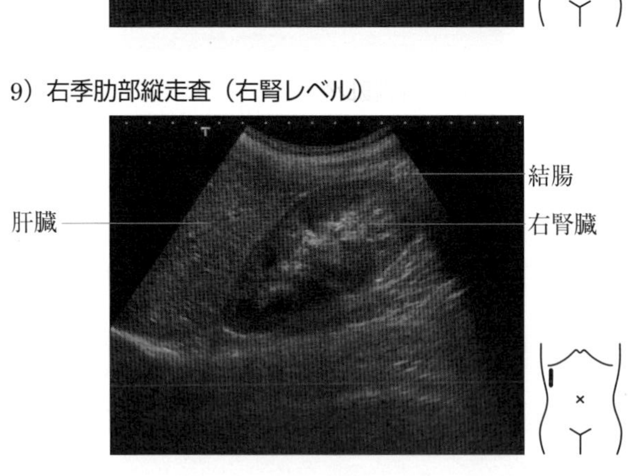

10）右肋間走査

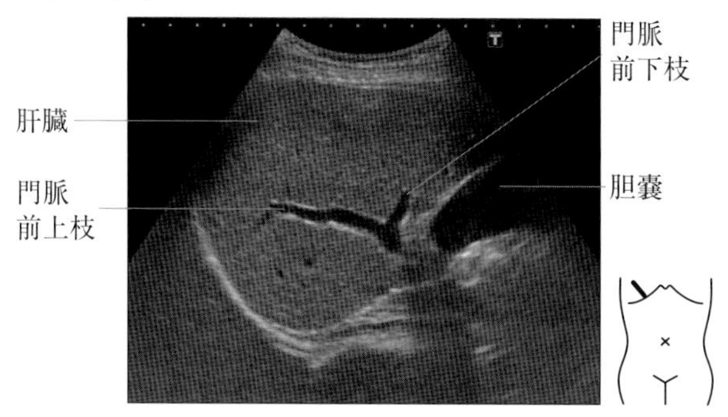

11）心窩部縦走査（膵頭部レベル）

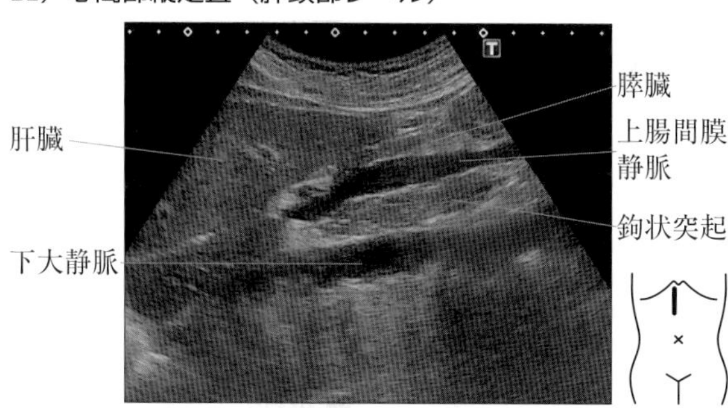

12）心窩部斜走査（膵臓レベル）

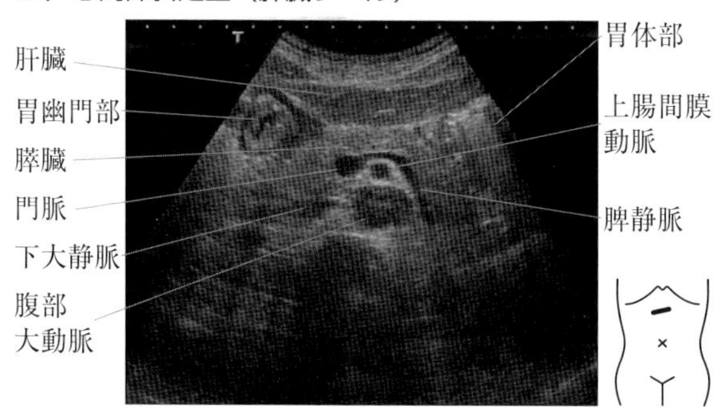

13）左肋間走査（脾臓レベル）

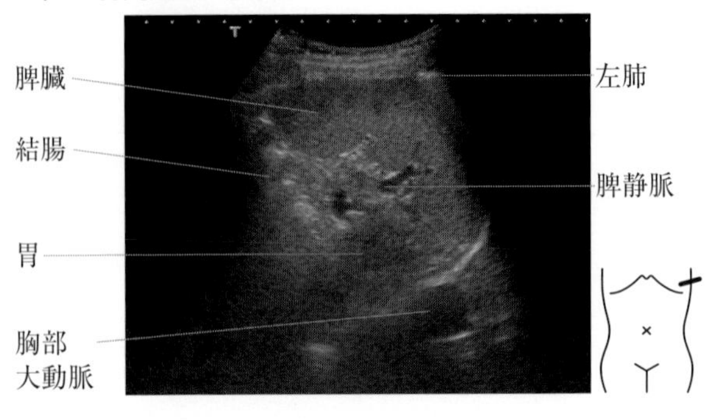

14）左肋間走査（左腎臓レベル）

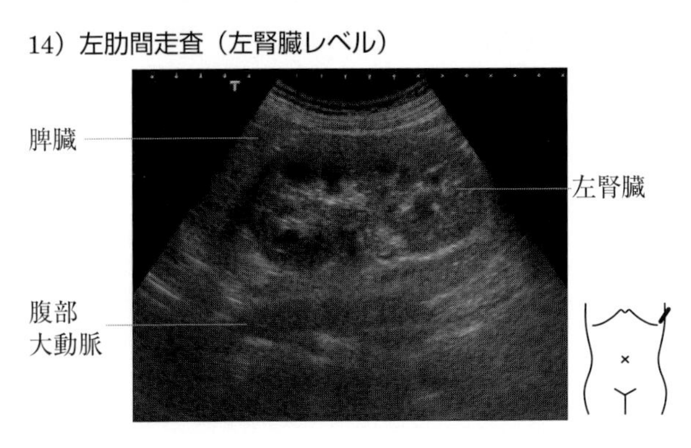

15）腹部正中横走査

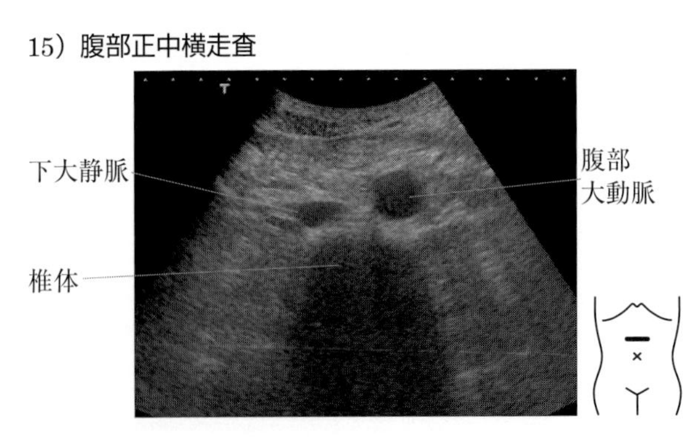

16）腹部正中前額走査

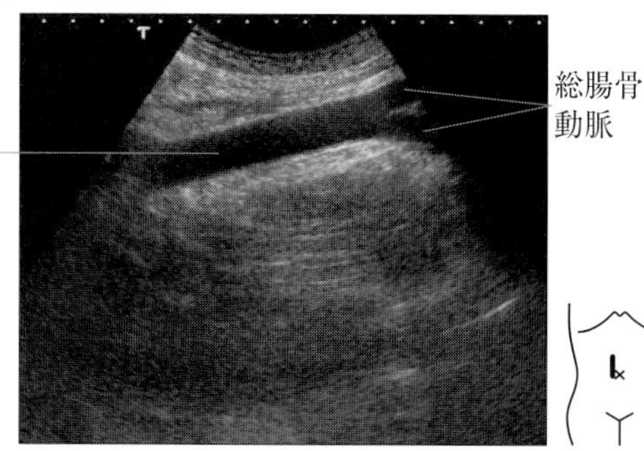

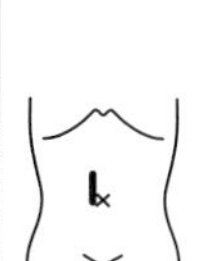

17）下腹部横走査（女性）

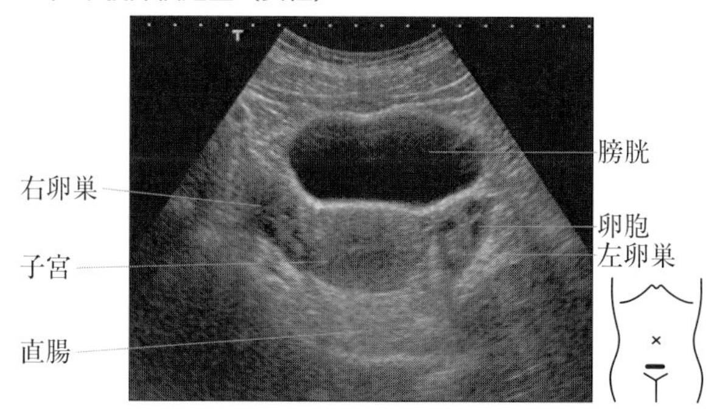

17）下腹部横走査（男性）

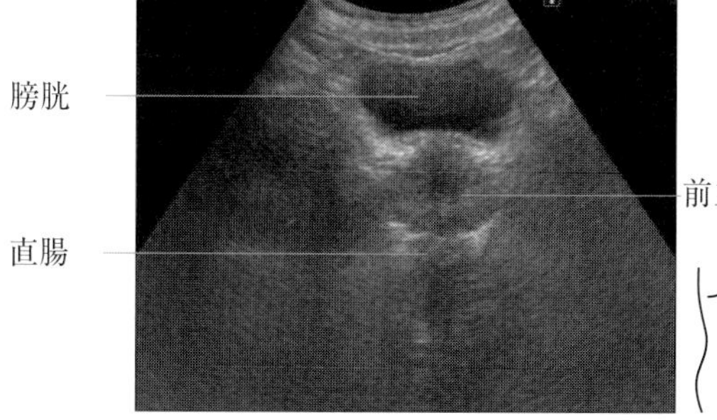

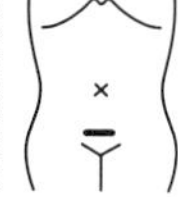

18）下腹部縦走査（女性）

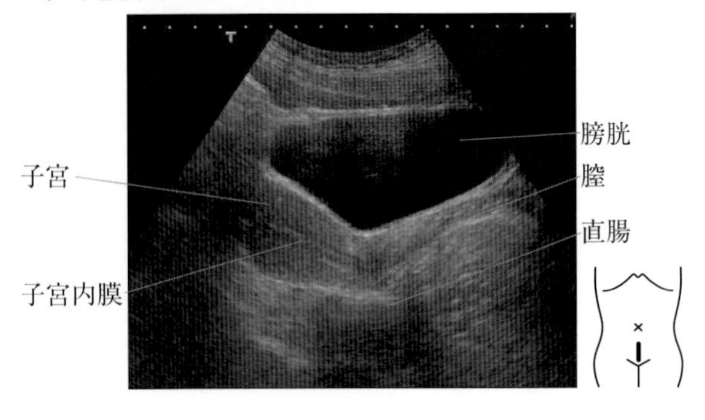

18）下腹部縦走査（男性）

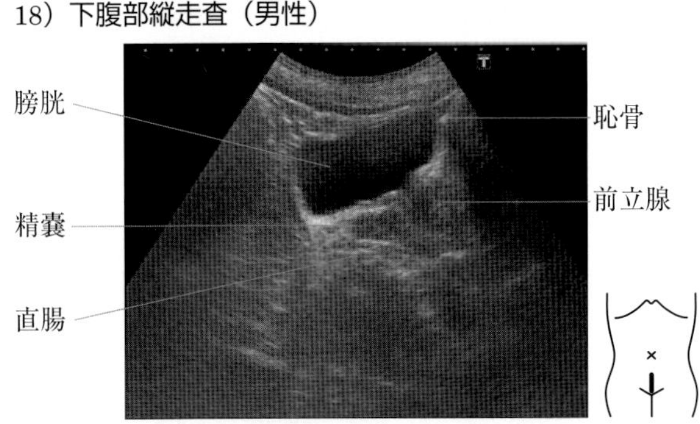

19）右側腹部横走査

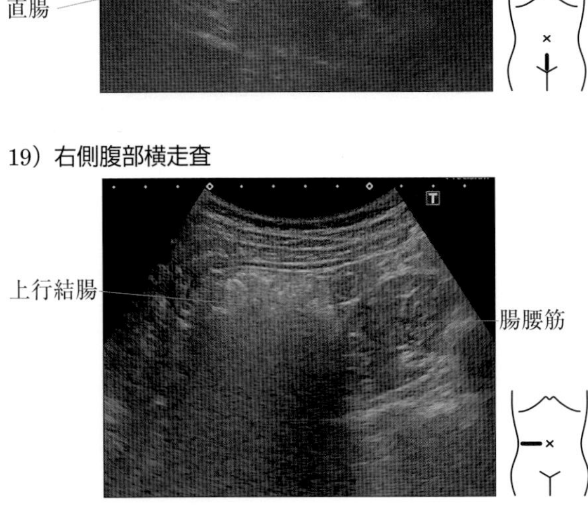

20）左側腹部横走査

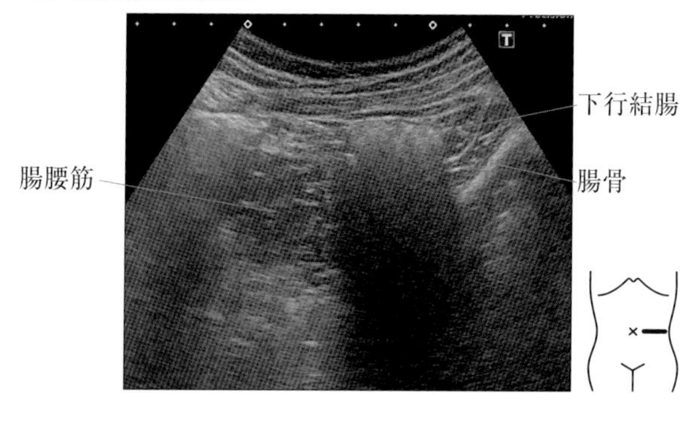

20）左側腹部横走査（結腸に便塊がない場合）

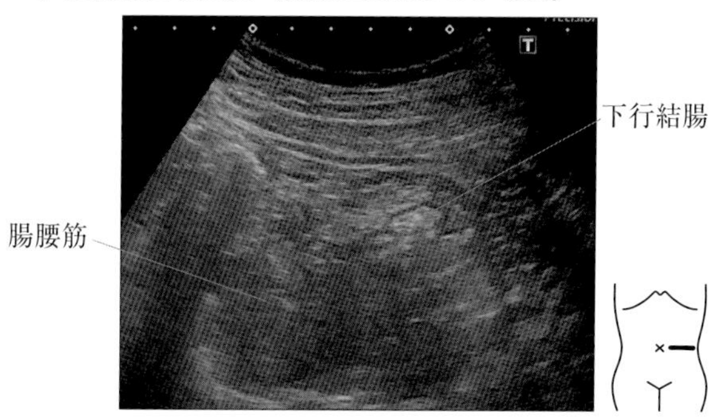

注）結腸は内部の便塊により後方エコーの減弱を伴う高エコーとして描出されるが，便塊がない場合は虚脱した管腔像として描出される.

3. プローブの種類と持ち方

プローブにはその走査により，コンベックス，リニア，セクタがある．一般に腹部は3.5～5MHzのコンベックス，体表は7.5～12MHzのリニア，心臓は2～5MHzのセクタを主に用いているが，腹部領域においても肝表面や消化管の観察時にはリニアを，横隔膜下の観察や高速異常血流の測定にはセクタを用いる．

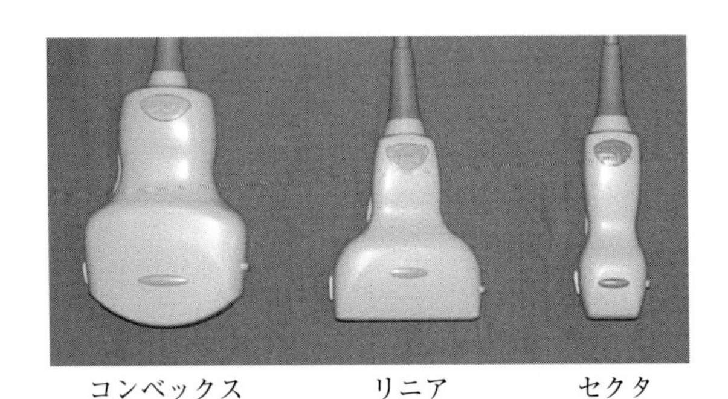

コンベックス　　リニア　　セクタ

プローブは下の方を持つと安定する．横走査および肋骨弓下走査でプローブを寝かせる場合は適宜持ち替える．

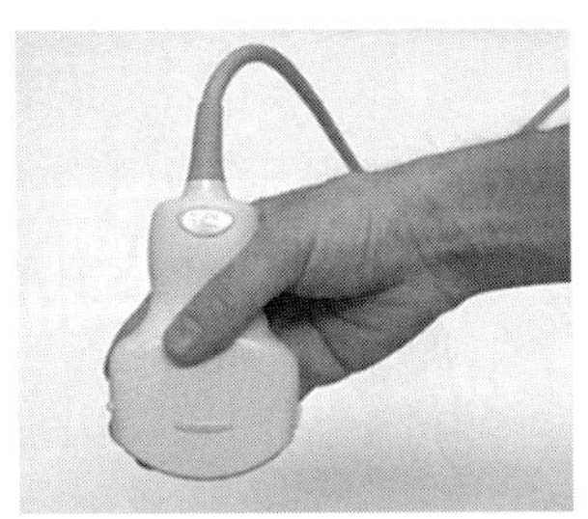

縦走査

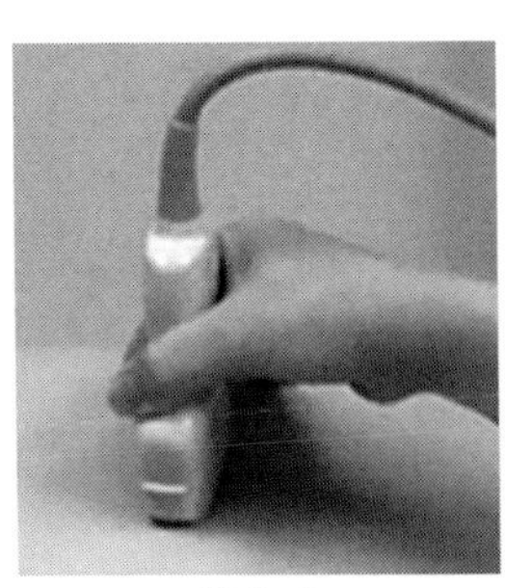

横走査

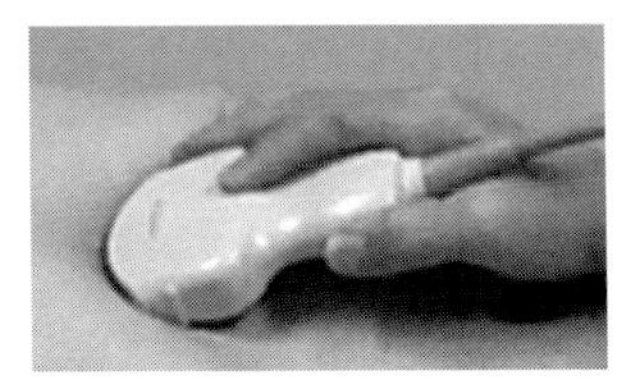

肋骨弓下走査

4. プローブの基本操作と工夫

基本走査において，目的の部位を観察するにはプローブの微妙な操作テクニックが必要となる. プローブ操作には，スライド走査，扇状走査，振り子走査，回転走査がある（下図）.

基本はスライド走査で多方向から走査するが，肋骨やガスで走査に制限がある場合は扇状走査，振り子走査，回転走査を加えて広く検索する.

各臓器とも多方向から走査を行うが，基本は長軸走査と短軸走査（縦走査と横走査）の 2 方向走査である．まず短軸走査で臓器の位置確認と病変の有無を検索する．続いて長軸走査で再現性を確認しながらオリエンテーションを付ける．1 方向のみの描出では疑い，2 方向以上の描出で確定となる.

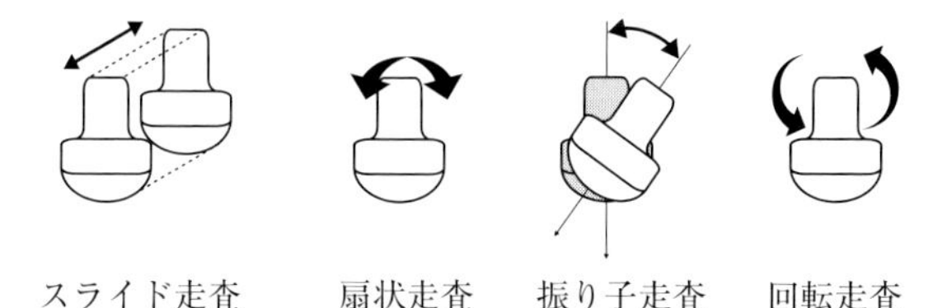

5. 呼吸と体位および圧迫操作テクニック

検査の妨げとなる消化管ガスの移動や排除，音響物理学的性質に基づく数々のアーチファクトと病変との鑑別，胆石とポリープの鑑別，また描出不良を避けるためには，基本走査とプローブ操作以外に，体位変換や呼吸調整および適切な圧迫操作テクニックの組み合わせが必要である.

6. カラードプラ画像の主な調整項目

項目		効果
カラーゲイン	高	カラー信号は強くなるがカラーノイズが現れる
	低	カラー信号は弱くなりカラーノイズが消える
パルス繰り返し周波数(流速レンジ)	高	低速血流が消えるが折り返しが無くなる
	低	低速血流まで描出されるが，高速血流では折り返しが起こる
ドプラ周波数	高	低速血流や表層血管に用いる．感度は悪くなるが画像は細かくなる
	低	深部血管に用いる．感度はよくなるが画像は荒くなる
Wall filter	高	モーションアーチファクトが消える．高すぎると低速血流がカットされる
	低	モーションアーチファクトが増える
走査線	多	画像は細かくなるがフレームレートは下がる
	少	画像は荒くなるがフレームレートは上がる

コツ：カラーエリアは観察したい領域に移動させる．カラーエリアが大きすぎるとフレームレートが低下（リアルタイム性が低下）するので注意が必要である．

7. カラードプラのアーチファクト

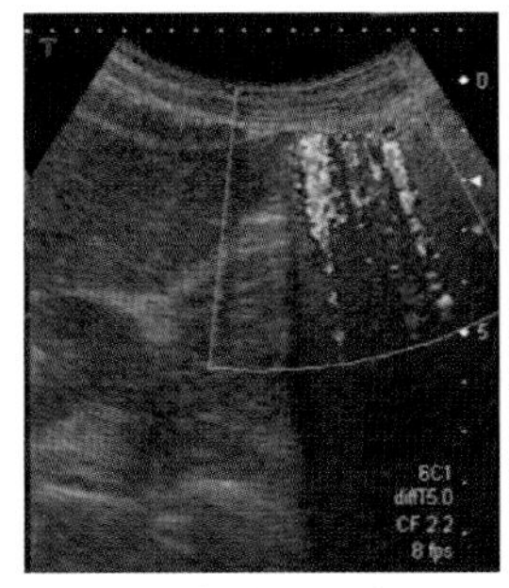

Color flash artifact

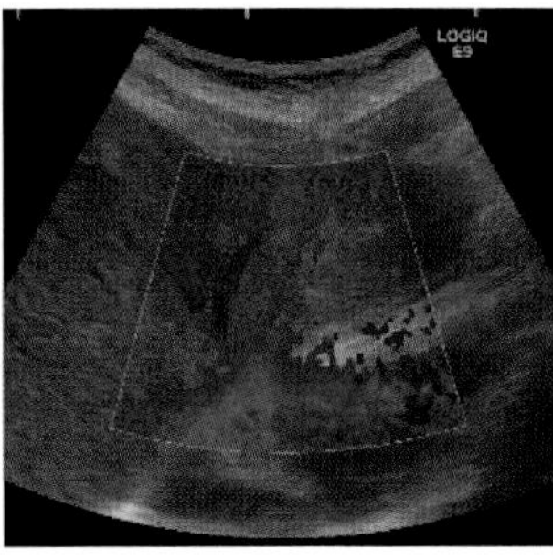

Motion artifact

Color flash artifact	消化管ガスなどの移動する強い反射の後方に出現するモザイク状カラー帯.
Blooming	カラー信号の増強が，制御レベルを超えてしまうと，血流の無い部分もカラー表示され過大表示となること.
Twinking artifact	結石などの強い反射体の後方に出現するモザイク状カラー帯で，結石内の微小反射体で生じるランダムな反射を方向もドプラ偏移も定まらない信号としてカラー表示したもの.（199 頁参照）
Motion artifact	血流以外の対象物の動きからくる不要なドプラ信号

コツ：パルス繰り返し周波数（流速レンジ），カラードプラゲインなどを目的とする血管・病変に合わせて調整する必要があり，アーチファクトの種類・原因を知ることが，良好なカラードプラ画像を得るコツである.

1. 解　剖

1）Couinaud 分類と Healey & Schroy 分類

肝区域分類で頻用されているのは，Couinaud によるもので，肝全体を 8 つの亜区域（Segment）に分ける．肝臓を背側面から見て尾状葉を Segment1（S1）とし，反時計回りに順に番号を付ける．一般に各亜区域を Segment の S をとって，S1・・・・・S8 と省略形で表現する．本書では超音波検査で一般的なこの Couinaud（クイノー）分類と Healey & Schroy（ヒーリー & シュロイ分類）を用いて標記・呼称する．

超音波検査では，区域の境界を走る肝静脈，区域に分布する肝内門脈枝が，区域分類の指標となる．

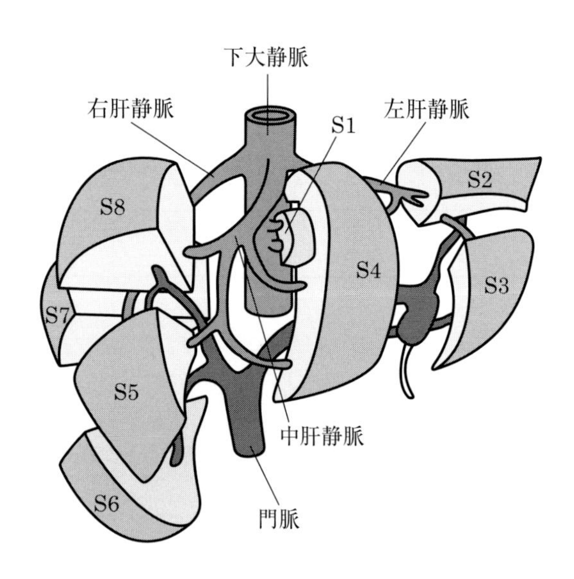

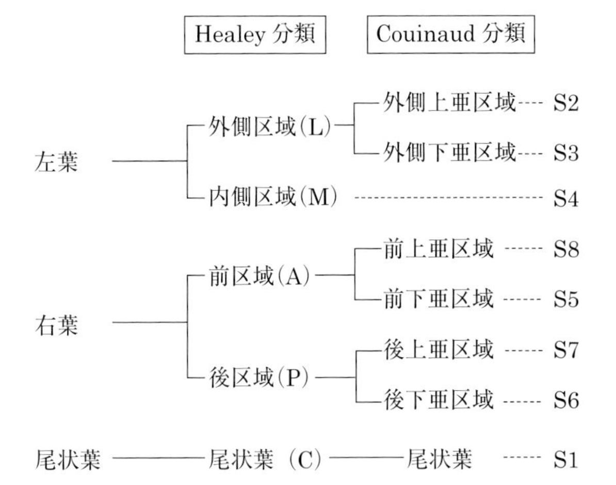

2）区域分類の指標

指標となるのは，区域の境界を走行する肝静脈と区域のほぼ中心を走行する肝内門脈である.

①肝静脈

肝静脈は，末梢側から中枢側に向かって，合流しながら径は徐々に太くなる．中肝静脈と左肝静脈は，下大静脈手前で合流する.

右肝静脈 right hepatic vein（RHV）：
　右葉前区域 (A) と右葉後区域 (P) の境界

中肝静脈 middle hepatic vein（MHV）：
　右葉前区域 (A) と左葉内側区域（M）の境界

左肝静脈 left hepatic vein（LHV）：
　左外側区域内を走行する．必ずしも S2 と S3 の境界ではない*.

下右肝静脈 inferior right hepatic vein（IRHV）：
　下大静脈に，右葉後区域からのドレナージ静脈．20 ～ 30% 程度に見られる.

*左肝静脈基部はS3とS4の境界を走行している．末梢側ではS2とS3の境界を走行することが多いが，フィッシャーベイン（fissure vein：主たる静脈の間を縫って還流する静脈系のうち比較的太くその存在が目立つ静脈）を伴う例では特に肝静脈が区域境界を走行するとは限らない．

メモ

①下右肝静脈は，肝右葉切除において臨床的に重要であり，必要に応じて記載すべきである．

②右肝静脈径が細い場合は，下右肝静脈が存在することが多い．お互いに補い合って肝後区域を潅流している．

③S7からのドレナージ血管が太い場合は，右肝静脈が2本あるようにみられることがある．

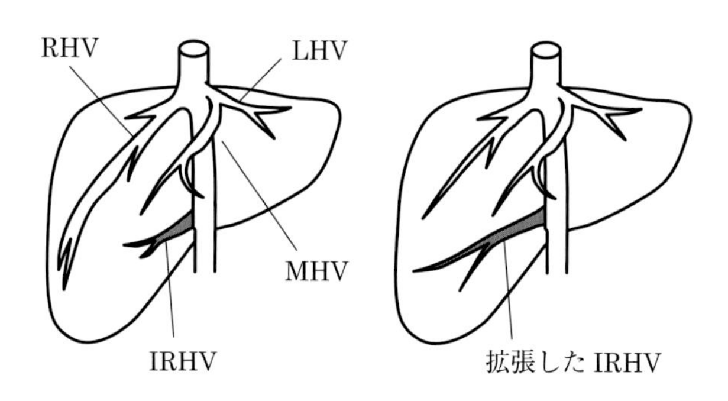

3）門脈

肝静脈との走行とは逆に，門脈は中枢側から末梢側に向けて分岐し，細くなる．

肝門部門脈枝の分枝様式

A：前区域枝，P：後区域枝，L：左枝

Ⅰ型：左右分岐後，右前枝と後枝に分岐（70 ～ 80%）

Ⅱ型：左枝と右前枝，右後枝が同時に分岐（20%）

Ⅲ型：右後枝が門脈本幹から分岐後，右前枝と左枝が分岐

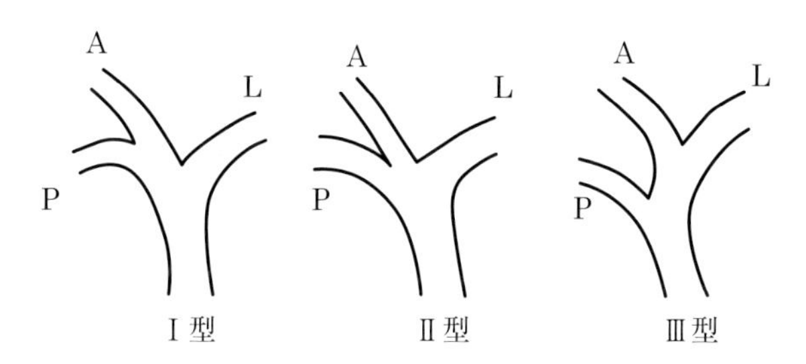

右葉前区域枝，後区域枝に良く見られる variation

2 次分枝から 3 次分枝が分岐する場合，3 次分枝径が太く，走行が隣接する亜区域に向かう場合に，区域判定困難となる．

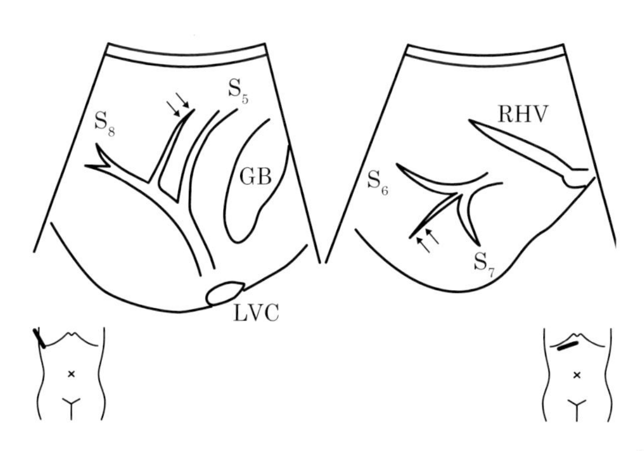

2. 基本走査法

肝臓全体をくまなく観察するための系統的走査は検査時間の短縮，観察域の漏れ防止，施設内で規格化された検査が行える利点がある．

①心窩部縦走査
②心窩部横走査
③右肋骨弓下走査
④右肋間走査
⑤右肋骨弓下縦走査

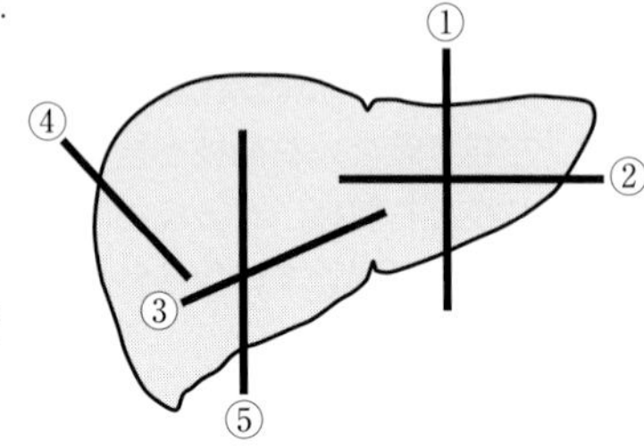

1）体位および呼吸

一般に，被検者の体位は仰臥位で行う．呼吸は，肋間走査を除き，深吸気停止下で走査するのが基本である．深吸気下で行うのは，肝臓が下垂し，観察しやすくなるためである．肋間走査は，呼気または浅い呼吸下で止めて行う．

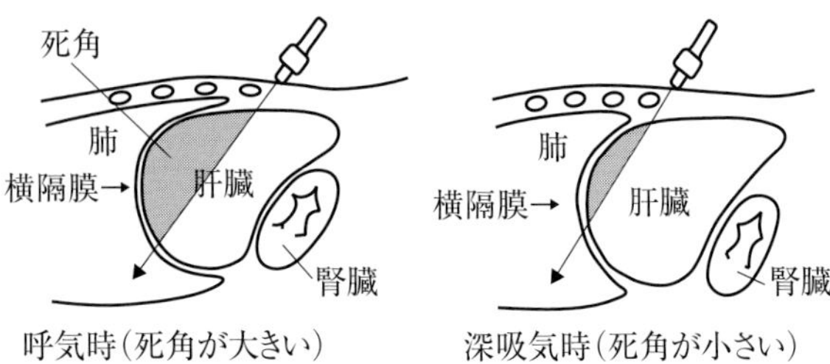

コツ：肥満や肝硬変患者対策

肥満や肝硬変患者では，肝右葉が胸郭内に挙上し，仰臥位での右肋骨弓下走査や肋間走査での肝描出不良を経験する．

対策
- お腹を膨らませる（腹圧をかけた吸気）
- 左側臥位での走査
- 座位での走査
- 前胸部からの肋間走査
- マイクロコンベックスプローブの利用

2）心窩部縦走査

目的：肝左葉，尾状葉

その他，腹部大動脈，下大静脈，胃，膵，リンパ節など

方法：心窩部にプローブを縦に置き，腹部大動脈を確認後，スライド走査と扇状走査で観察する．肝左葉の左端が見えなくなるまで観察することが大事である．

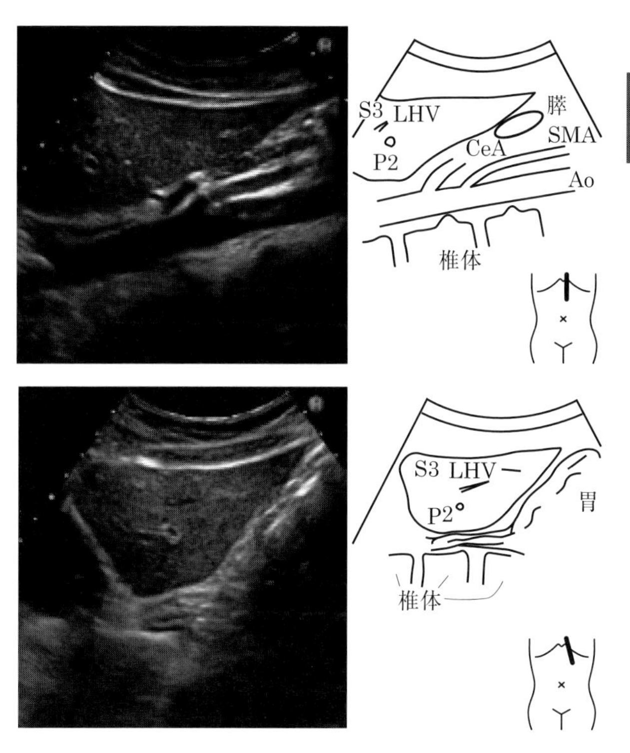

コツ：扇状走査の際，プローブがお腹に付くまで傾ける．この時，自分の手が走査の邪魔にならないように注意する．胃のガスにより左葉下面が観察不良のときは，圧迫を強めにして，深吸気させる，あるいはお腹を膨らませる．肝表の観察は，高周波プローブを使用する．

3）心窩部横走査

目的：肝左葉，肝内胆管

その他，腹部大動脈，下大静脈，膵，胃噴門部，リンパ節など

方法：心窩部にプローブを横に置き，スライド走査と扇状走査で観察する．横隔膜直下から肝左葉の左端まで観察することが大事である．左葉が肥大して，横走査で観察範囲が超える場合は，2回に分けて観察する．肝内胆管（B2，B3）の拡張は比較的早期から観察しやすいので，parallel channel sign（パラレルチャンネルサイン，114頁）や portal sandwich sign（ポータルサンドイッチサイン，54頁）に注意する．

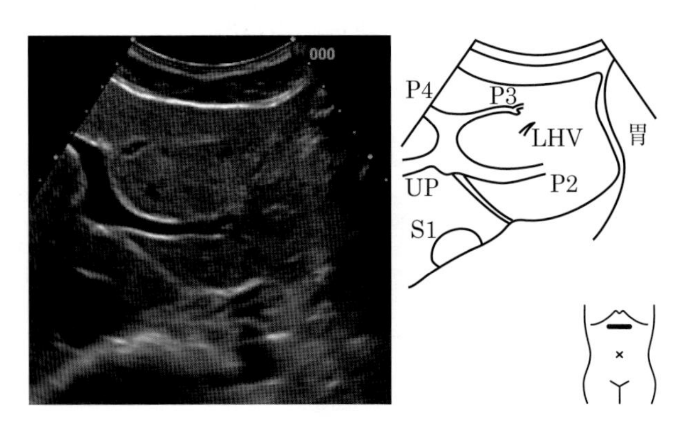

コツ：縦走査から横走査に移る時，画面から目をそらさず，肝左葉をそのまま描出（観察）しておくと，見逃しの少ない検査が行える．

瘦身で，心窩部とプローブの間に隙間が出来る場合は，エコーゼリーで隙間を埋めると良い．

肝円索下面では音響陰影のアーチファクトが出やすいので，プローブを斜入するとアーチファクトを避けることができる．

外側区端が胃ガスで観察が不良の場合，プローブを斜入させて観察する．その他，右側臥位で，観察すると描出良好となる．

肝円索下面の音響陰影によるアーチファクト症例

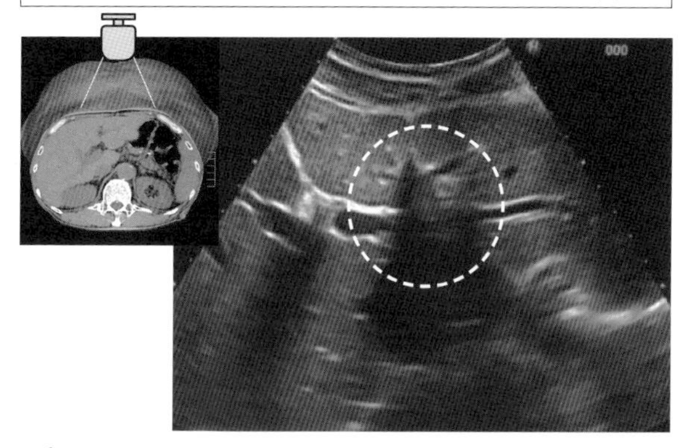

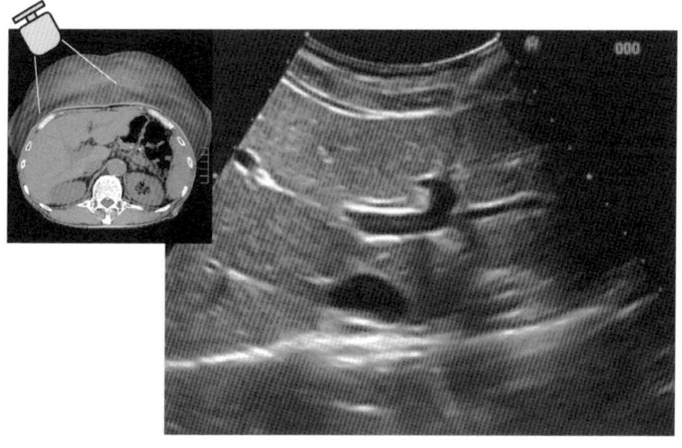

プローブを，向かって左側に傾け，被検者の右側から斜入し，さらにやや頭側にプローブを傾け，足側へ斜入したところ，肝円索からのアーチファクトが軽減された．その結果，尾状葉やその周辺の観察が良好になる．

4）右肋骨弓下走査

目的：肝左葉内側区域，肝右葉，胆嚢，右腎
その他，右胸水や横隔膜付近の病変

方法：プローブを右肋骨弓下縁に沿って置き，肝右葉が肝ドーム直下から描出されなくなるまで扇状走査およびスライド走査を行う．

さらに，プローブの位置を徐々に右肋骨弓下縁に沿って右側へ移動させ，同様の走査を繰り返す．内側区域から前区域，後区域，さらに右横隔膜下の肝辺縁を観察する．肝形態，肝実質の性状．門脈，肝静脈，胆管の走行，肝臓と接している胆嚢・右腎にも注意が必要である．

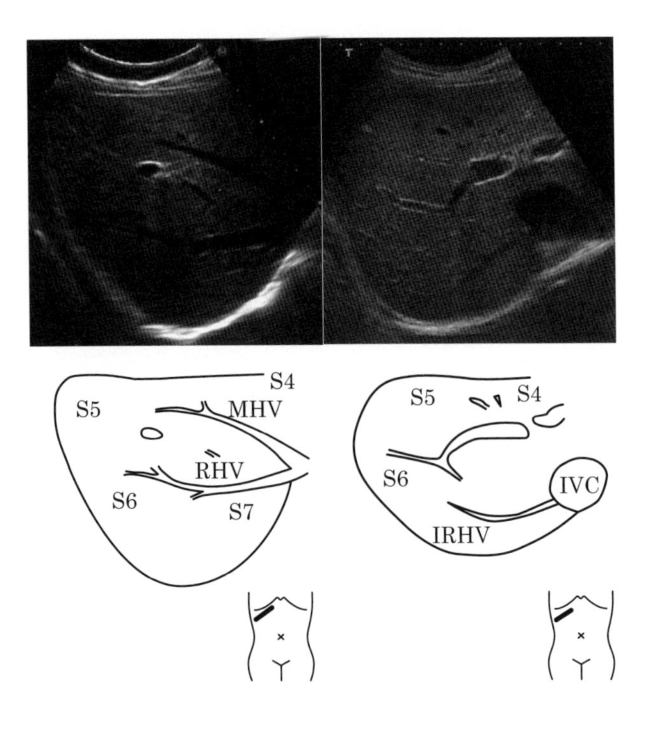

コツ：右側縁が死角になりやすいため十分にプローブを傾ける．描出困難な場合は左側臥位で行う．肝右葉の頭側（肝ドーム直下）は肋骨の陰や肺ガスのため死角になりやすい．図の様に，プローブをお腹に付くぐらい寝かせて走査する．

肝萎縮が強い場合やキライディティ症候群などでは右葉の描出が困難となるため，右葉の観察は肋間走査でのみしか描出できなくなる．肋間から観察されるのは，右葉だけではなく，内側区域·尾状葉も視野に入っていることを忘れてはいけない．

肝表面（腹側）は死角になりやすい．

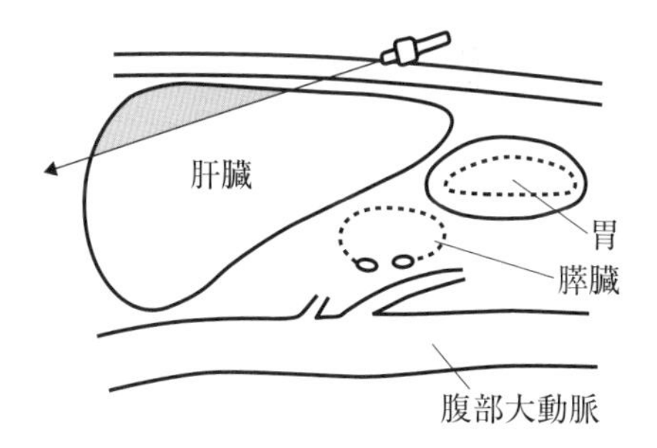

キライディティ症候群（Chilaiditi syndrome）

肝臓と右横隔膜間に消化管（多くは結腸）が嵌入した状態．

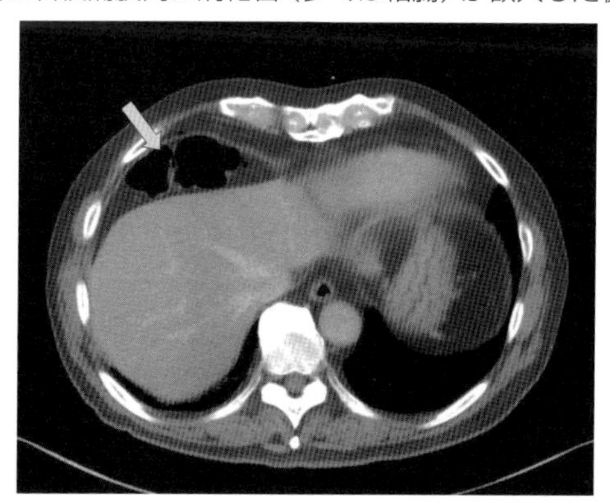

5）右肋間走査

目的：肝右葉，胆嚢，右腎

その他，モリソン窩，右副腎，右胸水，横隔膜付近の病変

方法：プローブを第6～8肋間に置き，順に移動して扇状走査で観察する．肋間走査で重要なのは，プローブをしっかりと肋骨の間に入れることである．ただし，肋骨に当たって被検者が痛がらないよう，気を付ける．

呼吸を調節しながら右横隔膜下に接した肝臓を観察する．横隔膜下の肝臓は，原則呼気で観察する．

肝腎コントラスト（肝実質と腎皮質のエコーレベルの対比）を観察して脂肪肝の有無を判断する．

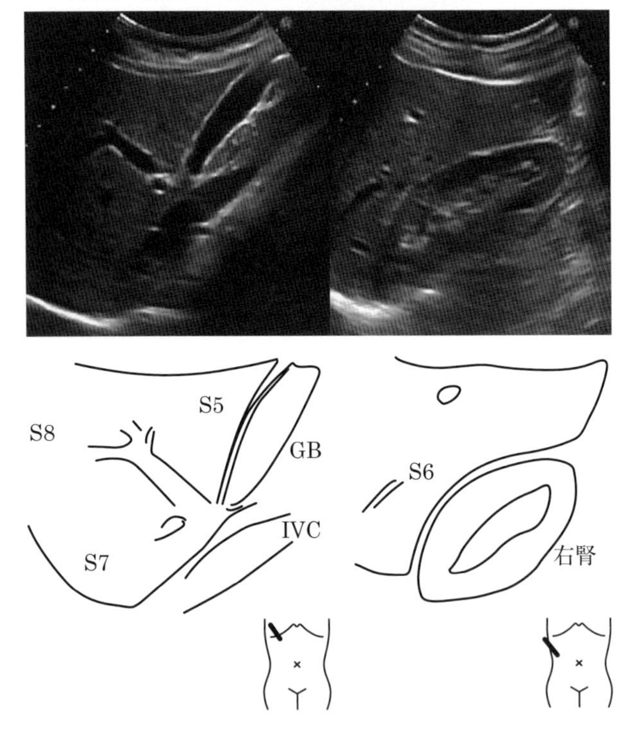

コツ：息を吸うと右横隔膜下に接した肝臓部は，肺のガスにより見えなくなる．そこで息を吐いてもらいながら，プローブを肋間に合わせつつスライドすると，肝臓の描出領域は広がり，観察しやすくなる．肋間走査は，他の走査に比べて，描出領域が狭まるため，一肋間ずつ根気よく観察する．モリソン窩のエコーフリースペースに注意し，腹水の有無を確認する．右葉横隔膜下近傍を見た後に，胸水*の有無も確認する．

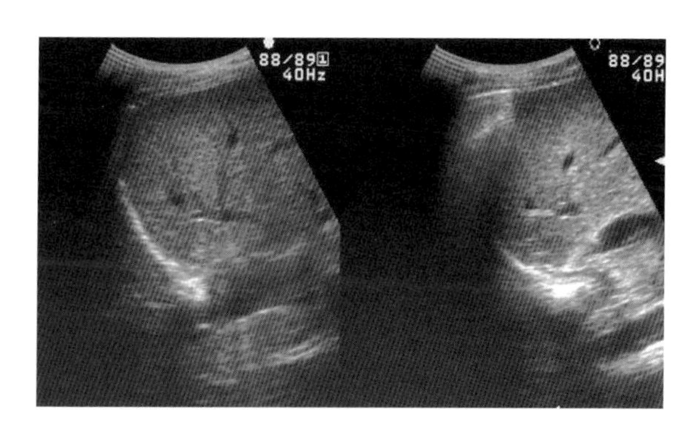

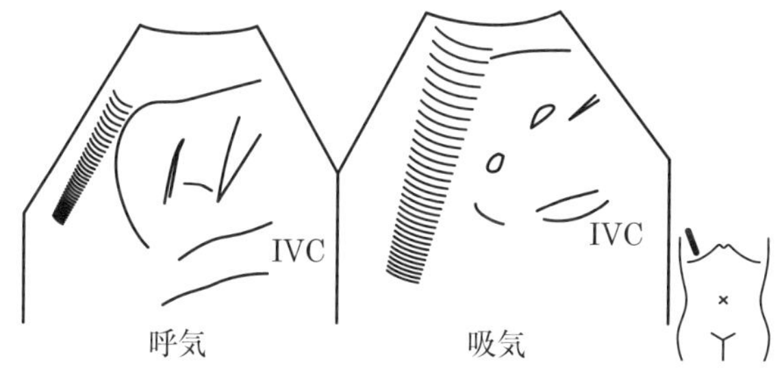

呼気で観察すると，横隔膜直下の観察が良好となった．

---

*少量の胸水貯留でも指摘可能である．超音波では胸水は過大評価となりやすいので気を付ける

3. 超音波画像診断と肝区域

1) 心窩部縦走査（Ao レベル）

外側区域で深部が S2，浅部が S3 となる．

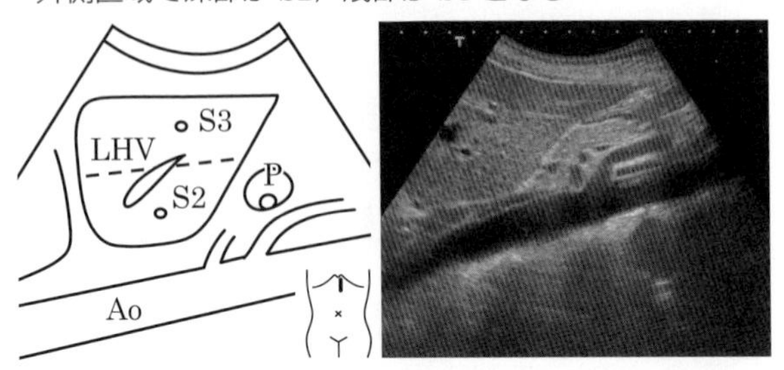

2) 心窩部縦走査（IVC レベル）

門脈臍部（UP）は外側区域と内側区域の境界となる．

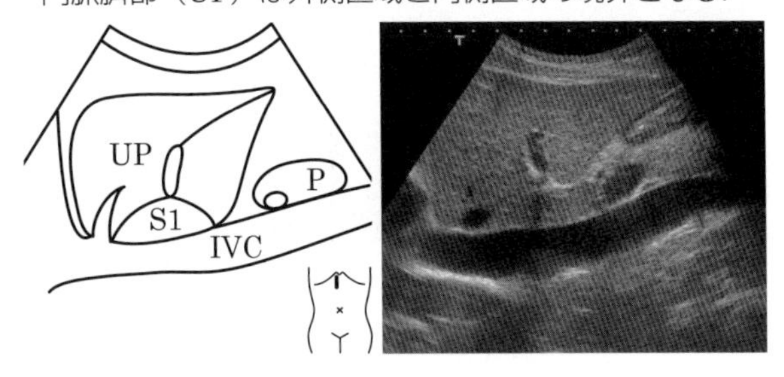

3) 右肋間走査（胆嚢レベル）

胆嚢の近傍は S5 で，その頭側は S8 となる．

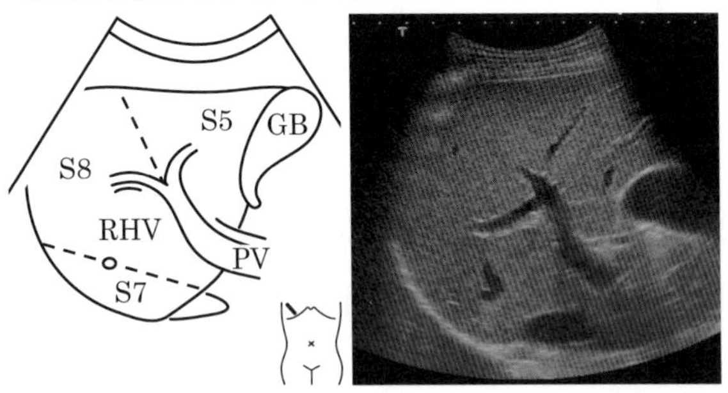

4）右季肋部縦走査（右腎レベル）

腎臓の近傍は S6 で，その頭側は S7 となる．

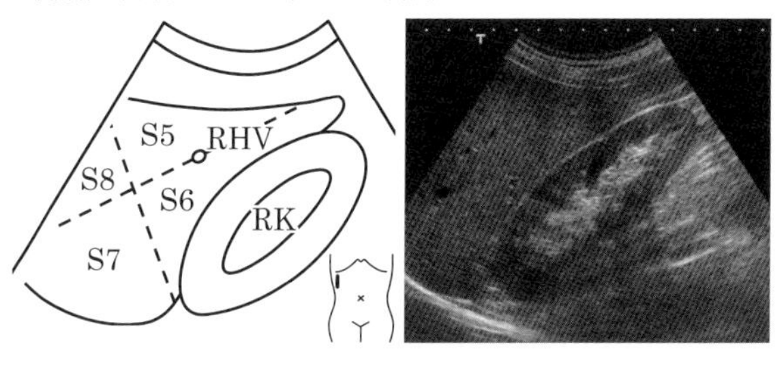

5）右肋骨弓下走査（IVC レベル）

S2 から S8 まで反時計回りに描出される．

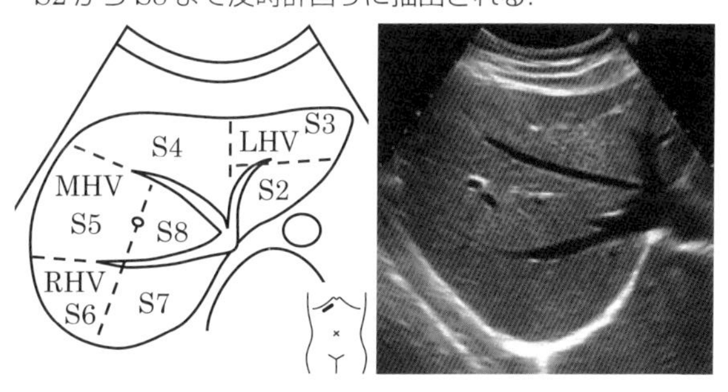

6）右肋骨弓下走査（門脈レベル）

S1 から S7 まで反時計回りに描出される．

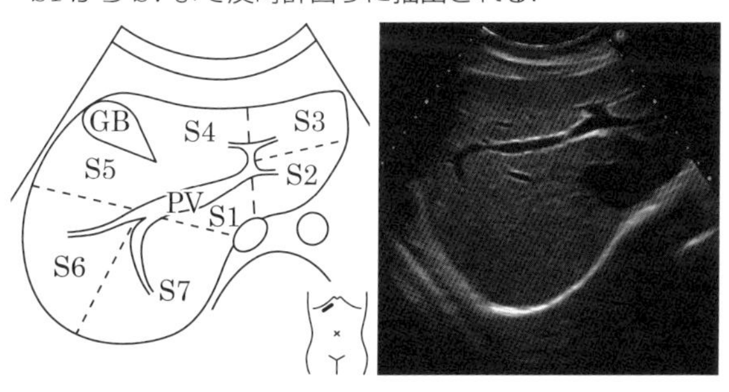

4. 死　角

肝臓の死角（描出困難領域）は，正常肝でも肝容積の10% ほどあると言われる．①肝右葉ドーム下，②辺縁の肝左葉外側端，③肝右葉下端（下角），そして④肝表面である．肝ドーム下は呼吸の具合によって肺ガスの影響を受けやすいため S8 区域は死角となりやすい．また，肝左葉外側区域である S2 と S3 は肺および胃のガス，左肋軟骨の影響を受けて描出不足になりやすく，注意が必要である．肝下角である S6 は描出困難というより術者の不注意によって描出不足に陥りやすい．それ以外に，多くの見落としがあるのが，肝表面直下である．この領域は多重反射によるアーチファクト，肋骨によるブラインドなどによって発生する．体位変換や呼吸の利用で肝臓を移動させて観察するとともに，必要に応じて高周波プローブを用いて，注意深く観察する必要がある．

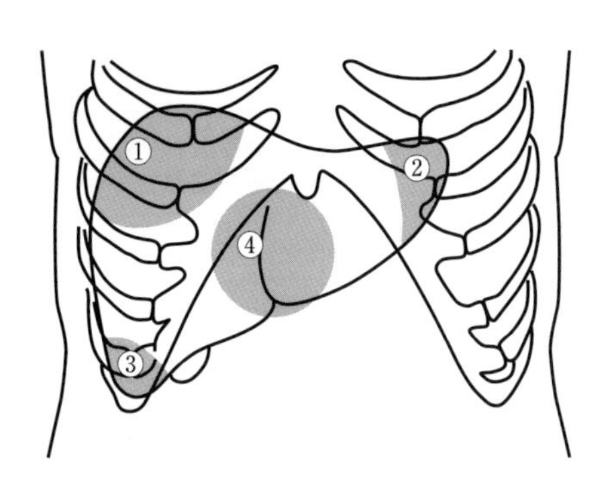

> **!** コツ：死角対策，体位変換と呼吸の利用
> 右葉の場合，左側臥位での観察
> 左葉の場合，坐位，両側臥位での観察

◇ 超音波での見落とし症例 1（S3：嚢胞）

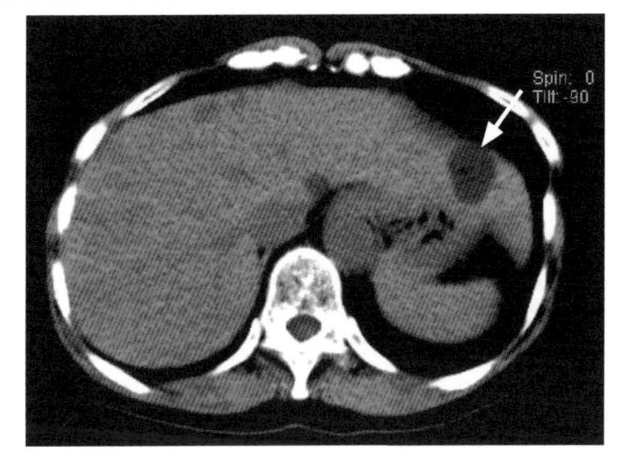

CT 検査前の超音波検査で，見落としされた肝左葉外側区 S3 の 25mm の嚢胞症例．心窩部からの走査では，発見できず，後日の再検査にて左肋間走査で描出された．

◇ 超音波での見落とし症例 2（S4：転移性肝癌）

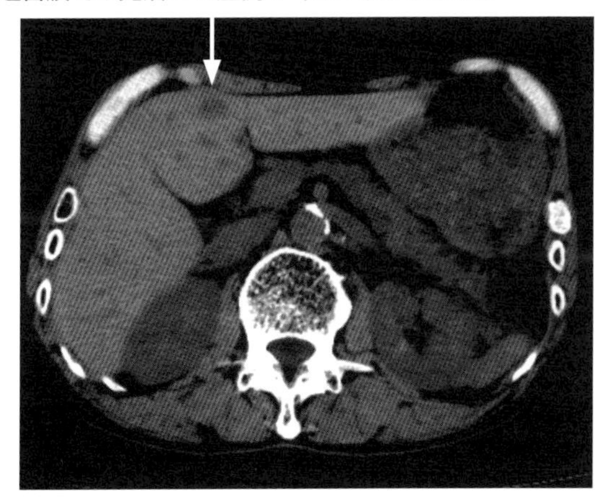

通常のコンベックスプローブでは気づかず，CT 後に再検査した．コンベックスプローブでは，かろうじて指摘できる程度だが，高周波プローブで，鮮明に描出された．

5. サインと用語

◇ bright liver（高輝度肝）

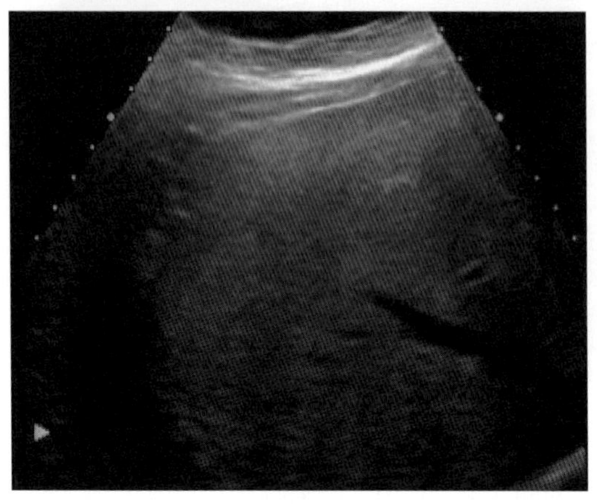

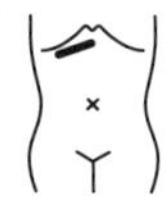

肝臓は高輝度のエコースポットで満たされ，浅部は高輝度で深部エコーが減衰する．脂肪滴や線維化など肝組織性状の変化により超音波の反射や散乱が生じたためである．近年の装置では画像処理により深部エコー減衰は以前に比べて目立たなくなってきている．

◇ bull's eye pattern（ブルズアイパターン）

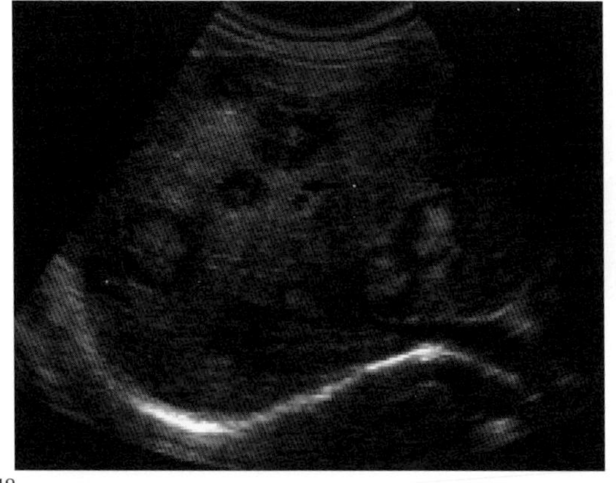

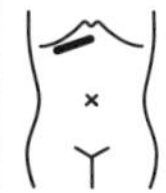

腫瘤中心部の変性した領域が高エコーとなり，辺縁に比較的幅の広い低エコー帯を有する円形腫瘤像．イメージとしては，ドーナツ状であり，雄牛の眼に似ていることから bull's eye と呼ばれている．肝細胞癌でみられる辺縁低エコー帯と比較すると幅が広い．target pattern（標的像）とも呼ばれる．転移性肝腫瘍・膿瘍などでみられる．

◇ chameleon sign（カメレオンサイン）

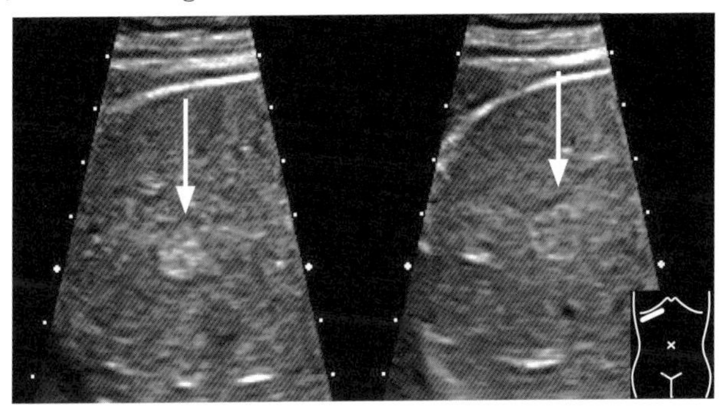

肝血管腫において，体位変換により腫瘤性状が変化する現象で，瞬時に変化するのではなくゆっくり変化する．リアルタイムでの観察で輝度の変化を見たら，ほぼ肝血管腫と診断できる．

disappearing sign（ディスアピアリングサイン）
　用手圧迫による肝血管腫の内部エコーの変化
wax and wane sign（ワックスアンドウェインサイン）
　肝血管腫の内部エコーの経時的変化

◇ cluster sign（クラスターサイン）

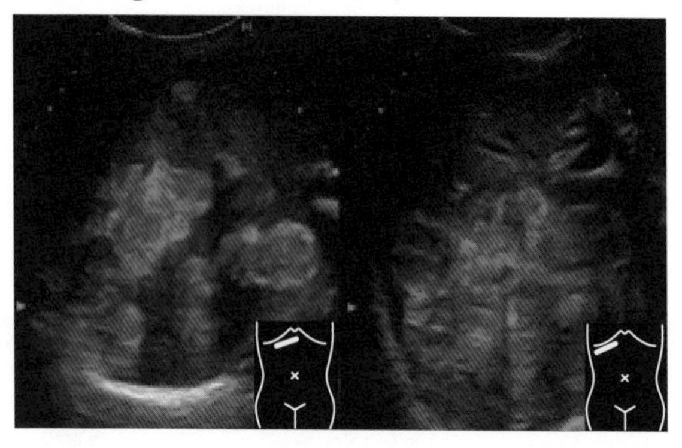

腫瘍が増大していく過程において多数の腫瘍がその名のとおり，ぶどうの房状に融合し一塊となったもの．小さな孤立した腫瘍像としては描出されず，巨大になると肝実質の粗雑像と誤診されることがある．転移性肝腫瘍などでみられる．

◇ focally spared area in fatty liver（限局性低脂肪化域）

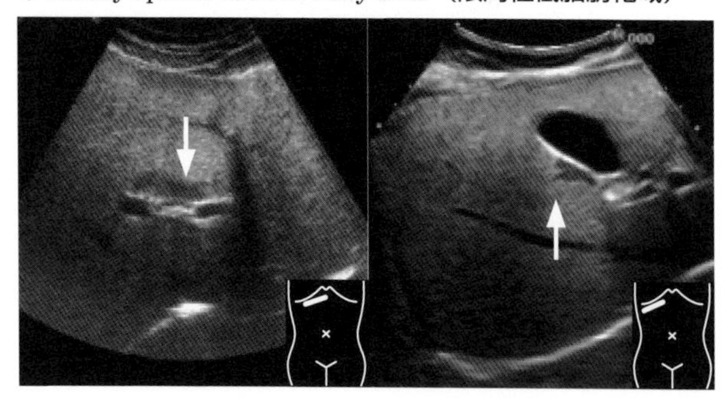

脂肪肝で脂肪浸潤が少ない領域が限局性の低エコー領域として腫瘤様に描出される．腫瘤との鑑別に注意する．

胆嚢床，門脈水平部等が好発部位である．

メモ：肝内で門脈以外から静脈性血管が流入する部位は脂肪化をまぬがれ，周囲と比べ低エコー領域となる．

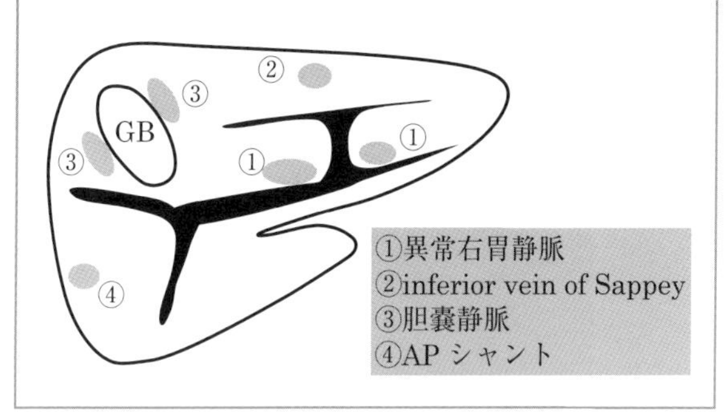

◇ halo（ハロー）

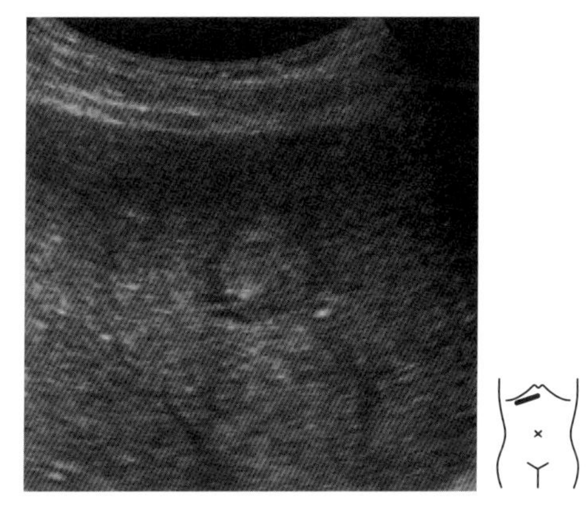

腫瘤などの辺縁（周辺）環状低エコー帯を示す．肝細胞癌では，線維性被膜を示す．乳腺領域では，腫瘍の境界部に認められる高エコーの反射暈を示す．

◇ hepato-renal echo contrast（肝腎コントラスト）

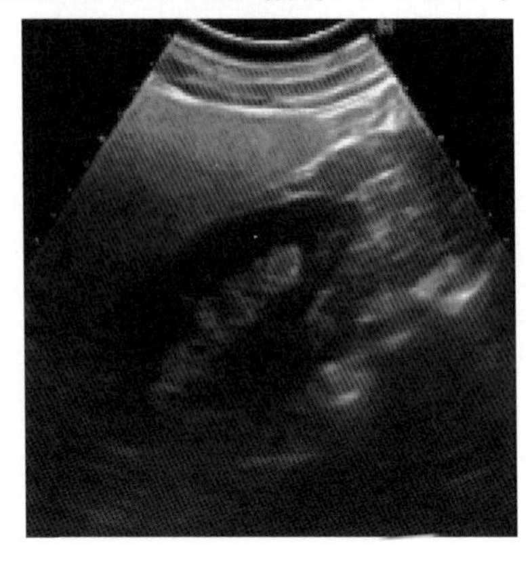

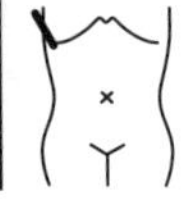

肝実質と腎皮質のエコーレベルを比較し，その差をみる．通常はこの差はみられないが，脂肪肝では肝実質のエコーレベルが上昇し，低エコーに描出される腎皮質と明らかな差としてみられる．

◇ hump sign（ハンプサイン）

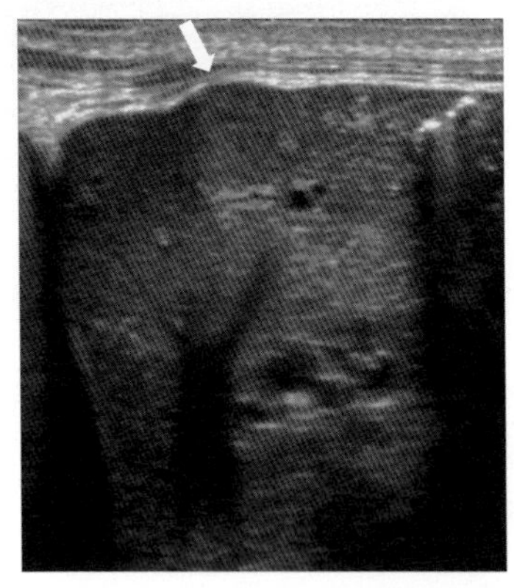

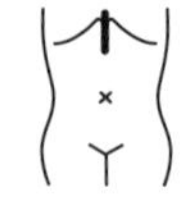

hump とは「こぶ」の意味で，実質臓器に限局性の隆起や突出を認める場合をいい，腫瘤の存在を意味する．肝表面に存在する肝細胞癌ではよくみられる．

◇ marginal strong echo（マージナルストロングエコー）

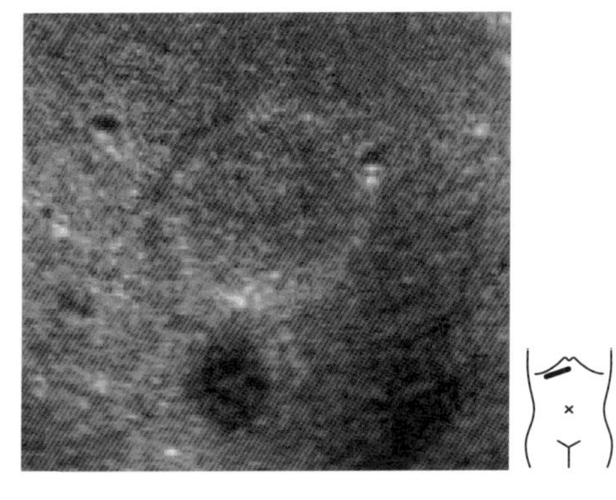

主に低エコー型の肝血管腫において，腫瘤辺縁に認められる高エコーの縁取り様の像である．血管腫が 2cm を超えてくるとマージナルストロングエコーを認めることが多い．

◇ mesh pattern（メッシュパターン）

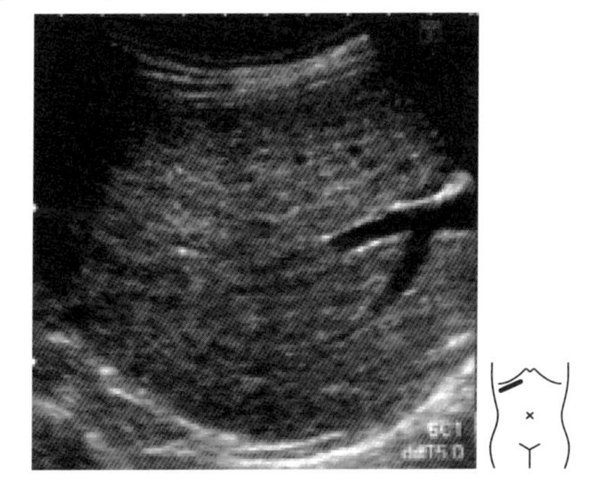

粗い斑状の肝実質パターンで，B 型肝硬変における，幅の狭い線維性隔壁によって隔てられた径数ミリから 1cm 前後（平均 7mm）の大きな再生結節の存在を反映している．

◇ mosaic pattern（モザイクパターン）

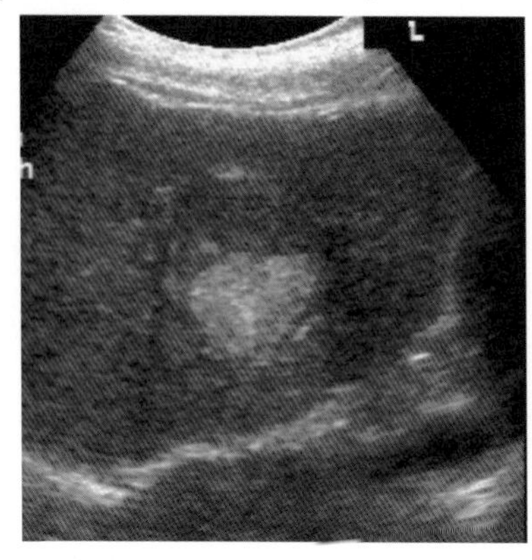

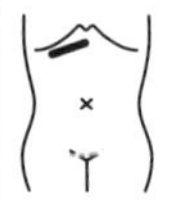

被包型肝細胞癌の特徴の一つで，その内部構造が多数の線維性隔壁により分割されて，種々のエコーレベルの小結節像がモザイク状に描出される（nodule in nodule は同義語）.

◇ portal sandwich sign, periportal hypoechoic layer（ポータルサンドイッチサイン，ペリポータルハイポイックレイヤー）

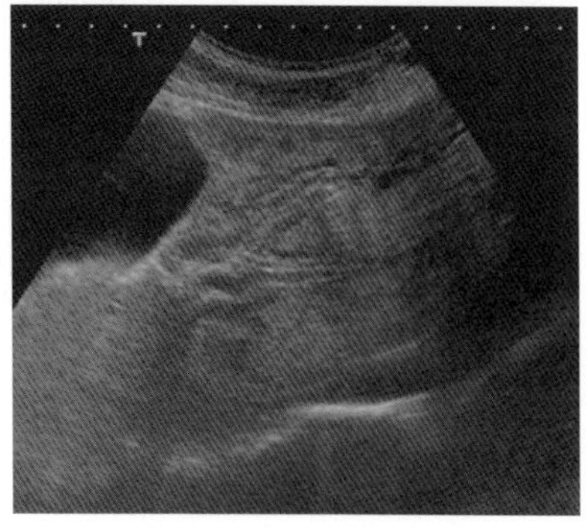

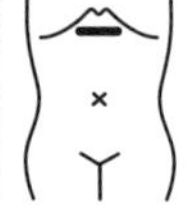

肝内門脈の 2 次～ 3 次分枝の門脈壁が高エコーに肥厚し，その周囲に低エコー帯を認める像．特発性門脈圧亢進症の肝臓にみられる.

6. びまん性肝疾患のチェックポイント

□大きさの異常の有無

萎縮：劇症肝炎，肝硬変等

腫大：急性肝炎，アルコール性肝炎，脂肪肝等

□辺縁の変化

肝表面の不整：肝硬変，劇症肝炎等

下縁の鈍化　：慢性肝炎，肝硬変，劇症肝炎等

□実質エコーの変化

エコーレベルの低下　：急性肝炎

エコーレベルの不均一：まだら脂肪肝

エコーレベルの上昇　：脂肪肝，アルコール性肝炎

内部エコーの不整　　：劇症肝炎（不均一）

：肝硬変（メッシュ様，粗大化）

：日本住血吸虫症（網目状）

：びまん型肝細胞癌

：多発肝転移

□脈管の異常

血管の不明瞭化：脂肪肝，門脈腫瘍栓，門脈血栓症

肝静脈の広狭不整・狭小化：肝硬変

肝動脈の拡張　：アルコール性肝炎，オスラー病

肝静脈の拡張　：鬱血肝

肝外門脈系の拡張

・側副血行路　：門脈圧亢進症

その他　　　　：AP シャント，VP シャント，門脈瘤

7. 限局性肝疾患のチェックポイント

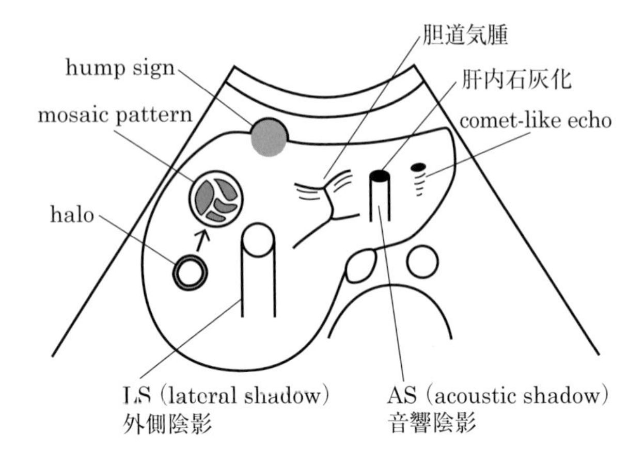

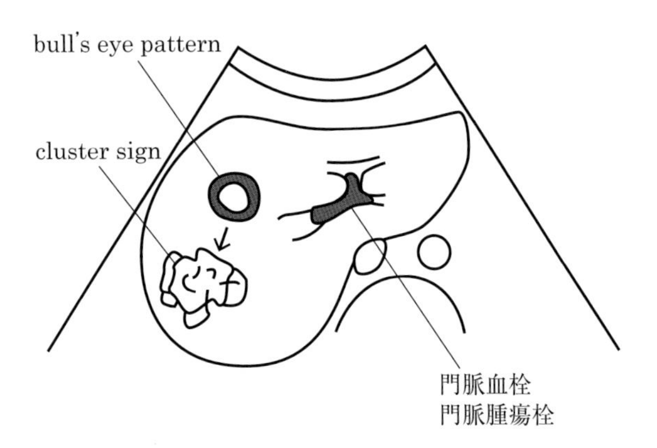

8. 腫瘤の用語

腫瘤に関係する超音波用語を下記に示す.

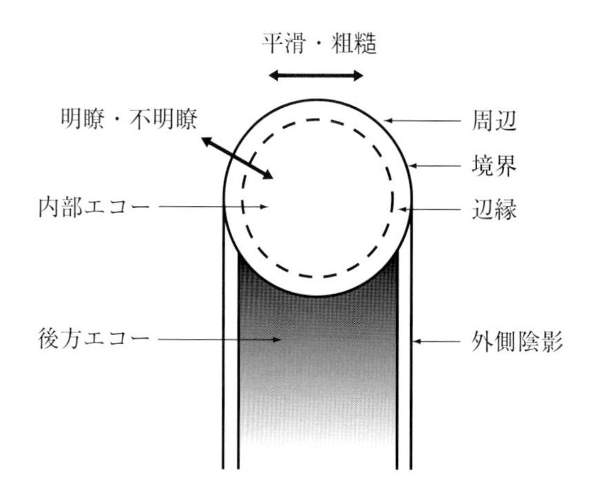

境界部とは境界付近の辺縁および周辺を併せた部位をいい，境界の内側の腫瘤側が辺縁で，境界の外側の非腫瘤部が周辺である.

境界明瞭とは，辺縁と周辺が 1 本の線で区分されるもの. 境界不明瞭のときは，その不明瞭な部分では平滑か粗糙かの評価はできない．境界部高エコー像がある場合は境界不明瞭となる.

ハロー（halo）は辺縁（周辺）環状低エコー帯をさす（乳腺領域では腫瘍の境界部に認められる高エコーの反射量をさす）.

内部エコー：腫瘤などの内部からのエコー

後方エコー：腫瘤などの後方に見られるエコー

外側陰影：腫瘤などの側面より後方に延びる音響陰影

9. 存在部位の記載方法

日本超音波医学会編肝腫瘤の超音波診断基準には，腫瘍の存在部位の記載方法が以下のように述べられている．

存在部位診断

1）小さな腫瘍では Couinaud の区域で記述する．また，2 区域にまたがるような腫瘍の場合，多くの部分を占める区域を先に記載しその残りの区域を記載する（例：S7 ～ S8 にかけて腫瘤が存在し，S7 が主体の場合には S7，8 とし，S8 が主体の場合には S8，7 とする）．

2）大きな腫瘍では Healey の区域で記述する．

3）Healey の区域間に存在する腫瘍では，肝静脈や門脈との立体的位置関係につき記述する．

4）Couinaud の上下区域の診断に迷う場合は，Healey の区域門脈枝の何番目の枝によって支配されているかを記述する．門脈枝の分岐が複雑な場合は図示する．

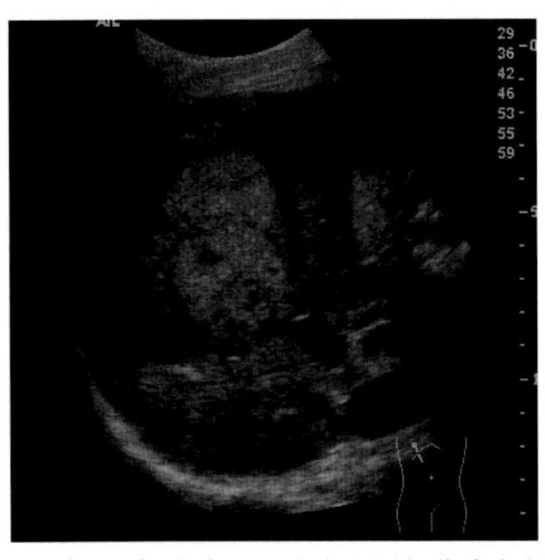

右葉前区域（S8, 5）を占める大きな肝細胞癌を認める．

10. 門脈系のチェックポイント

□門脈径の異常の有無

正常径：門脈本幹 8 ～ 12mm
：肝内右枝 7 ～ 10mm
：肝内左枝 6 ～ 9mm
：臍部 7 ～ 10mm

拡　張：門脈圧亢進症，門脈腫瘍栓，脾腫をもたらす疾患（血液疾患 etc）

限局性狭窄：胆道癌，膵癌，慢性膵炎
門脈周囲リンパ節腫大

海綿状構造：肝外門脈閉塞症

□門脈内部の異常所見

充実性エコー：血栓，腫瘍栓

ガスエコー　：腸管壊死，腸閉塞，ガス産生菌による腸炎

□門脈系側副血行路の有無

門脈圧亢進症：肝硬変，特発性門脈圧亢進症
肝外門脈閉塞症，Budd-Chiari 症候群

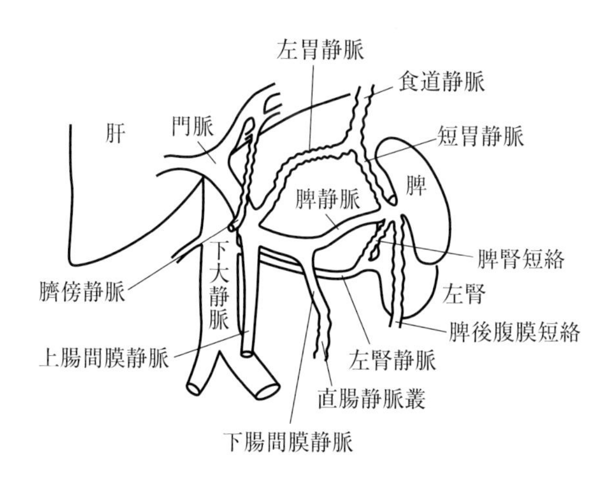

11. 代表的な症例

◇ 脂肪肝（fatty liver）

脂肪肝はアルコール性脂肪肝と非アルコール性脂肪性肝疾患（NAFLD）に分類され，NAFLDは単純性脂肪肝（NAFL）と肝硬変・肝癌へ進行する非アルコール性脂肪肝炎（NASH）に分類される

脂肪肝の線維化の評価に超音波エラストグラフィーが用いられている．

脂肪肝の判定

以下の5つの所見の内一つでも認めれば脂肪肝と判定する．①高輝度肝，②肝腎コントラスト，③肝脾コントラスト，④深部減衰，⑤肝内門脈枝・肝静脈枝の不明瞭化

半定量的評価

軽　度：肝腎コントラストのみ

中等度：肝腎コントラスト＋肝内門脈枝の不明瞭化もしくは深部減衰のどちらかの所見

高　度：肝腎コントラスト＋肝内門脈枝・肝静脈枝の不明瞭化＋深部減衰

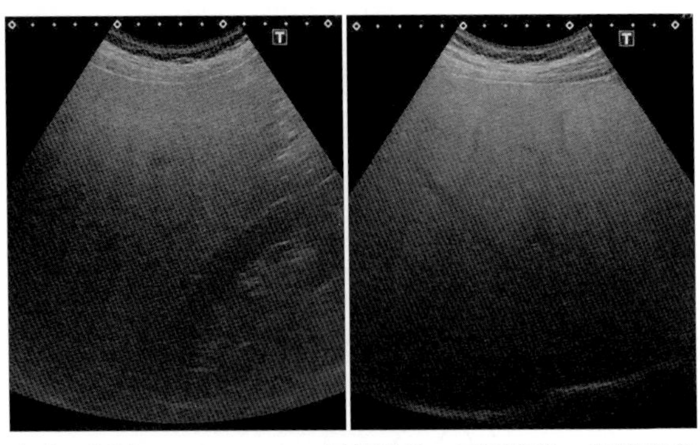

高度：肝腎コントラスト＋肝静脈枝の不明瞭化＋深部減衰

脂肪肝の範囲

脂肪肝の検出感度は，10～15% 脂肪量で 55% 程度，30% 脂肪量以上では，検出感度は 80% 以上に上昇する．脂肪肝は，その範囲から以下のタイプに分けられる

Segmental type（区域性）
Diffuse type（びまん性）
Geographic type（地図状）
Focal spared type（限局性低脂肪化域）
Focal fatty change type（限局性脂肪沈着）

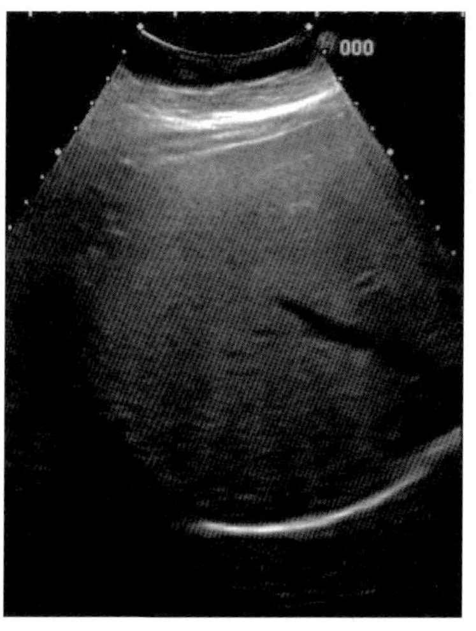

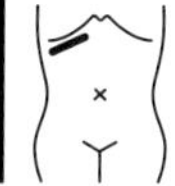

脂肪肝（びまん性）

Point!

- □ 肝内エコーレベルの上昇
- □ 肝腎コントラスト
- □ 肝深部エコーの減衰
- □ 肝内脈管の不明瞭化
- □ 脂肪沈着不均一
  区域性，びまん性，地図状
  限局性低脂肪化域，限局性脂肪沈着

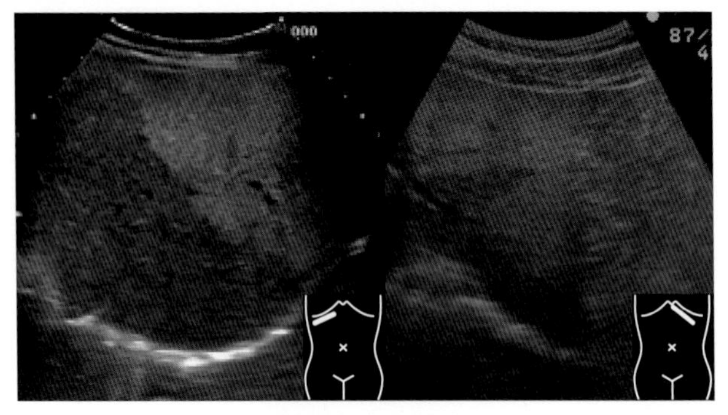

脂肪肝（区域性）

血流が門脈優位か肝動脈優位かによって，肝区域（血行支配領域）で明瞭に脂肪沈着域が区域されることがある．画像上は高エコーを呈する領域が広いと，巨大腫瘤と見間違えないようにしなければならない．高エコー域内を正常径で走行する脈管を観察すれば鑑別は容易である．

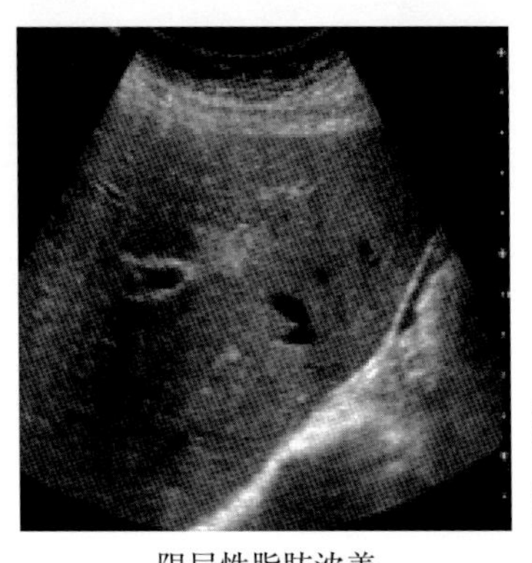
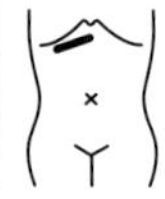

限局性脂肪沈着

胆囊静脈の還流する領域では還流血液の量や性状の変化により限局性脂肪沈着，限局性低脂肪化域がみられる．限局性脂肪沈着では場所によって肝損傷の受傷直後と見間違わないようにする．

◇肝硬変（liver cirrhosis）

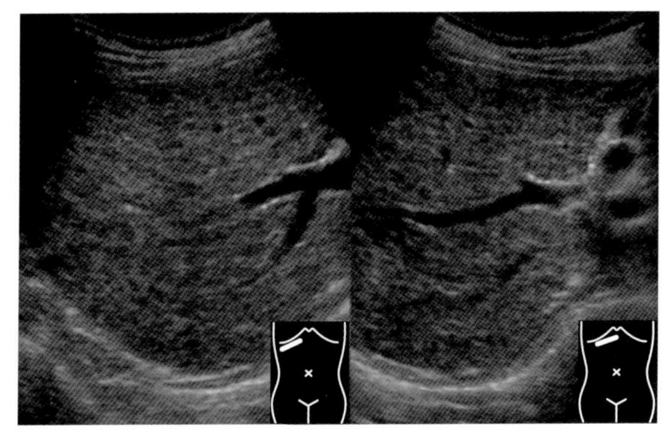

肝表面の凹凸不整，肝実質エコー不整，脈管の不整がみられる．

肝硬変をきたす病気には，B型肝炎，C型肝炎，自己免疫性肝炎，原発性胆汁性肝硬変，非アルコール性脂肪性肝炎，アルコール性肝炎，代謝性異常（ヘモクロマトーシス，ウイルソン病）があり，超音波画像から疾患を特定することは極めて困難である．

Point!

- □ 肝右葉萎縮，肝左葉肥大
- □ 肝表面の凹凸不整
- □ 肝縁の鈍化
- □ 肝実質エコーの不整
- □ 肝静脈の広狭不整，狭小化
- □ 脾腫
- □ 門脈圧亢進に伴う門脈系の拡張，側副血行路の発達
- □ 胆嚢壁の浮腫性肥厚
- □ 腹水

◇ 肝嚢胞（liver cyst）

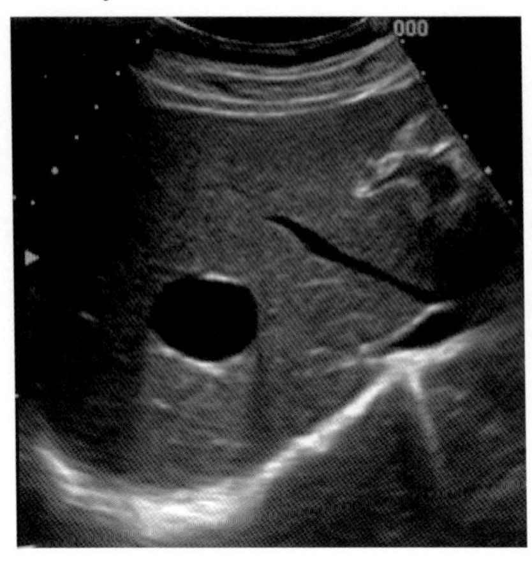
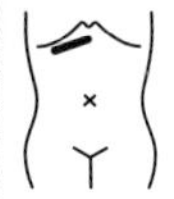

肝 S5，8 に，外側陰影，後方エコー増強を伴う境界明瞭，内部均一な無エコーの嚢胞を認める．

Point!

- □ 内部無エコー
- □ 類円形
- □ 境界明瞭
- □ 外側陰影
- □ 後方エコー増強

①内部に出血を生じると充実性エコーを呈することがある
②多発する肝嚢胞の場合は，腎臓を観察する
③輪郭の不整や充実エコーの有無を確認
④肝表の小嚢胞は多重エコーにより描出不良となる
⑤ PV シャント（門脈 - 肝静脈短絡）との鑑別にドプラ利用

◇ 肝膿瘍（liver abscess）

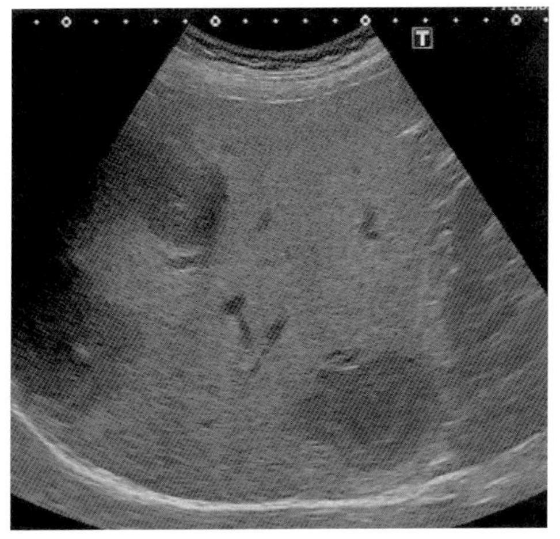

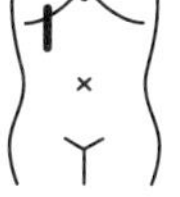

肝膿瘍には細菌性肝膿瘍とアメーバ性肝膿瘍がある.

細菌性肝膿瘍は門脈・胆道・肝動脈経由でグラム陰性菌（大腸菌など）が肝膿瘍を形成する. 境界不明瞭で不整形な低エコー腫瘤で, 内部エコーは, 初期は充実性または混合性で, 時間の経過と共に嚢胞性へと変化がみられる.

アメーバ性肝膿瘍は赤痢アメーバの経口感染で大腸を介して門脈経由で肝膿瘍を形成する. 大部分が単発で内部に隔壁を伴うことが多い.

Point!

- □ 境界不明瞭で不整形な低エコー腫瘤
- □ 内部エコーは充実性から嚢胞性へ経時的に変化
- □ 後方エコーの増強
- □ ガス産生菌では内部にガスを反映した高輝度エコー
- □ 細菌性肝膿瘍は多発性（約 20%）, アメーバ性肝膿瘍は単発性（約 95%）
- □ 右葉に多い.
- □ 細菌性感肝膿瘍では, 原因となる胆管炎や消化管炎症疾患, 大腸癌にも気をつける.

◇肝血管腫（hepatic hemangioma）高エコー型

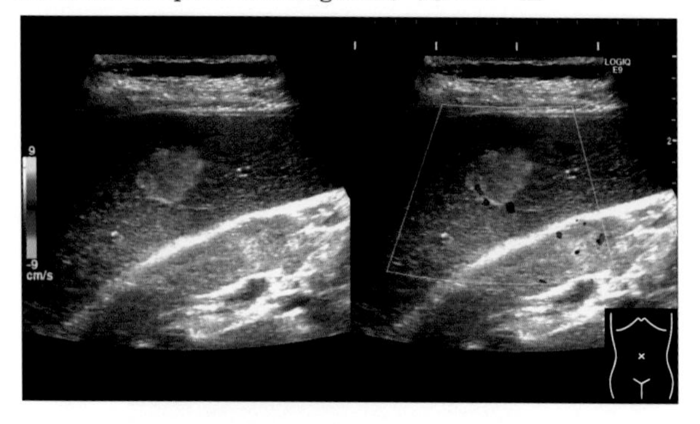

肝 S6 に肝血管腫を認める．

肝血管腫は肝臓の中に毛細血管が一部増殖して腫瘤状に発育したもので，病理組織学的に海綿状血管腫，毛細血管性血管腫，静脈性血管腫があるが，海綿状血管腫が最も多い．あらゆる年齢層に見られるが，女性に多いともいわれている．

Point!

- □ 境界明瞭輪郭不整な類円形
- □ 内部エコーにより高エコー型，辺縁高エコー型，混在型，低エコー型に分けられる
- □ 内部エコーの変化
（chameleon sign 等「5. サインと用語」参照）
- □ marginal strong echo（「5. サインと用語」参照）
- □ 血流信号は少なく，腫瘍辺縁部に点状に認められる
- □ 血流信号は定常性，時に拍動性で，A-P shunt を認める場合や血流が豊富な場合もある．

◇肝血管腫（hepatic hemangioma）低エコー型

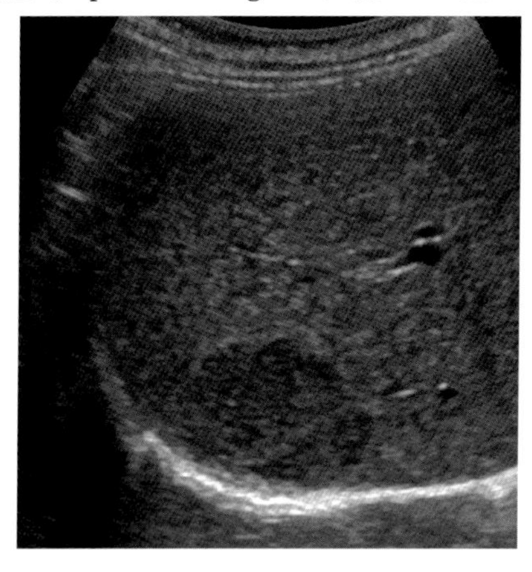

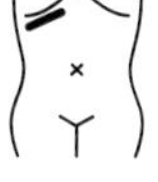

小さな血管腫では，血洞の径が小さく，多重反射等で高エコーを呈しやすいが，大きな血管腫では，血洞が大きくなり，多重反射しにくくなり，また体位変換等により，内部血流の変化等の影響が受けるなどにより内部エコーレベルが低下して，辺縁は marginal strong echo を呈する．

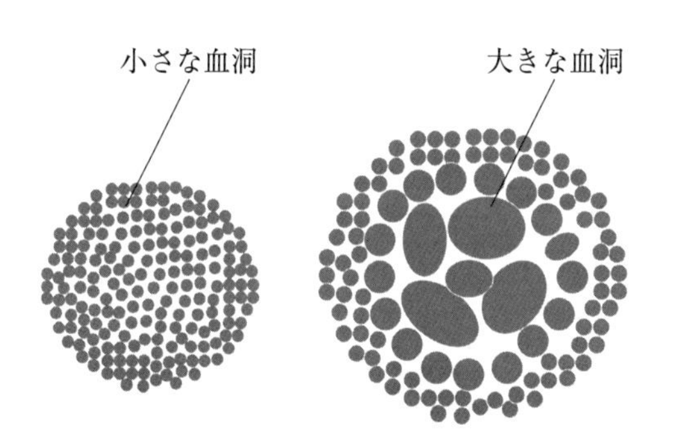

肝硬変や慢性肝炎では，高エコーや bright loop，いわゆる周辺高エコーを呈する原発性肝細胞癌との鑑別が重要である．

◇ 限局性結節性過形成（focal nodular hyperplasia：FNH）

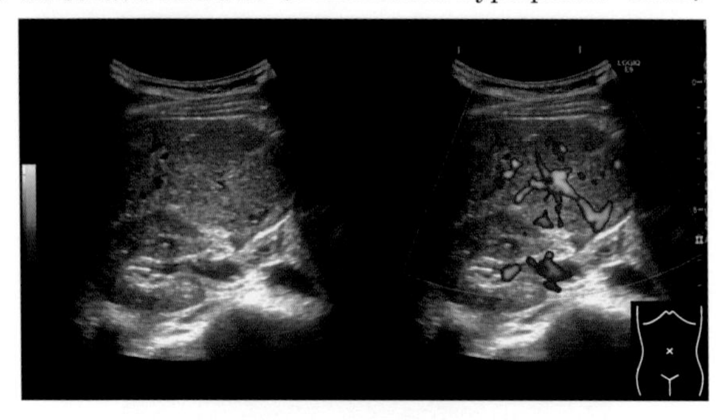

特徴的な中心瘢痕が認める過形成結節．通常非肝硬変に生じ単発が多いとされている．血流異常が結節の原因とされており，若年の女性に多く，経口避妊薬との関連の報告が多い．悪性化の報告はないがまれに増大を認めた報告もある．FNH と確定診断できれば治療は必須ではない．

Point!

- □ 形状は不整形
- □ 境界・輪郭は不明瞭
- □ 腫瘍内部は低〜高エコーさまざま，中心部に淡い高エコー像と隔壁様構造を認めることがある
- □ 血流は多く，血流波形は拍動性
- □ 血管走行は腫瘍中心部から流入し辺縁に広がる spoke-wheel pattern（車輪状血管構造）

コツ：1 枚の静止画像で車輪状血管構造を描出することが困難な事が多いが，カラードプラ画像の重ね合わせ画像などの工夫を行うことで良好な画像を得ることができる．また，中心瘢痕の存在しないこともあり，腫瘍を発見したらカラードプラ法にて観察する必要がある．

◇肝内石灰化（calcification of the liver）

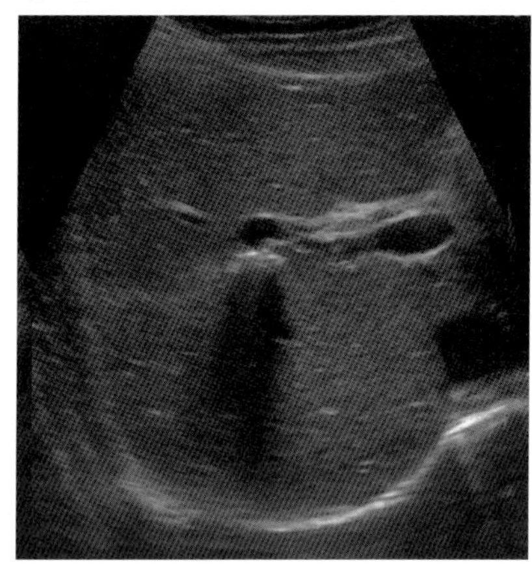

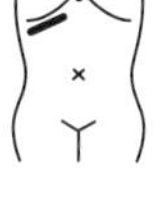

肝実質内の音響陰影を伴ったストロングエコーとして描出される．肝内結石（末梢胆管内結石）との鑑別では肝内胆管の拡張の有無がポイントになる．大きな肝内石灰化では，異なったビューポイントからの観察によって後方の音響陰影内に腫瘍が隠れていないか確認が必要になる．

Point!

- □ ストロングエコー
- □ 音響陰影
- □ 末梢側の肝内胆管拡張を認めない
- □ 多発することがある

◇ 肝細胞癌（hepatocellular carcinoma：HCC）

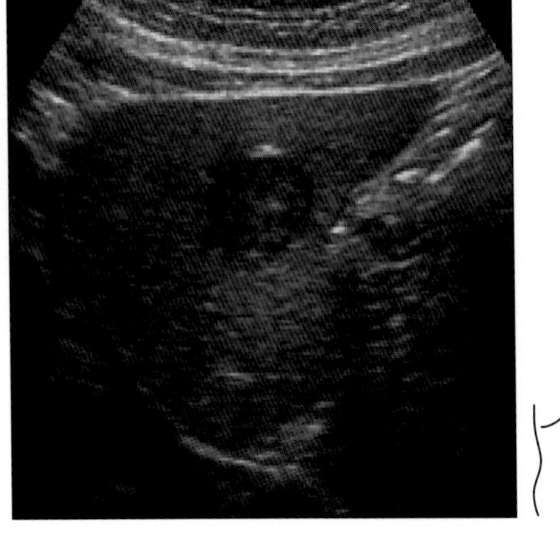
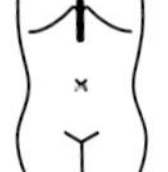

原発性肝癌取扱い規約肉眼分類で，結節型，塊状型，びまん型に分けられる．2cm 以下の場合，主に低エコーを示すことが多く 2 ～ 3cm になるとハロー（halo）を伴うことが多い．3 ～ 5cm では内部に隔壁を持ったモザイクパターン（「5．サインと用語」48 頁参照）を示すのが特徴的である．1cm 前後では再生結節や腺腫様過形成等との鑑別は困難である．また，高エコーを示す肝癌と血管腫と鑑別は困難で，ウイルス性慢性肝炎での高エコー結節を安易に血管腫と判断してはならない．

Point!

- □ 辺縁（周辺）環状低エコー帯（halo）
- □ モザイクパターン，隔壁エコー（septum echo）
- □ 後方エコー増強
- □ 外側陰影
- □ 小肝細胞癌では，低エコーを示すことが多い
- □ 腫瘍栓（主に門脈），びまん型・塊状型に多い
- □ hump sign（肝表面）
- □ bright loop（辺縁部が高エコー）

◇ 肝細胞癌（hepatocellular carcinoma：HCC）

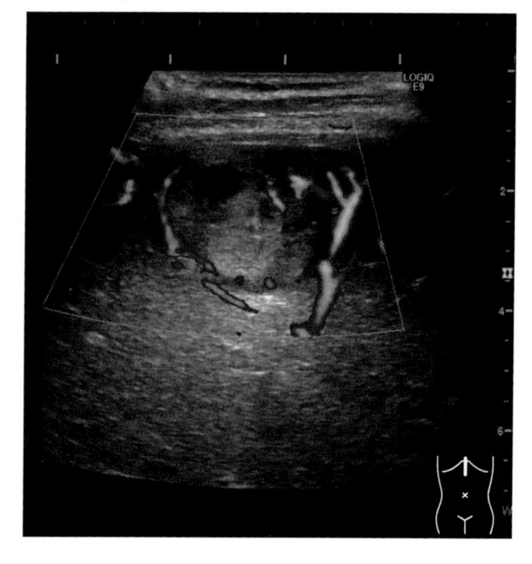

Point!

- □ 2cm 以下の場合，血流は少ないが，時に腫瘍内部および周辺に線状もしくは点状の血流信号
- □ 2cm 以上の場合，血流は多く，バスケットパターン（周辺から中心に向かう）が認められる
- □ 門脈内に拍動流を認める場合，腫瘍塞栓や A-P shunt の存在を疑う
- □ 腫瘍内では線状，分枝，屈曲蛇行，口径不整などの血流信号が認められる
- □ 血流信号は，拍動性・定常性双方が認められるが，大きさや分化度により異なる

◇ 門脈血栓症（thrombus of portal vein）

肝硬変や凝固亢進状態（骨髄増殖性疾患など）では，門脈内に血栓を認める場合がある．門脈内に内部エコーを認めた場合は門脈血栓症または門脈腫瘍栓を疑う．門脈血栓は門脈臍部にできやすく，血栓閉塞が生じると並走する肝動脈血流が代償的に増加する．

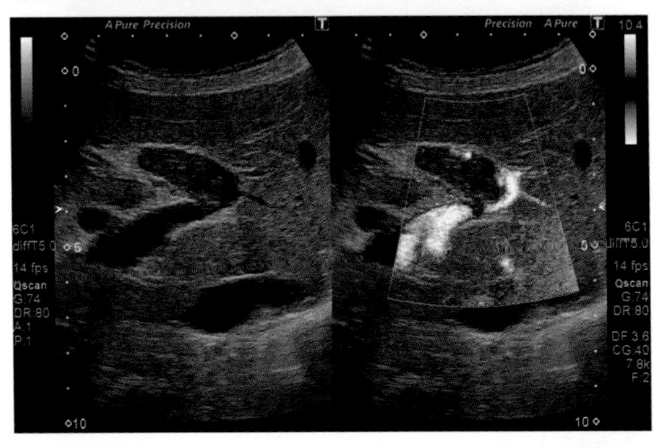

門脈臍部に血栓を認めるが，血管との間隙に血流を認め外側区域枝（P2，P3）への血流は保たれている．

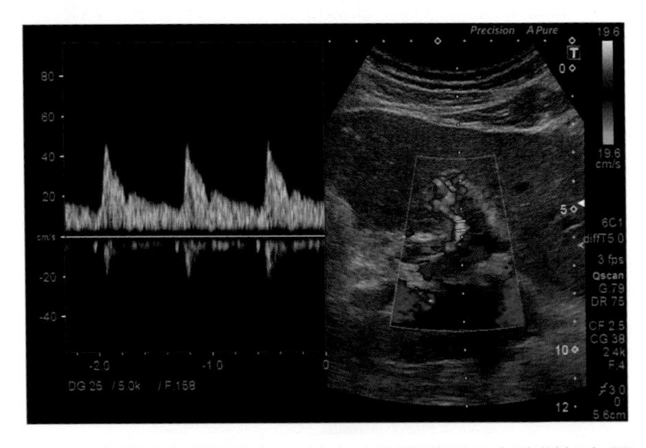

門脈臍部は血栓閉塞し，並走する肝動脈の血流増加を認める．

◇門脈腫瘍栓（tumor thrombus of portal vein）

原発性肝細胞癌のうち，びまん型や塊状型は門脈に浸潤し門脈腫瘍栓を起こしやすい．

門脈腫瘍栓は腫瘍に接する門脈内に腫瘍と同等の内部エコーがみられ，門脈腫瘍栓の増大と共に門脈径の拡大がみられる．内部に拍動性の血流信号を認める場合がある．

門脈腫瘍栓がある場合，肝動脈化学塞栓術で動脈を塞栓すると肝臓が血流不足に陥ることがある．肝動脈化学塞栓術施行も考慮する場合は，腫瘍周囲の門脈を慎重に観察する必要がある．

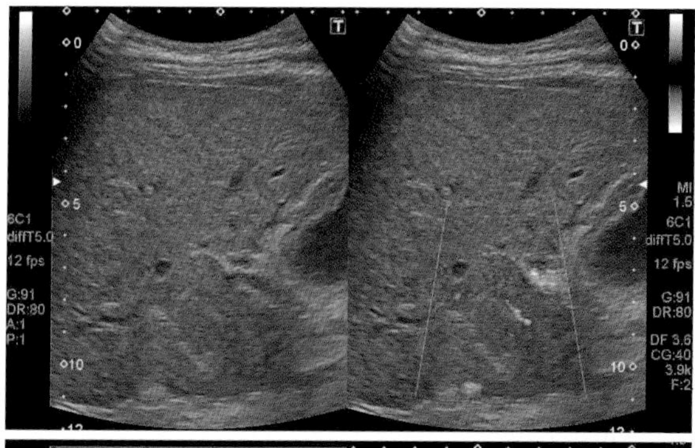

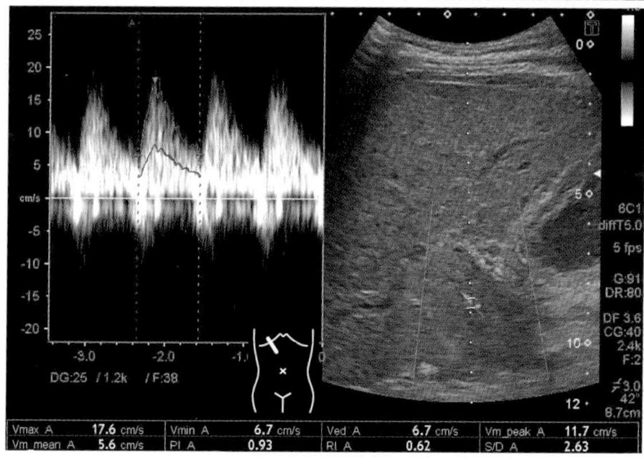

◇ 転移性肝癌（metastatic liver cancer）

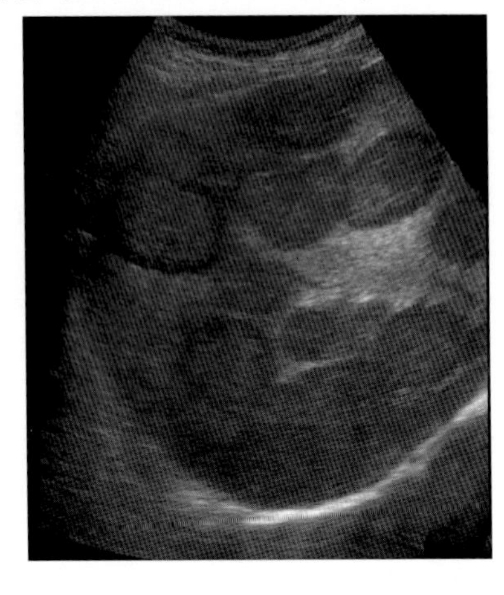
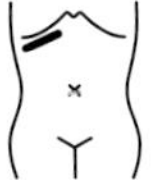

肝右葉に，bull's eye pattern を呈する多数の結節を認める（原発巣は胃癌）．

Point!

- □ bull's eye pattern（target pattern と同義語）
- □ cluster sign
- □ 多発，類似サイズの結節を認めることが多い
- □ 大腸癌・胃癌・卵巣癌で粘液産生性のものは石灰化を伴うことが多い
- □ 悪性リンパ腫の肝浸潤では境界不明瞭な低エコーを呈する
- □ 肝表面の結節では，umbilication（癌臍）みられることがある
- □ 小さな低エコー結節が嚢胞様に見えることがある

◇転移性肝癌（metastatic liver cancer）

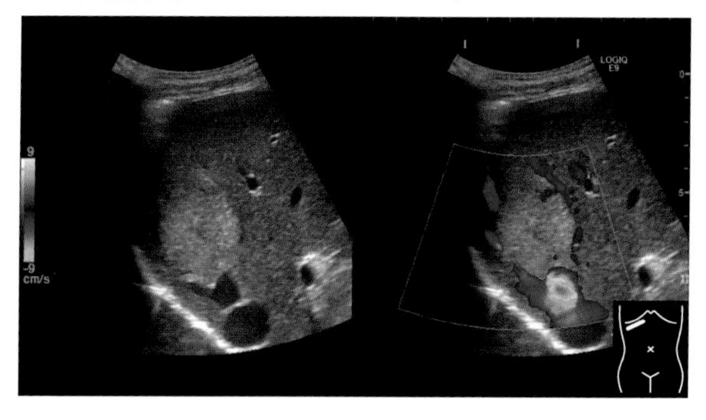

Point!

- □ 血流は少ない
- □ 既存血管が腫瘍により圧排された像が認められる．また，腫瘍内に既存血管の残存することが多い
- □ 癌の増殖部である辺縁低エコー帯部に血流信号を認めることがある
- □ 中心部は壊死のため，血流信号はあまり認めない
- □ 原発巣によっては血流が多いことがある

◇ 門脈圧亢進症（portal hypertension）

側副血行路

① 遠肝性

左胃静脈→食道静脈→奇静脈系

短胃静脈→食道静脈→奇静脈系

脾静脈→後腹膜

臍傍静脈→浅腹壁静脈

脾静脈→左下横隔膜静脈→左腎静脈（脾腎短絡）

下腸間膜静脈→直腸静脈など

・左胃静脈拡張

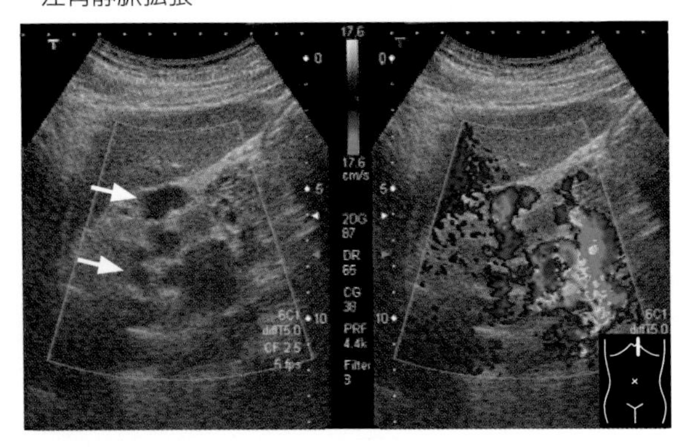

・臍傍静脈拡張

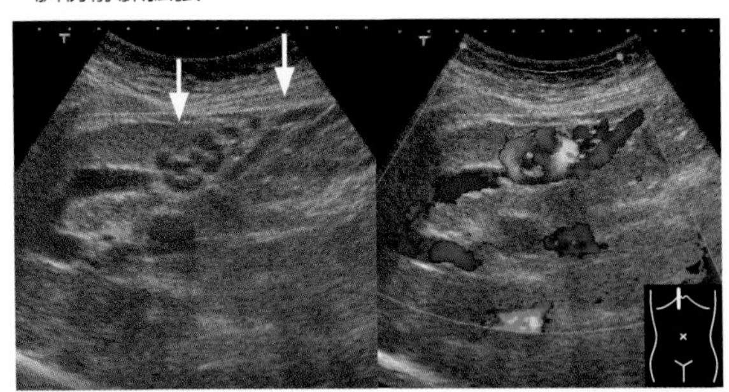

②求肝性

肝外門脈閉塞症

門脈海綿状変形（cavernous transformation of the portal vein：CTPV）：肝外門脈閉塞により肝十二指腸間膜内の小静脈が拡張し求肝性かつ経時的に増生する海綿状側副血行路.

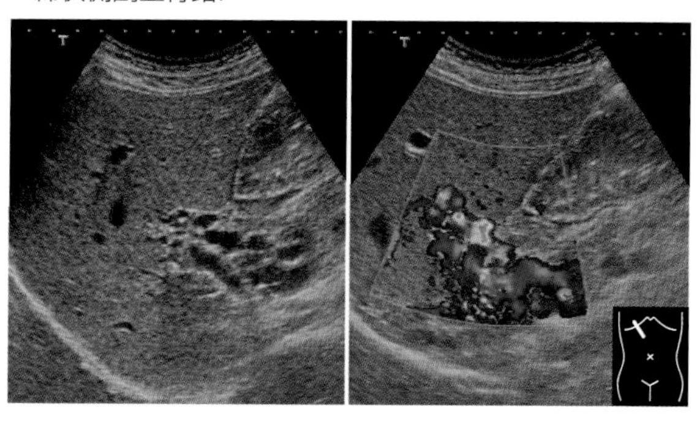

◇ うっ血肝（congestive liver）

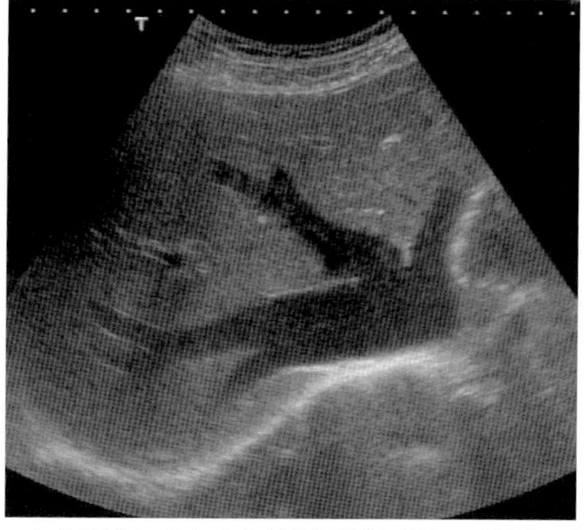

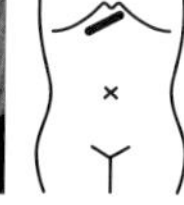

右心不全により中心静脈圧が上昇し，静脈還流が停滞するため，肝臓がうっ血し肝機能が低下する．重症例では脾腫や復水がみられ，うっ血性肝硬変に進展する.

下大静脈および肝静脈の拡張がみられ，血管径の呼吸性変動は消失する.

12. ピットフォール

◇肝嚢胞？（PV shunt）

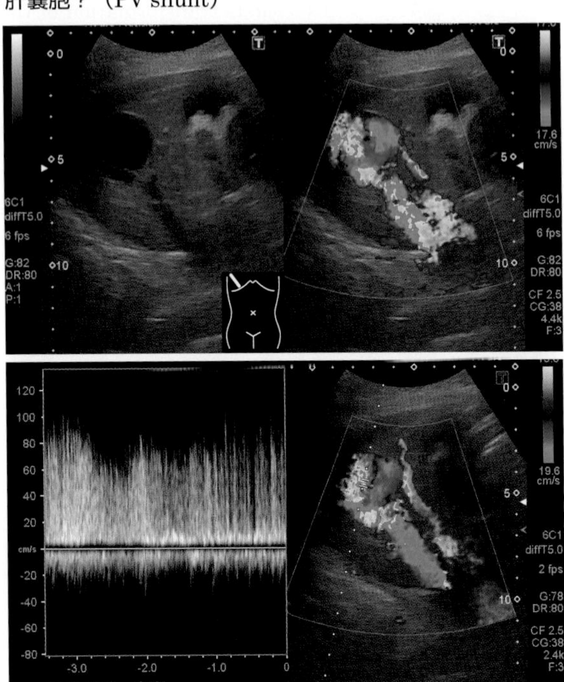

肝S8に長径32mmの境界明瞭，内部が無エコーの嚢胞性腫瘤を認める．カラードプラで内部に血流信号と近接する門脈と肝静脈の血流増加を認め，パルスドプラでは内部の血流は定常波で，肝内門脈肝静脈短絡（PV shunt）であった．

＊後方エコーの増強が弱く，門脈または肝静脈に近接している嚢胞像は，PV shuntの可能性があるのでドプラ法で血流信号の有無を確認する．

◇ 肝腫瘤？

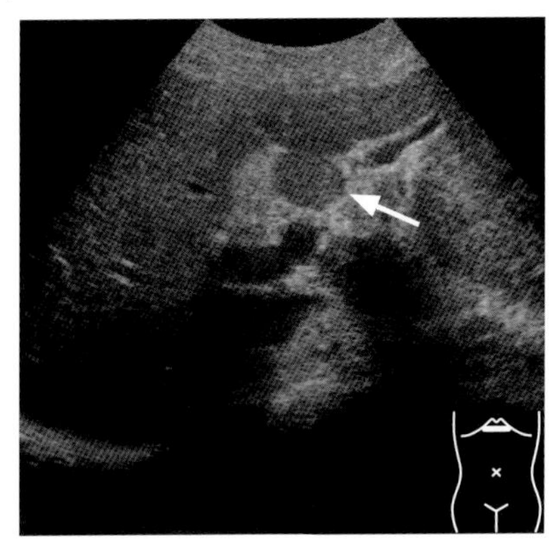

検診超音波検査において，肝腫瘤（肝 S4：35 × 20mm）を指摘された症例．

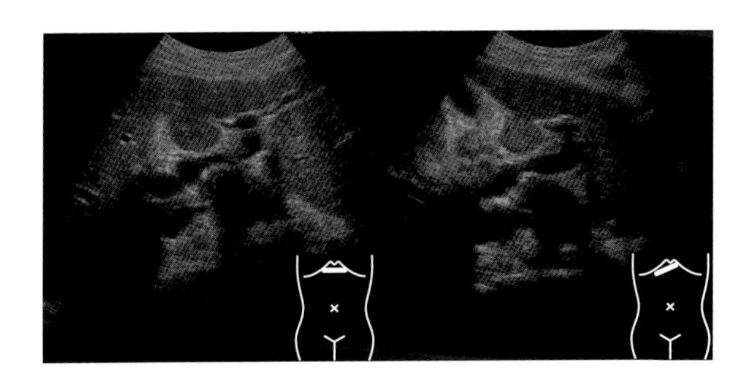

精査依頼で検査したところ，多方向からの走査にて，正常肝と連続していることがわかり，1 方向のみの観察で pseudo lesion として捉えられた症例であった．検者は，思い込みで検査を進めると，時として冷静な判断ができないことがある．多方向から観察して，正常部との境界やエコーレベルに差が無いか，脈管が内部に無いか、など冷静に観察することが大事である．

正常肝でみられる構造物

①肝円索

肝円索は胎生期の臍静脈の瘢痕で肝表面にある左矢状裂溝にあり外側区（S2，S3）と内側区（S4）を境界する．超音波では，左葉縦走査で門脈臍部から連続する線状高エコーとして観察される．肋骨弓下走査・横走査で高エコー結節として誤認されることがある．

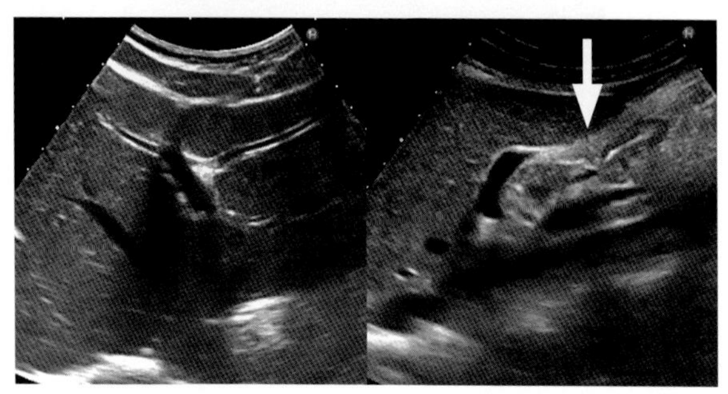

横走査　　縦走査

② accessory fissure（アクセサリーフィッシャー）

横隔膜による圧痕で，右葉にみられることが多く，高齢者ほど頻度が高い．内部に線状の低エコーを有する高エコー索状物としてみられ，病的意味はない．

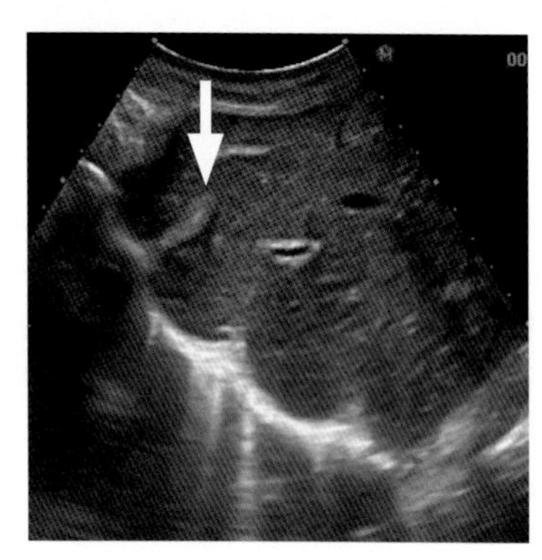

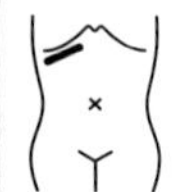

13. 肝臓で見られるアーチファクト

反射によるアーチファクト（鏡面現象）：滑らかな強い反射面があると鏡面反射が起こり虚像を形成する．これを鏡面現象という．

腹部では横隔膜が鏡の役目をし，肝腫瘤の虚像が横隔膜の対側の胸腔に形成されることがある．

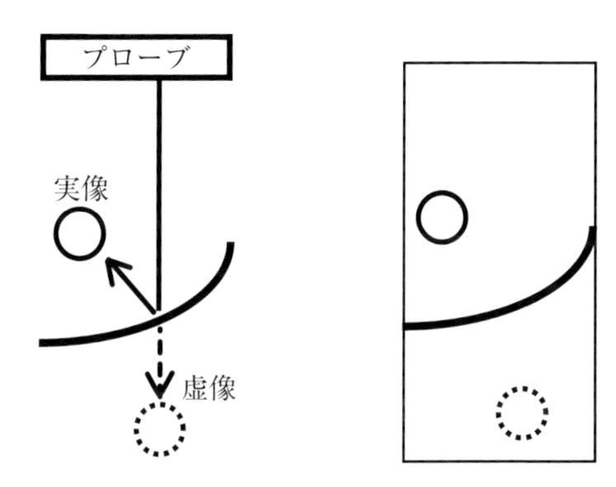

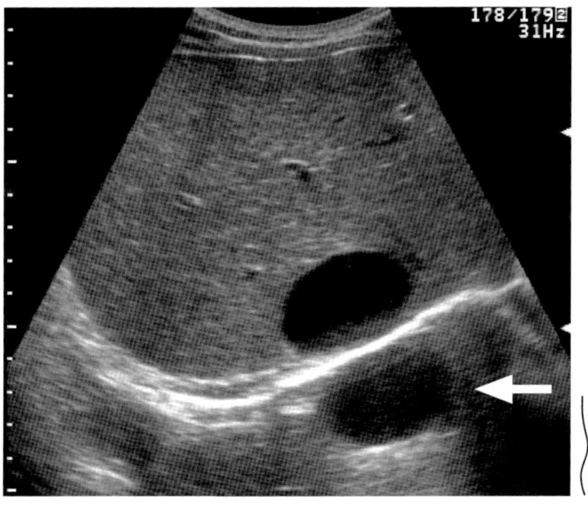

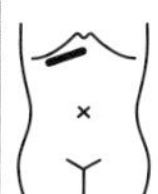

14. 超音波エラストグラフィ（肝硬度測定）

慢性肝炎では線維化の進行に伴って肝臓が硬くなり，肝癌の発生リスクが高くなることが知られている．超音波エラストグラフィでは非侵襲的かつ簡便に肝臓の硬さを計測することが可能なため，肝硬度の判断や投薬効果の評価においても臨床での普及が期待されている．エラストグラフィには次の Strain imaging と Shear wave imaging の 2 つの手法がある．

◇ Strain imaging

用手的圧迫または生体の拍動による組織の歪みを，複合自己相関法を用いて検出し評価する Real-time Tissue Elastography（RTE）がある．ROI 内の相対的に歪みが小さい部分（硬い部分）は青色に，歪みが大きい部分（柔らかい部分）は赤色に B モード画像に重畳表示される．

主観的評価法として，RTE 画像の ROI 内のカラーマッピングを目視評価する Liver Elasticity Score があり，肝線維化と相関が認められている．

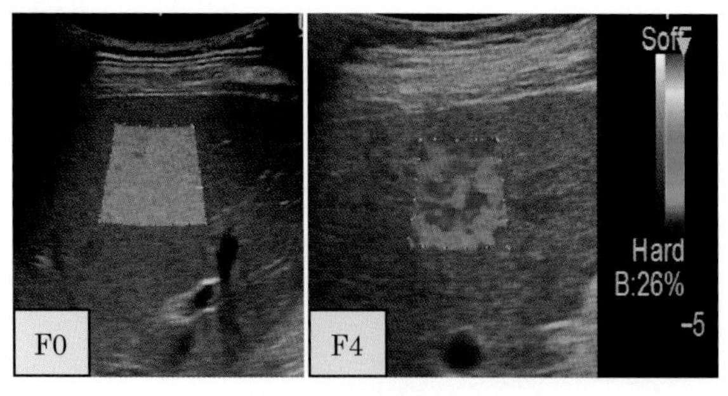

Liver Elasticity Score

客観的評価法として，RTE 画像から特徴量を算出して評価する画像パターン認識法と，ROI を肝実質内に限局し血管との Strain 比で評価する方法がある．

◇ Shear wave imaging

組織に剪断波（シェアウェーブ）を発生させ，その伝播速度を測定し組織の硬さを評価する.

最近では剪断波の伝搬速度をカラーマッピング表示し，

カラーマッピングが安定した所を数回測定し，中央値または平均値で評価する.

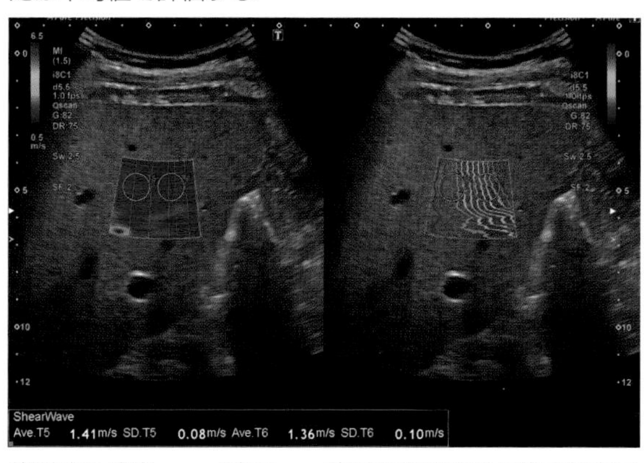

剪断波の速度マップ表示　　剪断波到達時間の等高線表示

＊ Strain imaging と Shear wave imaging の注意点

Strain imaging：線維化とのみ相関が認められ，黄疸，うっ血，炎症の影響を受けないため純粋に肝線維化のみの評価が可能である.

Shear wave imaging：線維化，炎症，黄疸，うっ血を反映した数値が算出されるため臨床データを考慮し肝線維化の推定を行う必要がある.

Strain imaging	Shear wave imaging	評価
高値	高値	線維化あり
低値	高値	線維化以外
低値	低値	線維化なし

1. 解 剖

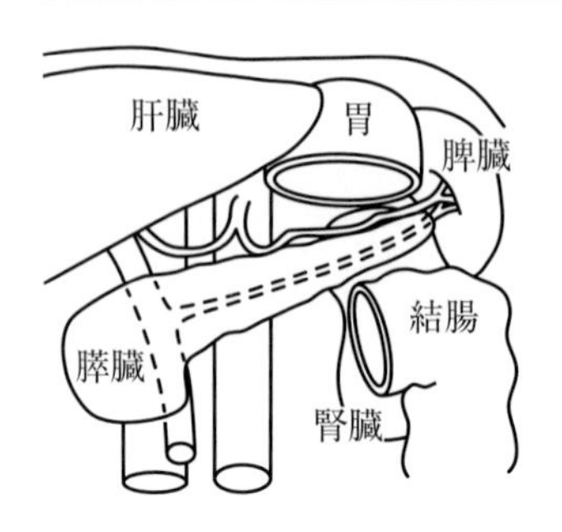

脾臓は腹腔の左上部にあり，外側は凸，内側は凹の扁平形を呈し，頭側は横隔膜に，内側は胃に，尾側は左腎・左結腸曲部にそれぞれ接し，脾門からは脾動脈，脾静脈，リンパ管が出入りする．

約 10% に副脾を認める．脾臓の大きさには個体差があり，10 代後半で最も大きくなり，以後加齢と共に縮小していく．

副脾

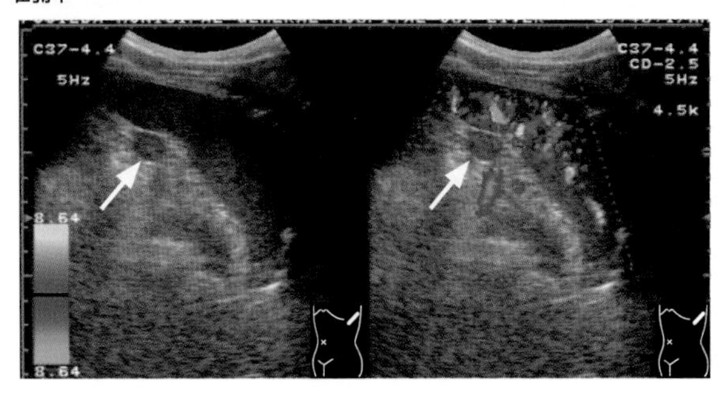

副脾は約 10% の割合で，脾門部付近に直径 10 ～ 20mm 程度の境界明瞭な類円形の低エコー腫瘤として描出される．エコーレベルおよび血流は脾臓と同じである．

> 脾摘出後に副脾が残存していると代償性に腫大する．

2. 基本走査法

脾臓は左上腹部背側に位置し，内腹側は胃が存在するので，やや背側からの左肋間走査が主体となる．胃のガスが少ない場合や脾腫があれば左肋骨弓下走査での描出も可能である．

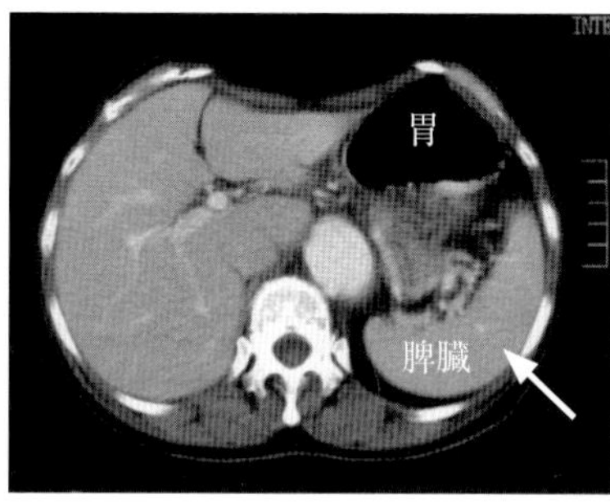

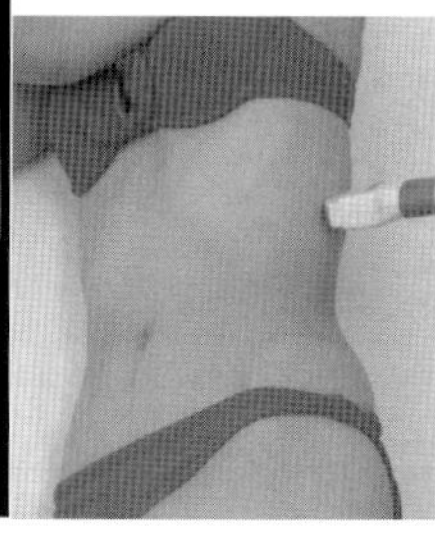

表示法

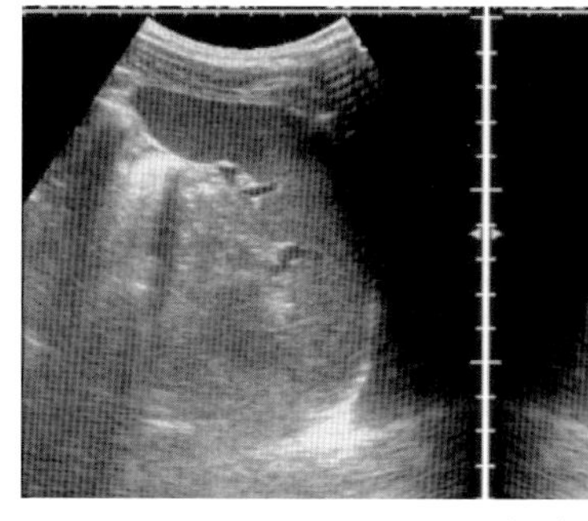

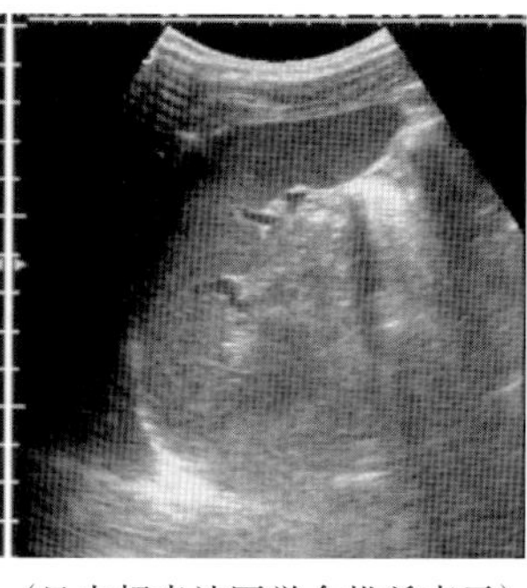

（日本超音波医学会推奨表示）

脾臓の肋間走査による斜めの断層像は，横断像に準じて尾側から見上げた像として表示しているが，日本超音波医学会では，肋間走査は縦断像としており，被検者の右側より見た像として，脾門部が画面の右側になるよう表示している（左右が逆となる）．

1）左肋間走査（脾横走査）

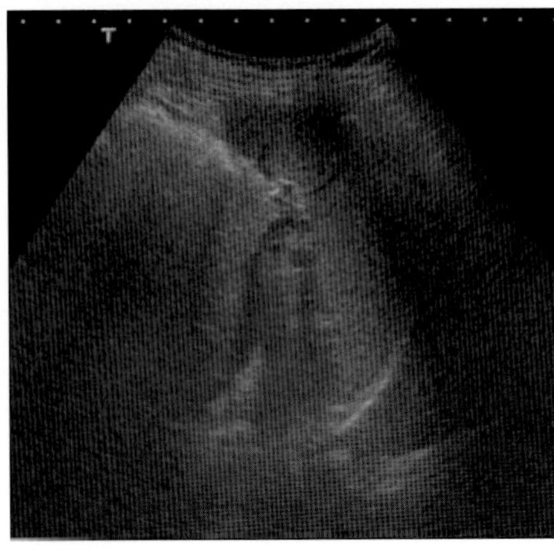

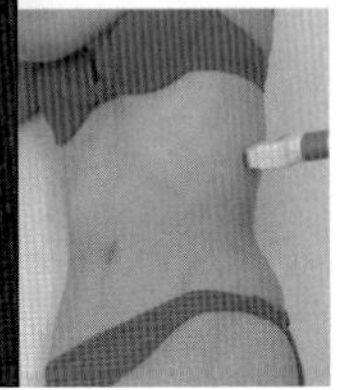

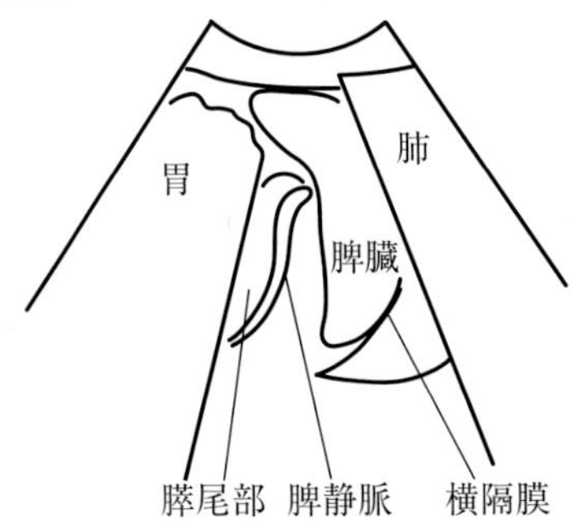

左肋間にプローブを当て，扇状走査を行い脾臓の描出から消失まで全体を走査する．条件が良ければ脾門部から脾静脈と共に膵尾部も描出される．

コツ：脾臓は思っているより背側にあるので，プローブがベッドに付くぐらい背側からアプローチする．胃が描出されたら1肋間下げ，左腎が描出されたら1肋間上げる．

2）左肋間走査（脾縦走査）

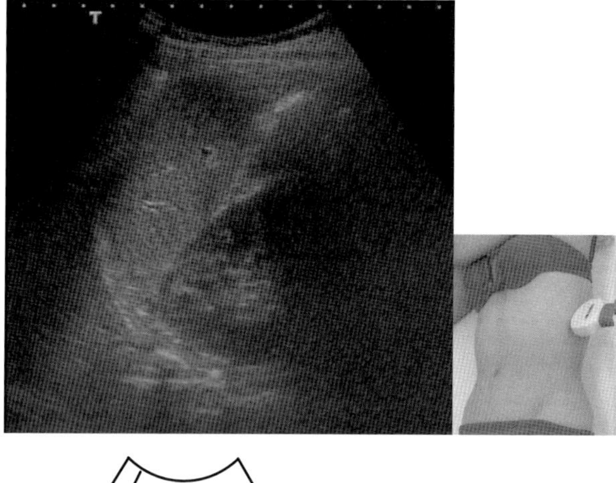

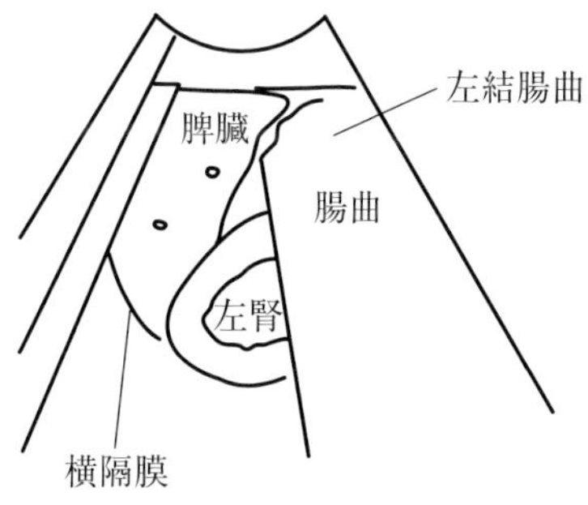

左肋間走査でプローブを体長軸に沿わせると，脾臓の頭側には横隔膜が，脾臓の尾側には左結腸曲と左腎が描出される．さらに背側にプローブを移動させると，結腸が消え，左腎全貌が描出される．

3. 死　角

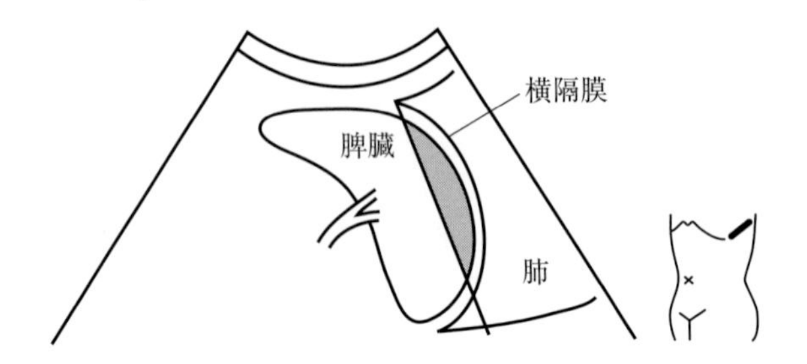

脾臓は横隔膜に接しており，肺のガスにより，頭側のドーム下が描出不良となり死角となる．

死角対策　呼吸調整

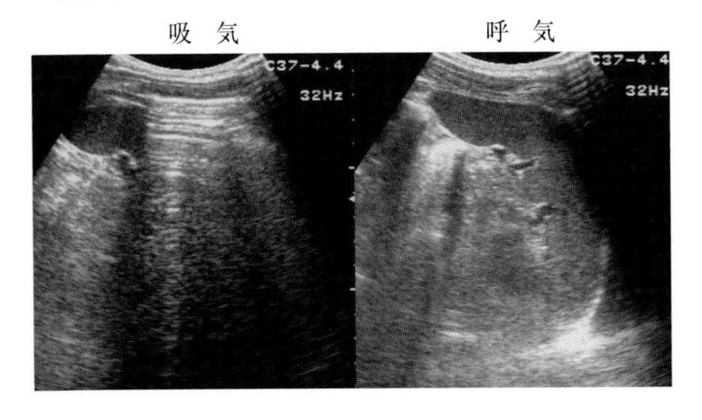

脾臓の頭側には肺が掛かるので，一般に呼気の方が描出される範囲は広い．

> 軽い吸気の方が，横隔膜と共に脾臓が下がり，描出範囲が広くなる場合もある．

4. サインと用語

◇ spleen index

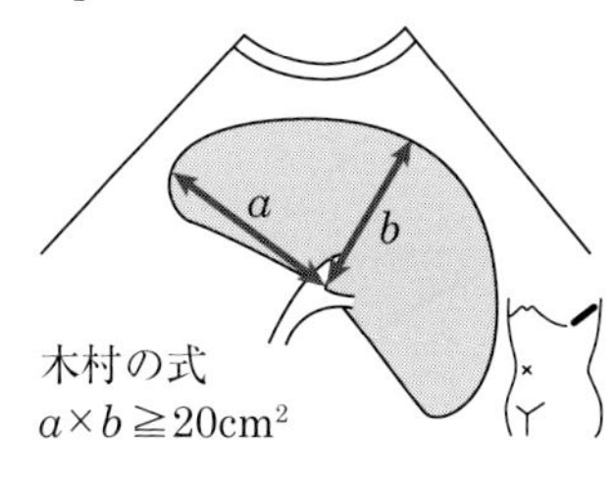

木村の式
$a \times b \geqq 20\mathrm{cm}^2$

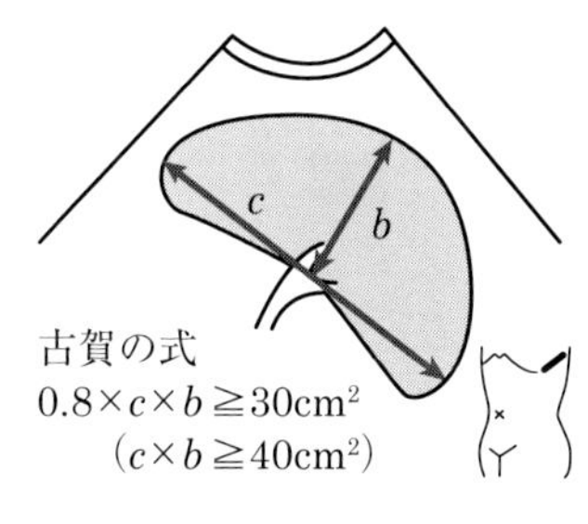

古賀の式
$0.8 \times c \times b \geqq 30\mathrm{cm}^2$
$(c \times b \geqq 40\mathrm{cm}^2)$

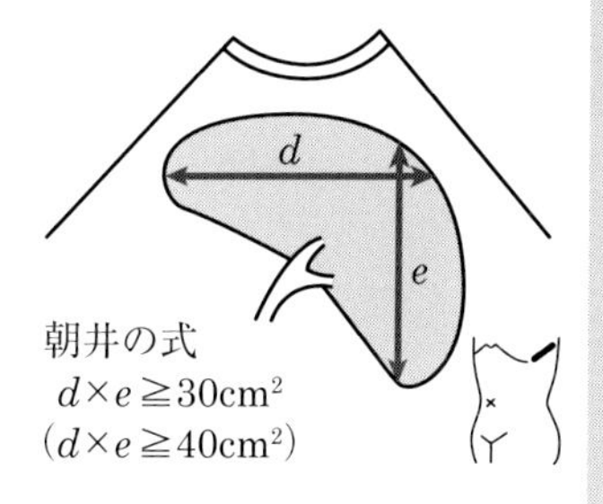

朝井の式
$d \times e \geqq 30\mathrm{cm}^2$
$(d \times e \geqq 40\mathrm{cm}^2)$

脾腫の判定方法として spleen index がある．脾臓の最大断面像より直交する 2 方向を計測して積を求めるが，左記に示す種々の計測法がある．これらはリニアプローブでの数値で，コンベックプローブでは全体像が描出可能となったため，古賀および朝井の式では 40cm² 以上を脾腫と考える．

コツ：脾門部が描出される最大断面とする．プローブは腹壁に対し垂直が望ましく，再現性も高くなる．痩せていてプローブの密着不良の場合は，エコーゼリーを多めに付け，プローブと皮膚の隙間を補完する．

spleen index は年齢が考慮されていないので，脾腫の判定時には年齢も考慮する．10 代では過大評価に注意し，高齢者では spleen index が閾値を超えなくても，脾内側への突出があれば脾腫を疑う．

5. 脾臓のチェックポイント

指摘可能な主な疾患を示す.

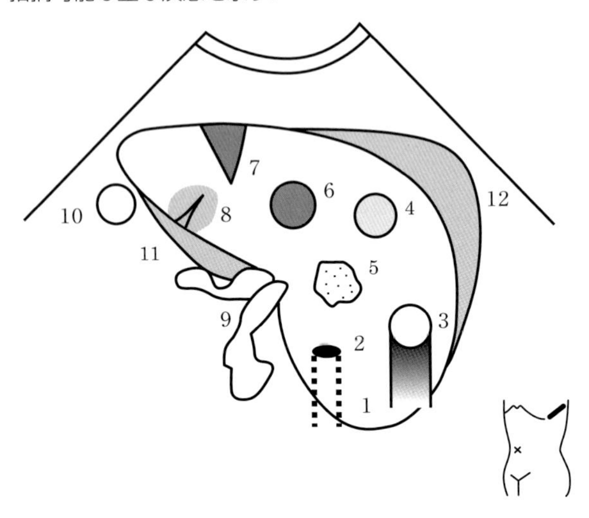

1. 脾腫, 2. 脾石灰化, 3. 脾嚢胞, 4. 脾血管腫
5. 脾膿瘍, 6. 脾悪性リンパ腫, 7. 脾梗塞, 8. 脾損傷
9. 脾腎短絡, 10. 副脾, 11. 腹水, 12. 左胸水

6. 症　例

◇脾腫（splenomegaly）

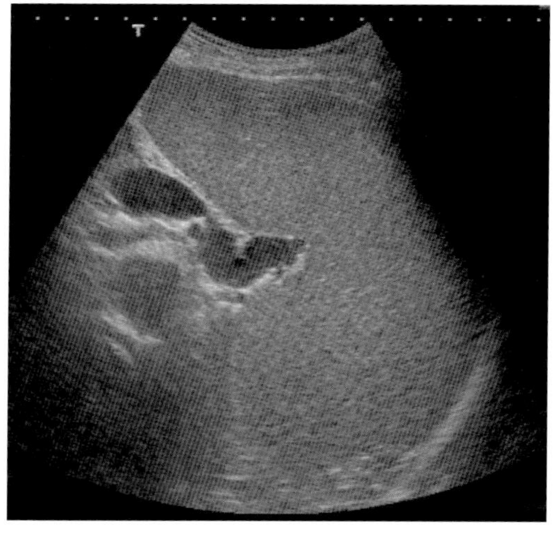

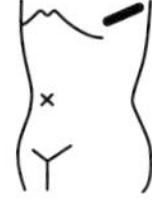

脾臓の腫大を認めたら，脾静脈の拡張の有無に注目し，原因を推測する．

脾腫＋脾静脈の拡張：

びまん性肝疾患（慢性肝炎，肝硬変など）

門脈圧亢進症（特発性門脈圧亢進症，肝外門脈閉塞症）

心不全

脾腫のみ：

血液疾患（白血病，悪性リンパ腫，溶血性貧血など）

感染症（敗血症，亜急性細菌性心内膜炎など）

代償性疾患（Gaucher 病，アミロイドーシスなど）

脾腫の判定には，spleen index を用い，古賀および朝井の式では $40cm^2$ 以上を脾腫とする．

◇脾石灰化（calcification of the spleen）

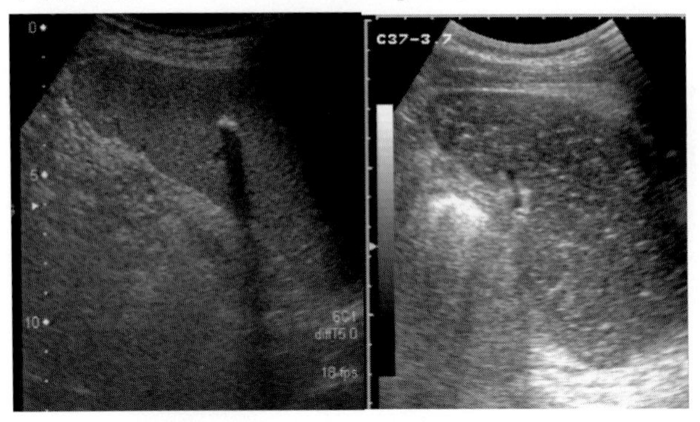

脾石灰化　　　　　Gamna-Gandy 結節

脾石灰化は，音響陰影を伴う高エコーとして描出される．

Gamna-Gandy 結節は脾内の音響陰影を伴わないびまん性の点状高エコーとして描出され脾腫を伴う．脾内出血による脾柱や被膜へのヘモジデリン沈着や微小石灰化に由来する．

Point!

- □　高エコースポット
- □　音響陰影の有無
- □　脾腫の有無

◇ 脾血管腫（hemangioma of the spleen）

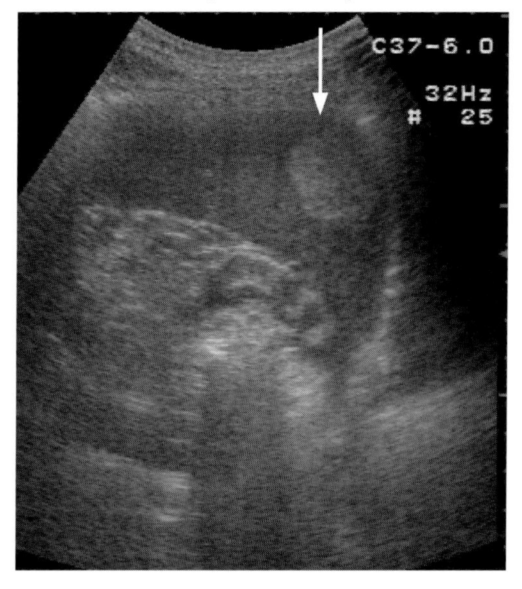

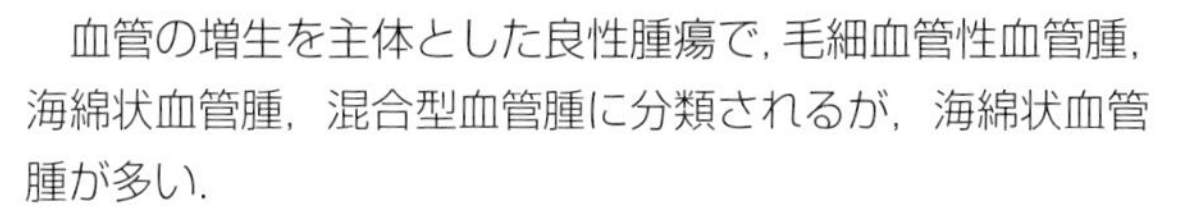

血管の増生を主体とした良性腫瘍で，毛細血管性血管腫，海綿状血管腫，混合型血管腫に分類されるが，海綿状血管腫が多い．

1～2cm の小さな腫瘤は，境界明瞭な高エコー腫瘤として描出される．大きくなると，出血，梗塞，線維化などの二次的変化が起こり，低ないし無エコー域が出現し不均一な腫瘤となる．

Point!

- □ 境界明瞭な類円形腫瘤
- □ 内部エコーは均一な高エコー（大きくなると不均一）

◇ 脾悪性リンパ腫（malignant lymphoma of the spleen）

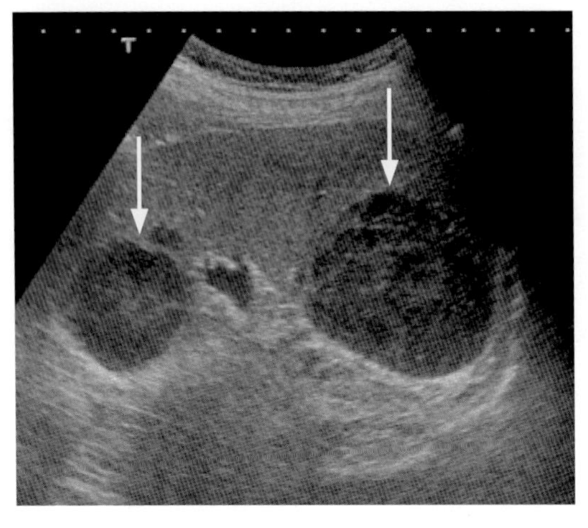

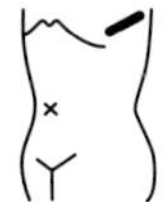

全身的な悪性リンパ腫の部分症の場合と，脾原発の悪性リンパ腫がある．

境界明瞭な類円形の低～極低エコー腫瘤を示す．脾腫およびリンパ節腫大を伴うことが多い．

Point!

- □ 境界明瞭な類円形腫瘤像
- □ 内部エコーは低から極低エコー
- □ 後方エコーの増強を伴う
- □ 脾腫を伴う
- □ リンパ節腫大を伴う

◇ 脾腎短絡（spleno-renal shunt）

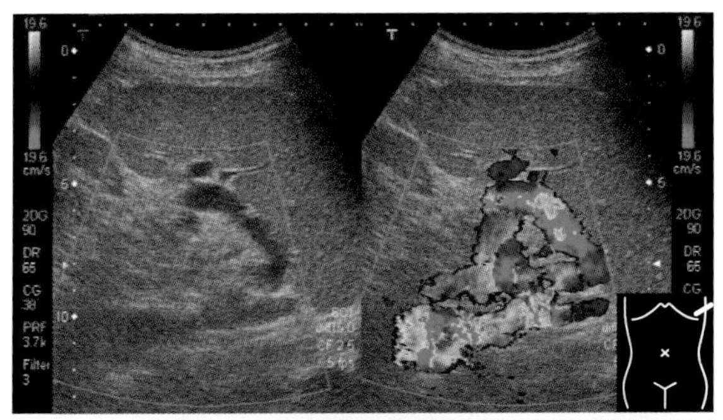

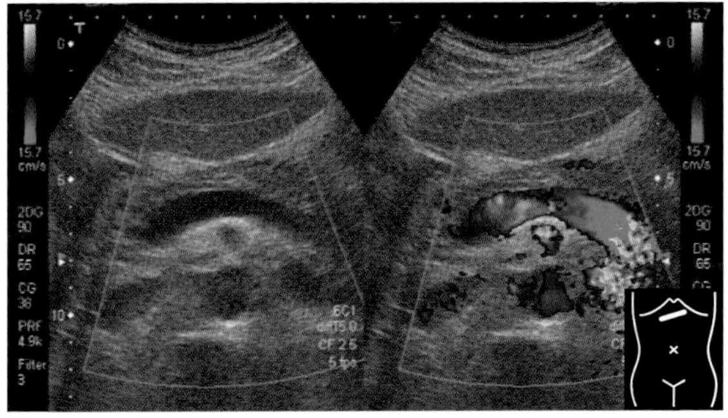

脾門部に拡張蛇行する管腔像が見られ，ドプラ法で定常性血流信号を認め，脾静脈の逆流を伴う．脾腎短絡であることが多く，肝性脳症（血中アンモニア値の上昇）も念頭におく．

注）カラードプラ法の感度は高く，B モードでは不明瞭な血管も描出可能であるがブルーミング（血管からのはみ出し）に注意する．

Point!

- □ 脾門部の血管拡張
- □ 脾静脈の逆流
- □ 脾腫の有無

◇ 左胸水（left pleural effusion）

横隔膜の頭側に echo free space として描出される．横隔膜を確認し，腹水との鑑別に注意する．

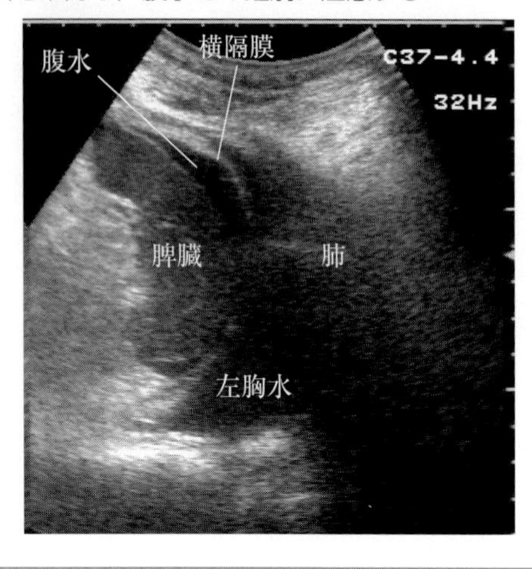

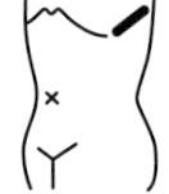

均一な淡い内部エコーは血性を，不均一な淡い内部エコーは膿瘍を疑う．

Point!

- ☐ echo free space
- ☐ 淡い内部エコーの有無と均一性

◇ 腹水（ascites）

脾臓の下面または脾臓と左横隔膜との間に echo free space として描出される．

＊脾門部には胃脾間膜と脾腎ヒダがあるため，脾腎間にはモリソン窩のようには溜まらない．

7. ピットフォール

◇脾腫？

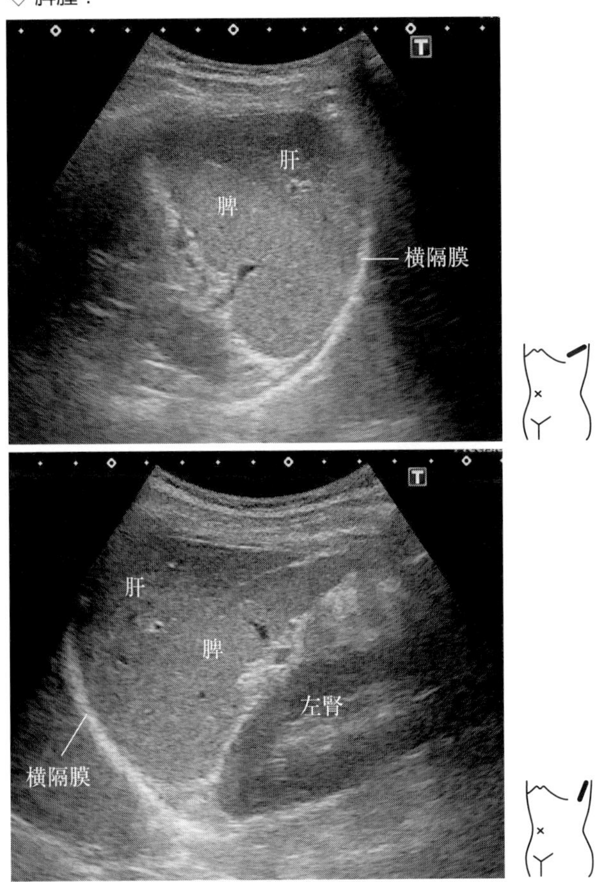

脾臓と肝臓の内部エコーは類似しているため，腫大した肝臓が脾臓までおよぶと，脾臓の頭側に肝臓が重なり脾腫にようにみえる.

呼吸性移動と肝臓内の門脈枝より鑑別する.

第6章　胆囊・胆管

1. 解　剖

1）胆道癌取扱い規約（第6版）による区分

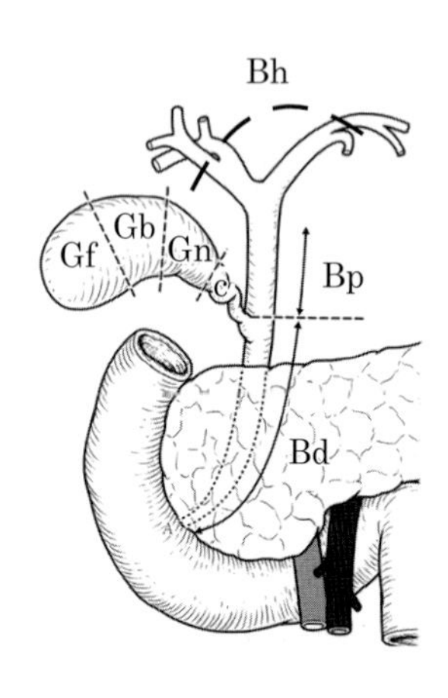

規約では，胆囊を底部の頂点から胆囊管（c）移行部までの長軸を直角に3等分し，頸部（Gn）・体部（Gb）・底部（Gf）に区分される．胆管は，肝内胆管（Bh），肝外胆管，乳頭部に分類されている．さらに肝外胆管は肝門部領域胆管（Bp）と遠位胆管（Bd）に区分され，その境界は左右肝管合流部下縁から十二指腸壁に陥入するまでを2等分した部位までとし，原則として胆囊管合流部で判断する．2等分した肝側を肝門部領域胆管，十二指腸側を遠位胆管としている．

2）肝外胆管の区分

肝外胆管は，左右の肝管，総肝管，総胆管からなる．

左右の肝管が合流して総肝管に，総肝管に胆囊管が合流して総胆管となる．

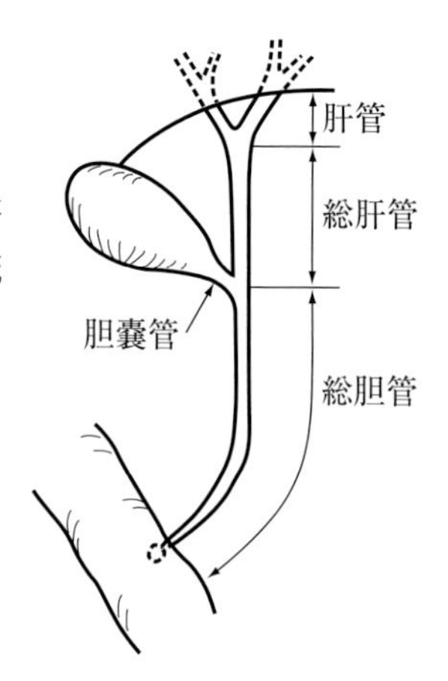

3）肝外胆管，門脈，肝動脈の位置関係

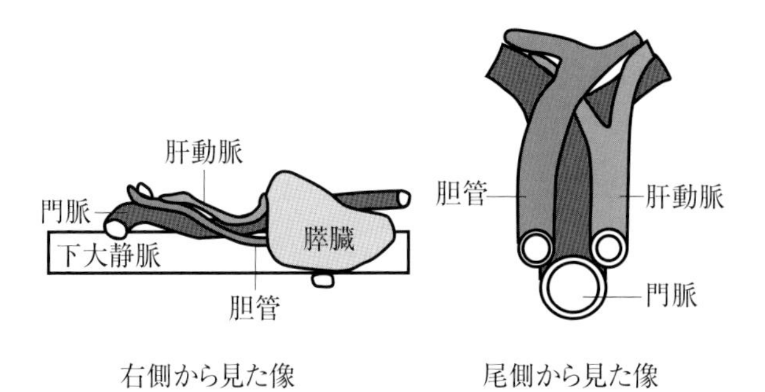

右側から見た像　　　　　　尾側から見た像

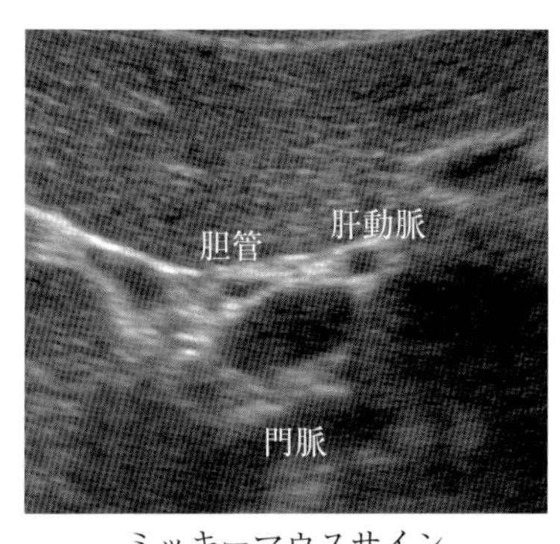

ミッキーマウスサイン

胆管は膵内を除いて門脈に並走しており，総肝管および総胆管レベルでの横断像では，門脈の右腹側を胆管が，左腹側を肝動脈が走行している．門脈を顔，胆管を右耳，肝動脈を左耳に見立てミッキーマウスサインと呼ばれている．

膵内では，胆管は門脈から離れ膵頭部背側を走行しファーター乳頭に開口する．

胆嚢壁は粘膜層，固有筋層，漿膜下層，漿膜からなり，粘膜筋板を欠く．さらに肝臓に付着する胆嚢床では漿膜を欠く．このため胆嚢癌などでは，肝臓に直接浸潤しやすいといわれている．

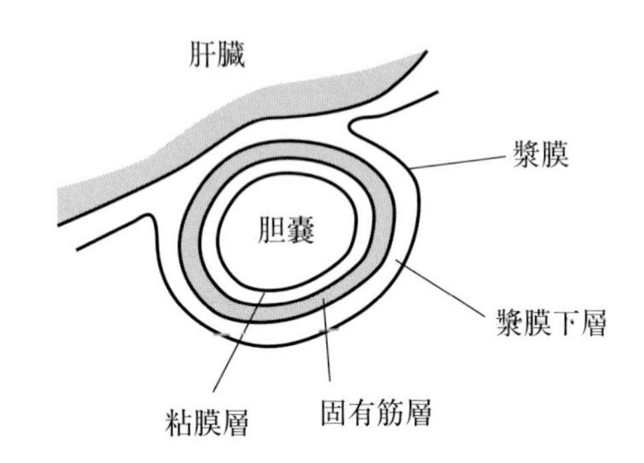

4）胆嚢管合流様式

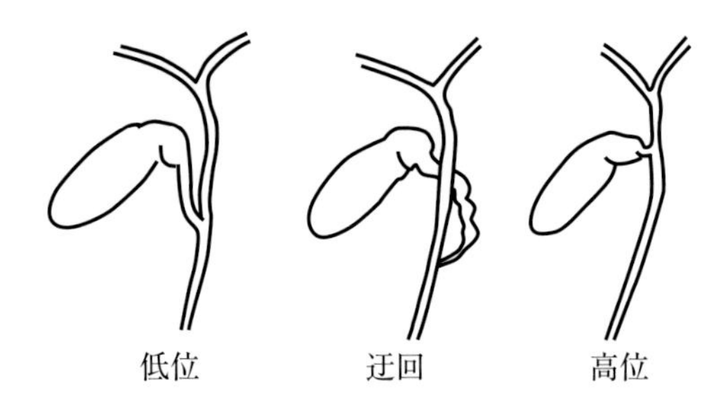

肝外胆管には胆嚢管が合流するが，この合流する高さは，個人差が大きい．

胆嚢管合流の高さにより，肝外閉塞の位置推測を誤ることがないよう胆嚢腫大の有無に注意する．

2. 基本走査法

胆道系を 3D-CT でみると，胆嚢は肝下面のほぼ中央に位置し，肝外胆管は“逆くの字”に走行しているのがわかる．

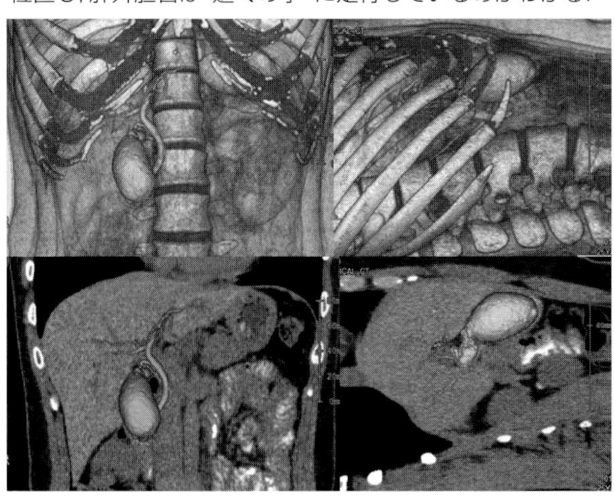

胆嚢および胆管の基本走査を示す．

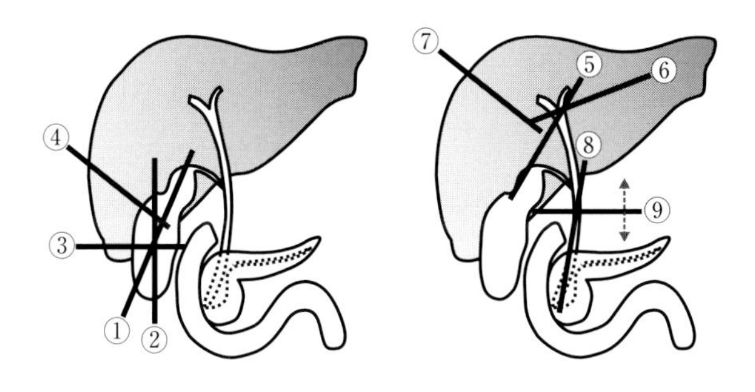

1. 胆嚢：①右肋骨弓下走査，②右季肋部縦走査，③右季肋部横走査，④右肋間走査
2. 肝内胆管：⑤右肋骨弓下走査，⑥心窩部横走査，⑦右肋間走査
3. 肝外胆管：⑧右季肋部縦走査（長軸・逆「く」の字），⑨右季肋部横走査（短軸）

□ 胆嚢

①体位および呼吸

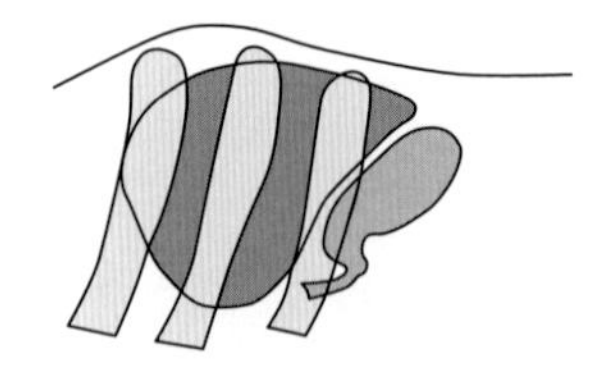

呼気

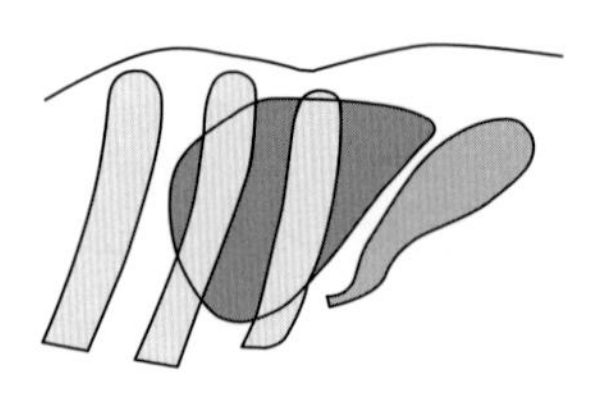

吸気

一般に被検者は仰臥位において，深吸気で肝臓を音響窓として走査する．肋間走査は呼気で行う．描出不良の場合は，左側臥位や座位などの体位変換を適宜行う．左側臥位や座位では，重力により肝臓とともに胆嚢が尾側に下がり，肋骨の影響を受けずに肝臓を音響窓として走査しやすくなる．

②体格による胆嚢の存在位置の違い

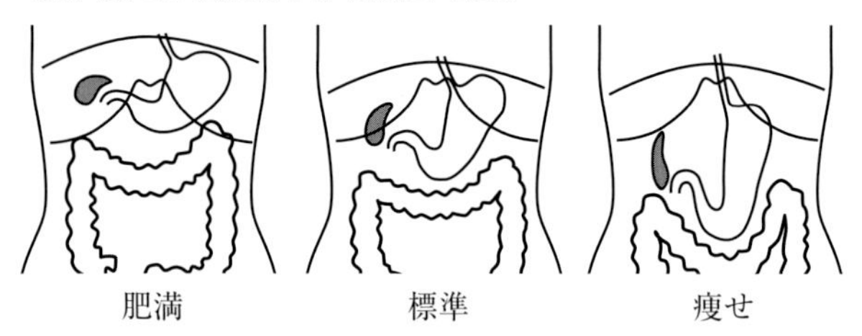

肥満　　標準　　痩せ

胆嚢は，高度肥満体ほど肝臓とともに挙上する．肋間走査が主となり，胆嚢は肝右葉下面に腹背方向に立つように描出され，胆嚢前面に肝臓が重ならず消化管ガス像およびサイドローブによる影響を多く受ける．痩せていると尾側に下がり体表近くに頭尾方向に寝るように描出され，腹壁の多重反射によるアーチファクトの影響を受けやすくなる．

1）右肋骨弓下走査（胆嚢）

左肝管

胆嚢
底部

門脈
左枝

胆嚢
頸部

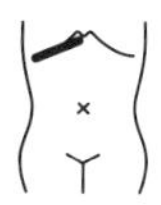

門脈が左右に分枝する第一分枝部から背側にプローブを傾けると胆嚢が描出される．この走査では頸部から底部までの全体像の描出が可能である．底部は，多重反射の影響を受けやすいので，病変の見逃しに注意する．

コツ：肥満体や消化管ガスが多い場合

左側臥位や座位にすると，肝臓が胆嚢を覆うようになり，観察しやすくなる．

腹式呼吸（お腹を膨らませる）が有効である．

胆嚢内に小結石がある場合，左側臥位や座位で観察すると小結石が底部に移動して，消化管ガスと鑑別困難になる場合がある．

2）右季肋部縦走査（胆嚢長軸像）

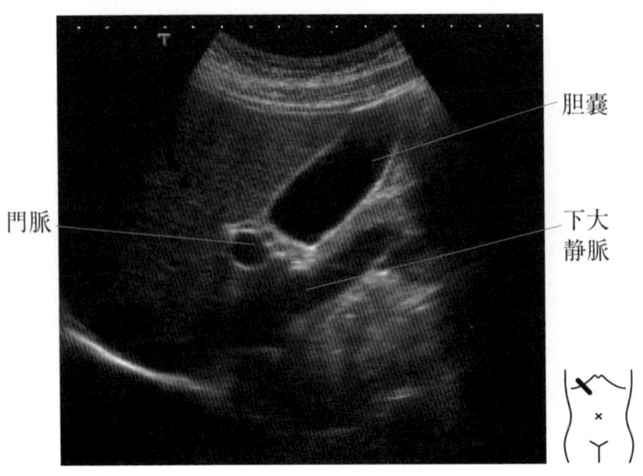

胆嚢を同定するのによい走査法で，右肋骨弓下に沿ってプローブを左右に平行移動させると，肝臓の右葉下面に胆嚢の長軸像が描出される．描出不良な場合は，プローブを少し左右に傾けて観察する．

> 底部は，多重反射の影響を受けやすいので，病変の見落としに注意する．
>
> 痩身体では，胆嚢が尾側に長く，1画面に入りきらないことがある．

3）右季肋部横走査（胆嚢短軸像）

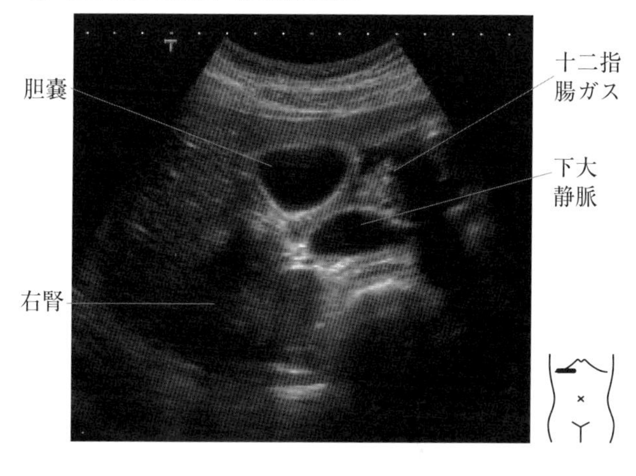

肋骨弓下縦走査で胆嚢を同定し，プローブを90度回転させて観察すると，右腎や下大静脈の腹側に胆嚢の短軸像が描出される．プローブを頭側から尾側に平行移動させたり，扇状走査を行うことにより，頸部から底部まで描出される．胆嚢壁全周の観察に適する．

コツ：拡大表示

ポリープ等小病変の観察には，画像を拡大して評価する．比較的浅部では，体表用高周波プローブを用いる．

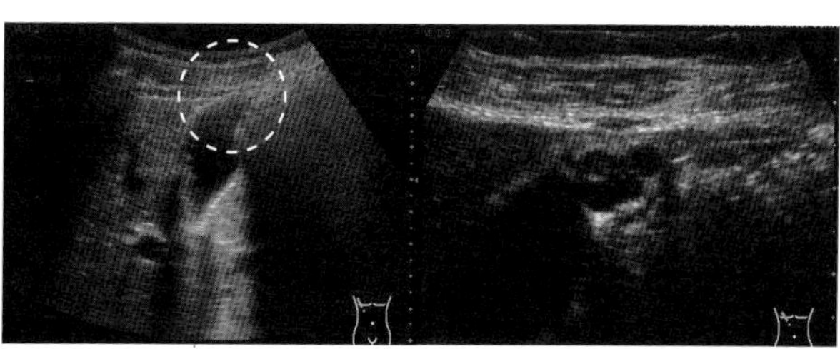

（症例）胆嚢腺筋腫症

体表用高周波プローブを用いると底部壁のRASが明瞭に抽出される．

4）右肋間走査（胆嚢頸部）

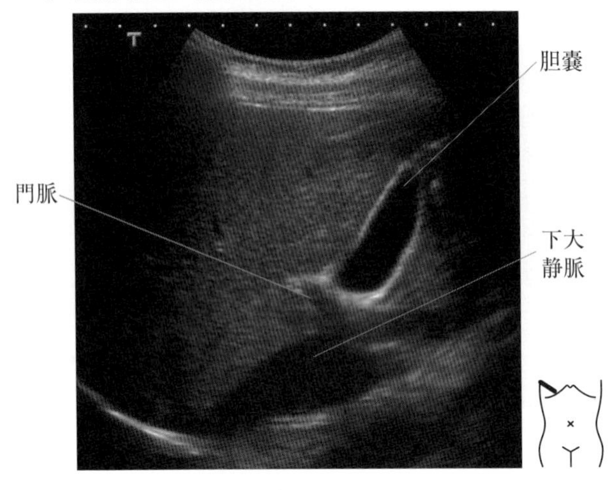

右肋間から呼気にて観察する．胆嚢頸部や肝床側壁の検査に適している．肥満体では必須の走査法である．

コツ：胆嚢頸部に胆嚢結石が嵌頓している場合などは，肋間で頸部を描出し，胆嚢頸部から胆嚢管を追うようにプローブを小刻みに振りながら観察すると，胆嚢頸部や胆嚢管に嵌頓した結石を描出できることがある．

1肋間だけでは胆嚢の一部しか描出できないので，必ず上下の肋間においても観察する．底部は消化管のガスの影響で描出が不良な場合が多い．

□ 胆管

①体位および呼吸

一般に被検者は仰臥位で，胆嚢と同様に深吸気で肝臓を音響窓として走査する．

胆管は門脈と並走しているが，膵内では門脈から離れファーター乳頭に開口するので，肝外胆管の走査は逆「く」の字となる．

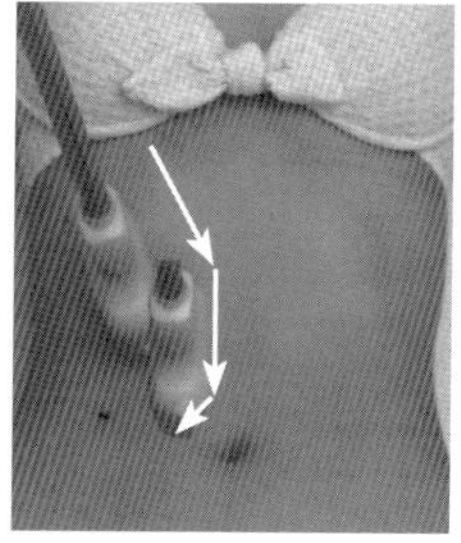

描出不良の場合は，左側臥位や座位などの体位変換を適宜行う．左側臥位では，門脈の右腹側に位置する胆管が，やや左側に移動（回転）し，門脈の腹側に位置するようになり，描出が容易となる．

胆嚢腫大がある場合は，腫大した胆嚢を音響窓として走査することにより，肝外胆管が描出良好となることがある．

> 肝外胆管が描出不良の時，左側臥位が有効である理由は以下である．
> ①消化管が左下方に移動する．
> ②肝臓が前方に被さり，肝臓を音響窓として観察しやすくなる．
> ③肝十二指腸間膜が最も強くその走行に沿って引き伸ばされ，肝外胆管がほぼ直線化し，観察しやすくなる．

1）右肋骨弓下走査（肝門部領域胆管）

胆管の走査のポイントは，門脈枝を目印に併走する胆管を検索する．肝門部領域胆管は門脈の腹側を併走する．下記の超音波画像では左肝管が門脈の腹側に描出されている．

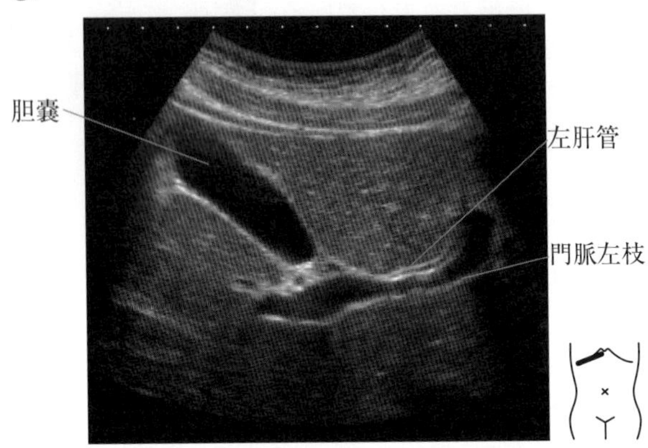

2）心窩部横走査（左肝内胆管）

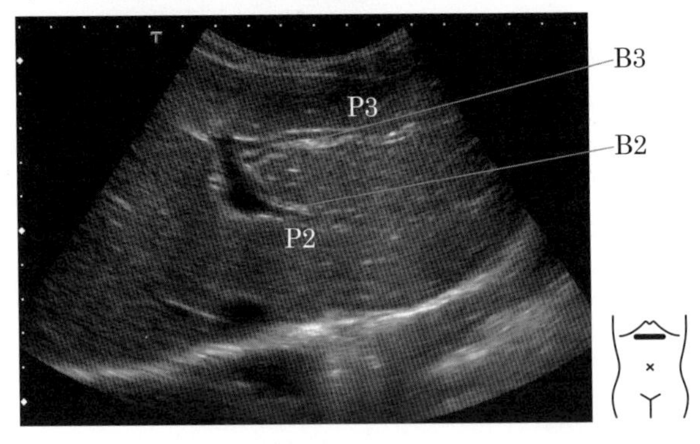

左肝内胆管は，門脈臍部の頭側を通って，内側区域枝と外側区域枝に分岐し，外側上区域枝（B2）は門脈（P2）の腹側，外側下区域枝（B3）は門脈（P3）の背側を走行するのが一般的である．

3）右肋間走査（右肝内胆管）

肝右葉前上区域の胆管（B8）は，門脈前上区域枝（P8）の背側を走行している．

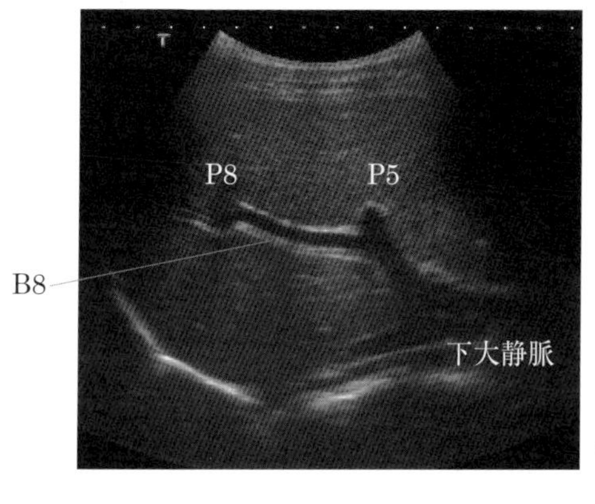

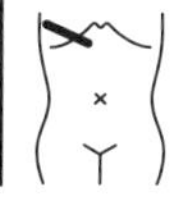

4）右季肋部縦走査（肝外胆管）

右季肋部縦走査にて，肝門部の門脈を描出し，その腹側を走行する肝外胆管を検索する．

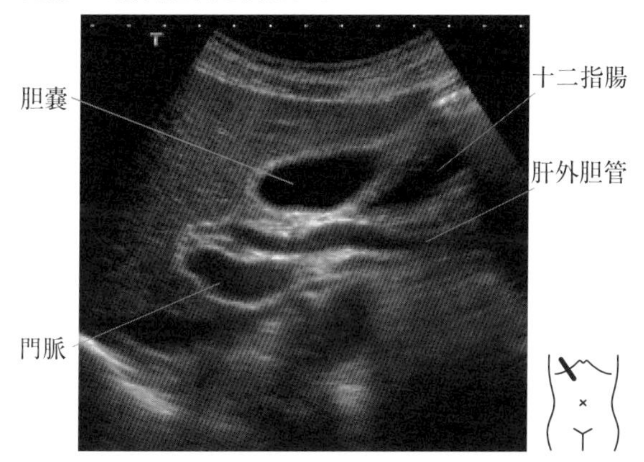

5）右季肋部縦走査（膵内胆管）

膵内胆管は膵頭部内の背側を走行しファーター乳頭に開口するので，膵頭部を描出するように観察を行うと，膵内胆管が描出される．

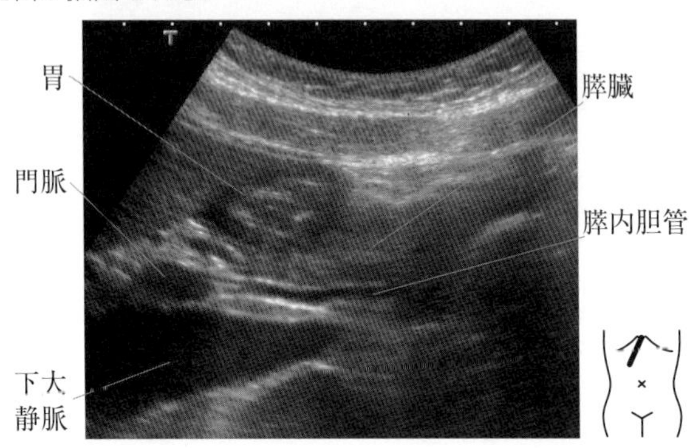

コツ：遠位胆管は消化管のガスなどで描出が困難な場合が多い．

①左側臥位やプローブを門脈に対し，やや外側や内側などから超音波を斜入射して観察することにより描出しやすくなる．

②肝門部領域胆管を短軸で同定し，スライド走査しながら，肝門部領域から遠位胆管へ観察する．長軸より病変の見逃しが少ない．

参考：膵内胆管短軸像と周辺解剖（心窩部横走査）

十二指腸
胃十二
指腸動脈
膵内胆管
下大静脈
膵頭部
門脈
腹部
大動脈

3. 死 角

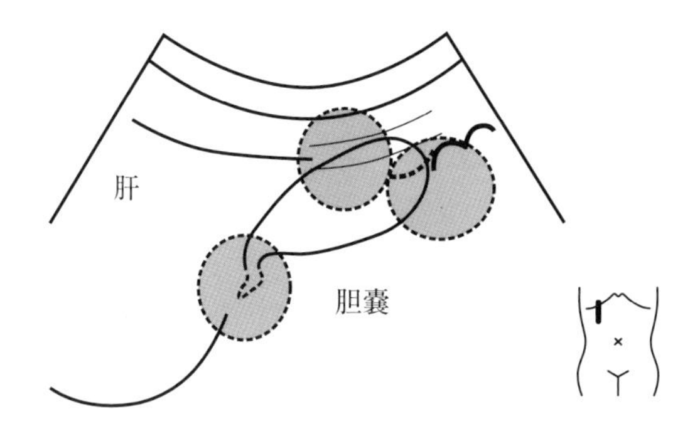

胆嚢頸部：深部による描出不良
胆嚢腹側：多重反射，サイドローブの影響
胆嚢底部：消化管ガス，サイドローブ，多重反射の影響

対策：サイドローブの影響を避けるために，プローブを少し傾け，超音波の入射方向を変える．

多重反射の影響を避けるために，呼吸による影響を観察し，プローブの傾きを変えたり，観察位置を深部にすることや，高周波プローブに変更する．

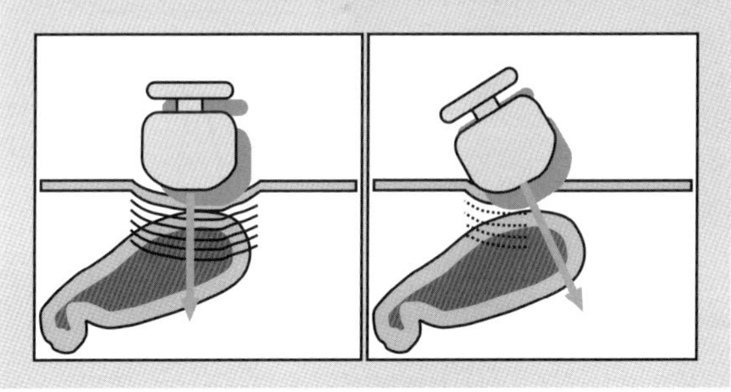

4. サインと用語

◇ comet sign，comet-like echo
（コメットサイン・コメット様エコー）

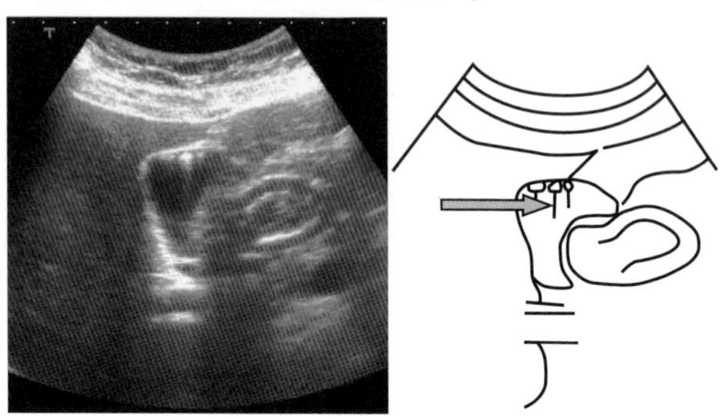

強いエコーの後方に彗星のように尾を引くエコー，多重反射によるアーチファクトの一種である．

壁在結石や小ポリープなどでみられる．

◇ acoustic shadow（音響陰影）

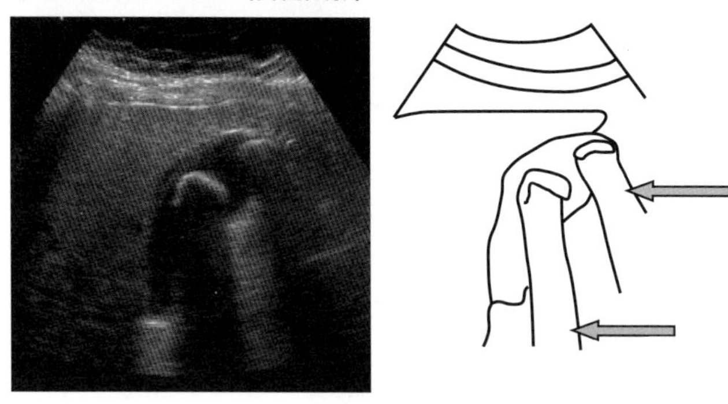

超音波が透過しにくい組織の後方に生じる，超音波が減弱した，あるいは消失した領域．

◇ debris echo（デブリエコー）

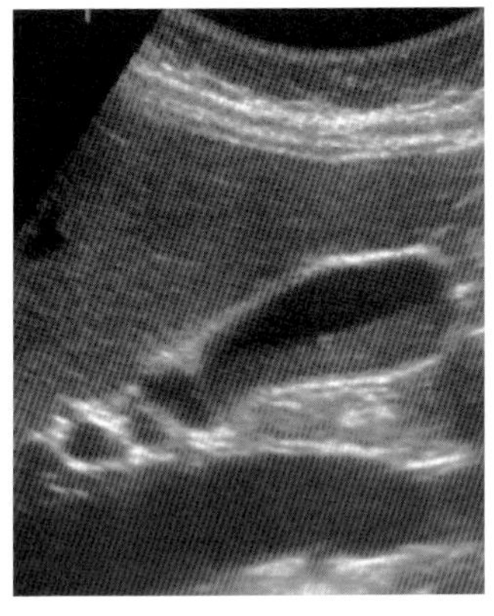

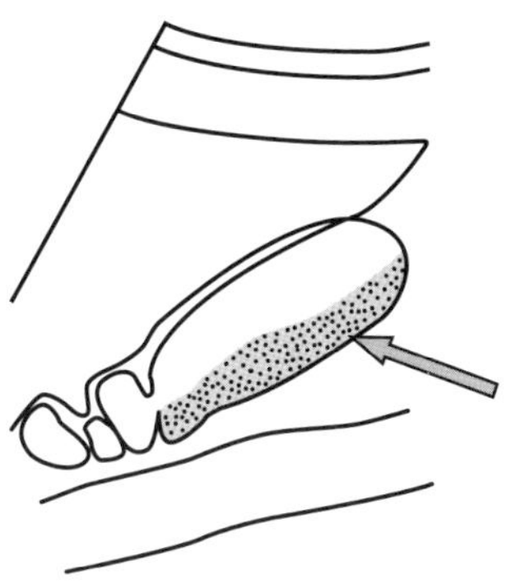

液体の中に現れる膿や胆砂などの沈殿物に由来するエコー（スラッジエコーともいう）．鏡面形成や腫瘤様にみられることがある．体位変換で形状は変形する．

◇ triangle sign（トライアングルサイン）

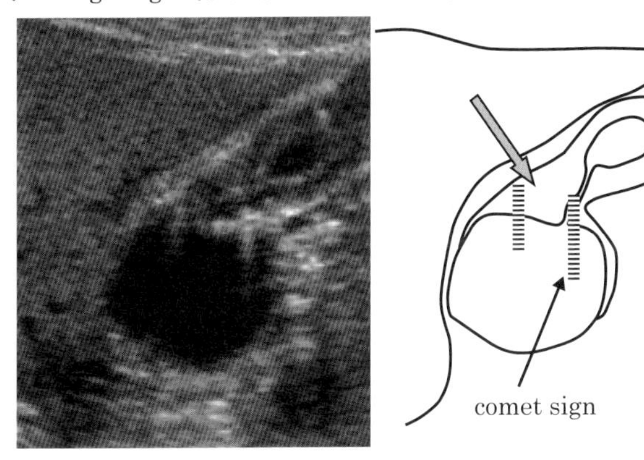

胆囊体部または頸部に描出される三角形状の隆起像．分節状，かつ，輪状の壁肥厚が認められる分節型胆囊腺筋腫症の所見．

◇ parallel channel sign（パラレルチャンネルサイン）

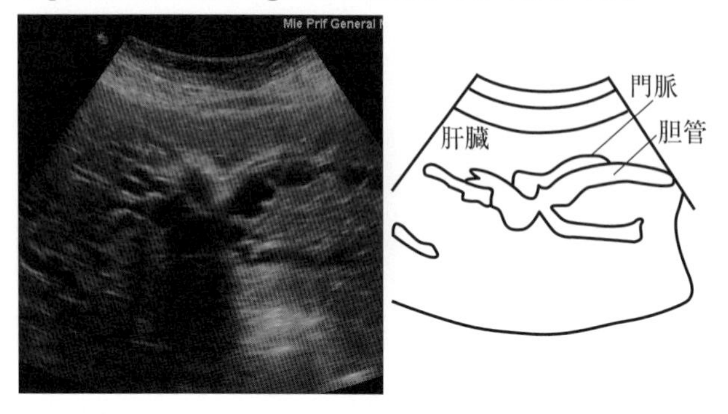

肝内門脈枝と，拡張した同名胆管枝とが平行して走行する所見．胆道閉塞ないし狭窄に基づく肝内胆管拡張を示唆する．

◇ shotgun sign（ショットガンサイン）

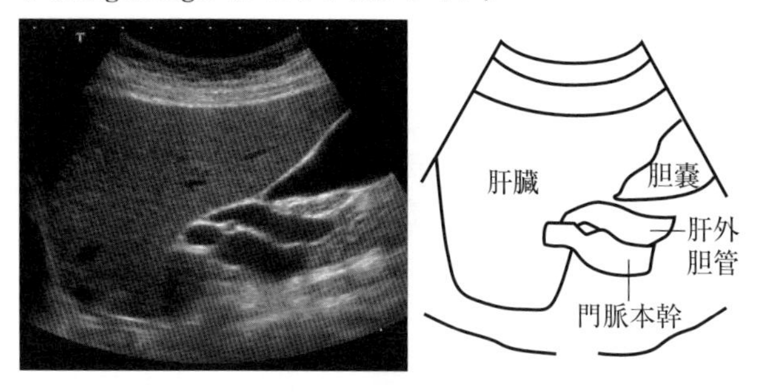

閉塞性黄疸において，門脈本幹とそれと同等あるいはそれ以上に拡張した肝外胆管が平行して走行し，あたかも二連銃（shotgun）様の像を呈する所見．

5. 胆嚢のチェックポイント

□大きさ

腫大（短径 36mm 以上）：

急性胆嚢炎，総胆管閉塞，長期絶食など

萎縮（短径 15mm 以下）：

慢性胆嚢炎，急性肝炎，食後など

□壁肥厚（壁厚 4mm 以上）

全周性肥厚：

急性胆嚢炎，慢性胆嚢炎，胆嚢腺筋腫症，胆嚢癌，急性肝炎，肝硬変，低蛋白血症，腹水貯留時，ネフローゼ症候群，食後など

限局性肥厚：

胆嚢腺筋症，胆嚢癌など

□内腔異常

可動性有り：結石，デブリエコー

可動性なし：胆嚢癌，腺腫，コレステロールポリープ

> 可動に時間がかかる場合もあるので，体位変換を行った直後だけでなく，少し時間おいて観察する必要がある．

6. 胆管のチェックポイント

□拡　張

肝内胆管 4mm 以上，肝外胆管 8mm 以上.
胆嚢摘出後の肝外胆管 11mm 以上

□内腔異常

高エコー　：胆管結石，胆道気腫など
狭窄・閉塞：胆管癌，膵頭部癌，
　　　　　　原発性硬化性胆管炎など
腫　瘤　　：胆管結石，胆管癌など

□胆管拡張と疾患

①限局性肝内胆管拡張
閉塞部位
肝内胆管レベル
肝内胆管癌
結石

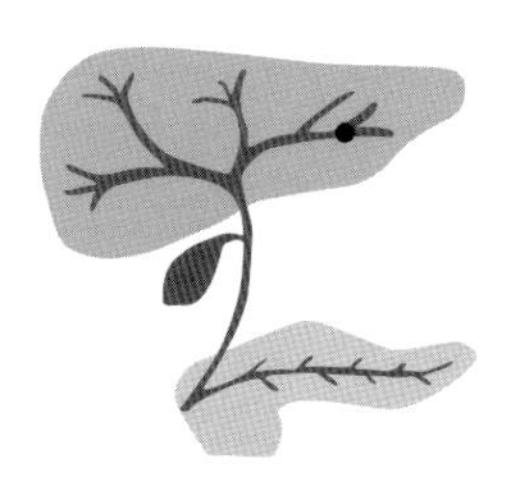

②両側肝内胆管拡張
閉塞部位
肝門部領域レベル：
肝門部領域胆管癌
胆嚢癌浸潤
結石
リンパ節転移

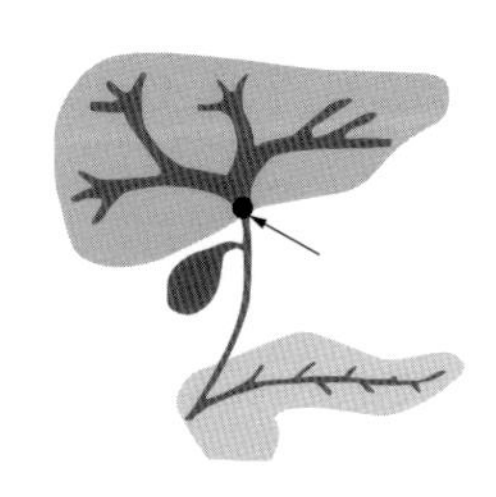

③肝内胆管拡張，胆囊腫大，肝外胆管拡張

閉塞部位

胆囊管合流以降：

遠位胆管癌

結石

リンパ節転移

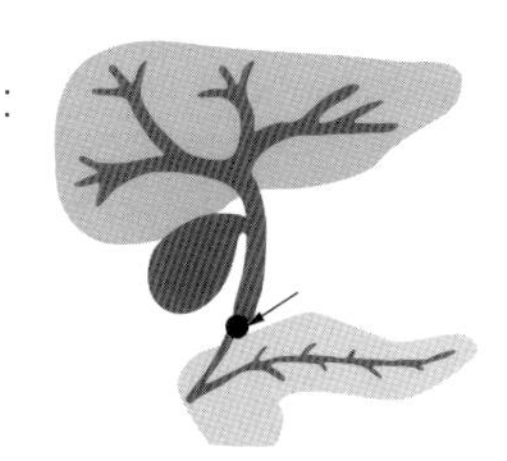

④肝内胆管拡張，胆囊腫大，肝外胆管拡張，主膵管拡張

閉塞部位

膵頭部レベル：

膵頭部癌

乳頭部癌

遠位胆管癌

結石

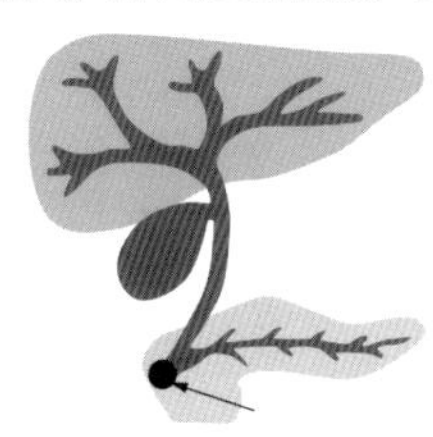

□病変の計測の仕方

経過観察を念頭に，計測するように心掛ける．

非対称性の病変では，施設内で統一した計測方法とする．

推奨計測例

①サイズが小さい病変は，拡大する．

②最大割面における最大径と，最大径に直交する径を病変の上で計測すると誤差が少なくなる．

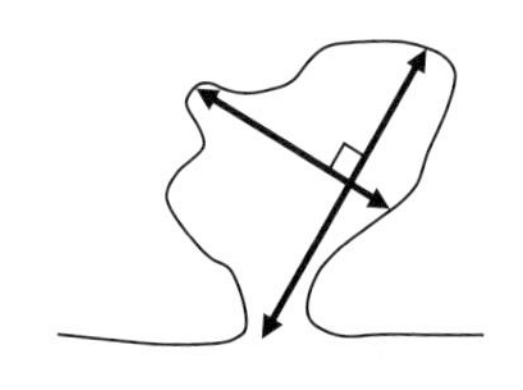

7. 代表的な症例

◇胆囊胆石（gallstone）

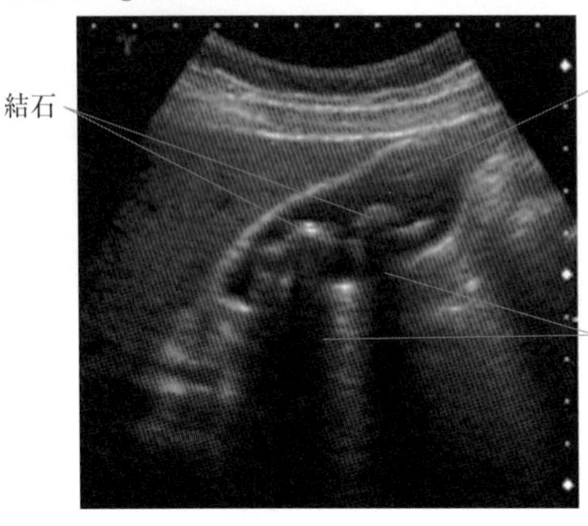

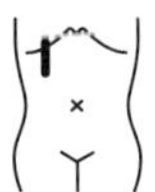

胆囊内に，多数の結石（土屋Ⅱ型）を認める．

胆石とは，胆汁成分をもとに胆道内に形成された結石の総称で，胆囊内に存在するものを胆囊結石という．胆石の種類として，コレステロール結石，色素結石，稀な結石があり，その70%がコレステロール結石である．超音波像から結石の種類が推定できる（土屋分類：次頁）．

胆囊壁肥厚，胆囊腫大，デブリエコー，ソノグラフィックマーフィーサイン（sonographic Murphy sign）の有無より，炎症の有無を確認する．

Point!

- □ 胆囊内のストロングエコー
- □ ストロングエコーの後方に生じる音響陰影
- □ 体位変換による移動
- □ 胆囊壁肥厚の有無
- □ 胆囊腫大の有無
- □ デブリエコーの有無
- □ ソノグラフィックマーフィーサイン（プローブによる胆囊圧迫時の疼痛）の有無

大胆石（径 10mm 以上）の超音波分類（80 手術例）

	I型			II型		III型		
超音波パターン	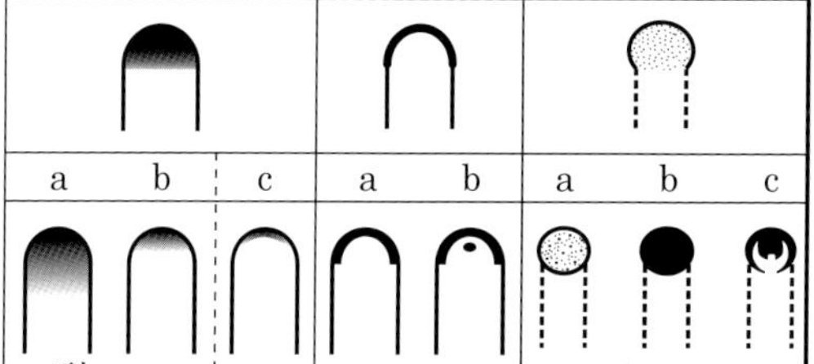							
	a	b	c	a	b	a	b	c
	4 列	9	10	23	7	13	6	8
胆石割面構造	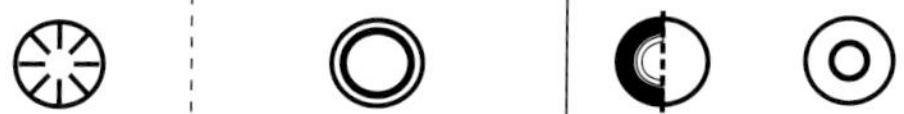 放射状		層状			微細層状または無構造		層状
胆石の種類	純コレステロール石	混合石	混成石，混合石		ビリルビンカルシウム石	ビリルビンカルシウム石	黒色石	他の混成石
石灰化頻度	0%		30		73	15	83	38

〔出典：土屋幸治・大藤正雄・仲野敏彦，他：超音波よる胆石の種類と診断，胆と膵，Vol.7，1482-1491（1986）〕

胆石の分類

コレステロール結石：純コレステロール石
混成石
混合石

色素結石：ビリルビンカルシウム石
黒色石

稀な結石：炭酸カルシウム石
脂肪酸カルシウム石　など

注）ESWL，経口胆石溶解療法の対象になるのは純コレステロール結石.

◇胆嚢コレステロールポリープ
（cholesterol polyp of gall bladder）

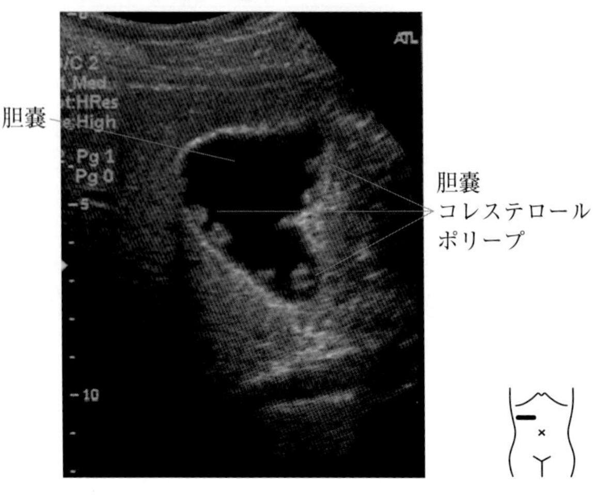

胆嚢ポリープとは，胆嚢内腔へ突出した隆起性病変の総称である．その大部分はコレステロールポリープであるが，特に広基性および 10mm を超える隆起性病変では癌も考慮する必要がある．

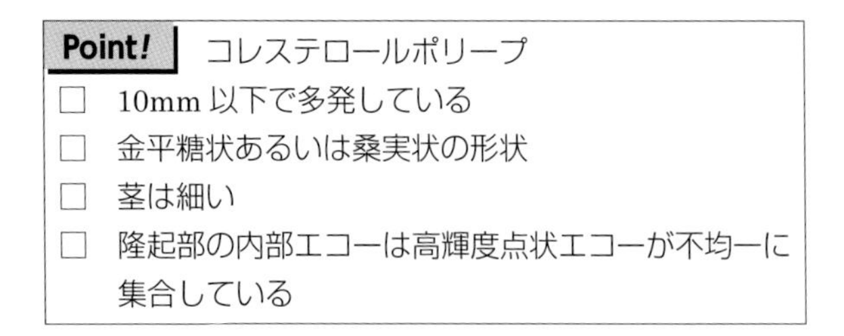

Point! コレステロールポリープ

- □ 10mm 以下で多発している
- □ 金平糖状あるいは桑実状の形状
- □ 茎は細い
- □ 隆起部の内部エコーは高輝度点状エコーが不均一に集合している

隆起あるいは腫瘤性病変の鑑別は「第 13 章の胆嚢癌の超音波診断基準」（270 頁）を参照．

◇胆囊腺筋腫症（adenomyomatosis of gall bladder）

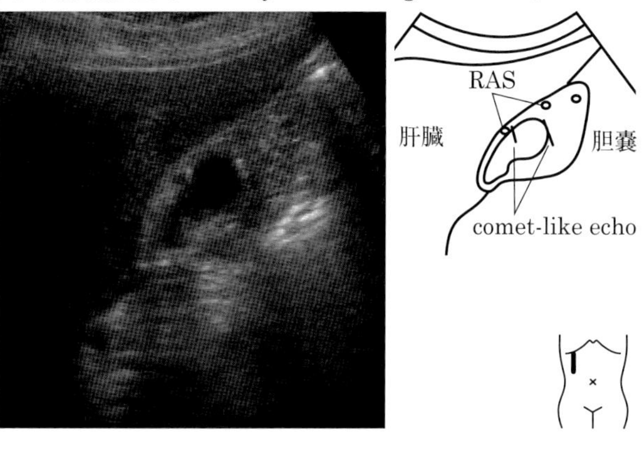

胆囊腺筋腫症は病変の局在や拡がりから，底部型（限局型），分節型（輪状型），広範型（びまん型）に分類される．

胆囊壁内にRAS（Rokitansky-Aschoff sinus）を反映する類円形無エコー域や壁在結石を反映するストロングエコーを認め，しばしば，comet-like echoを伴う．

Point!

- □ 全周性あるいは限局性の壁肥厚
- □ 胆囊壁内の小囊胞（RAS）
- □ comet-like echo

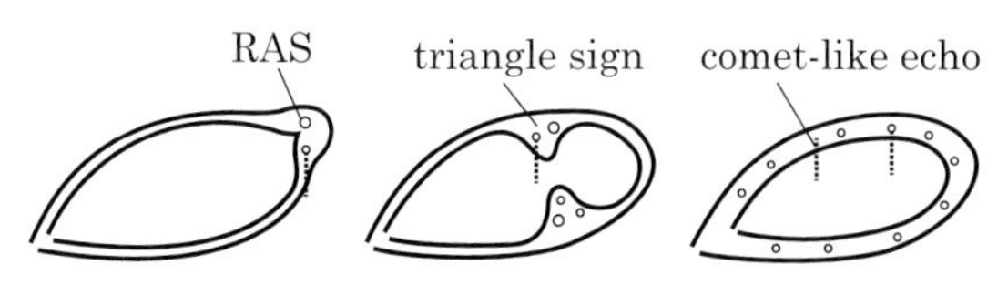

底部型（限局型）　分節型（輪状型）　広範型（びまん型）

triangle sign：分節型でみられる三角形状の隆起像

◇胆嚢癌（gallbladder carcinoma）

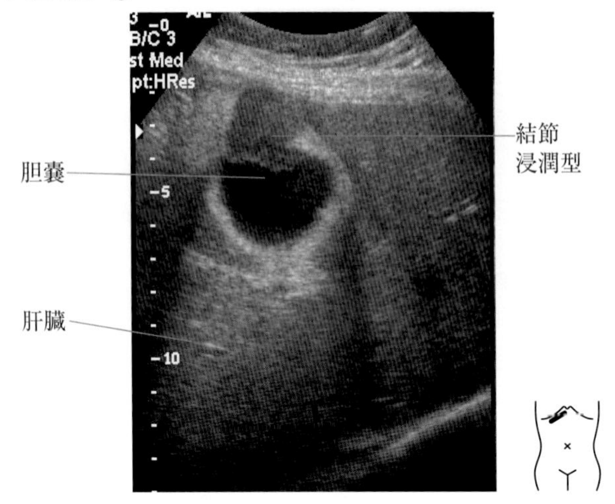

胆嚢上皮から発生する悪性腫瘍で，ほとんどが腺癌である．好発年齢は 50 歳以上で，女性に多い．胆嚢結石を合併する頻度は 60% 前後で，膵胆管合流異常は危険因子の一つである．

胆嚢癌の肉眼的分類は，粘膜面から乳頭型，結節型，平坦型に分類され，さらに割面から膨張型，浸潤型に分類される．胆嚢が腫瘍で充満し肉眼形態が不明な場合は，充満型と塊状型に分類される．

Point!

- □ 胆嚢内腔の隆起病変
- □ 胆嚢壁の不均一な壁肥厚
- □ 肝との境界が不明瞭（肝への浸潤を疑う）
- □ カラードプラでは，腫瘤内に樹枝状血管像
- □ 胆嚢壁内の血流速度が 40cm/s 前後以上

◇肝外胆管結石（extrahepatic bile duct stone）

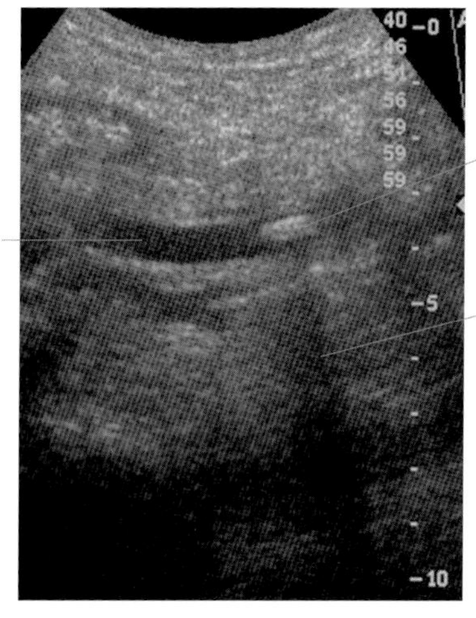

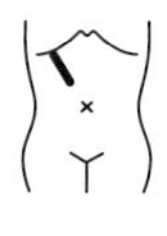

肝外胆管に音響陰影を伴うストロングエコーを認める．胆嚢や肝内胆管からの落下結石，胆汁の流出障害などが原因である．胆管結石はビリルビンカルシウム結石が多く，胆嚢結石に比べ，結石のエコーレベルおよび音響陰影はやや弱い．また，乳頭部で結石が嵌頓した場合は膵炎を合併することもある．

Point!

- ☐ 肝外胆管内のストロングエコー
- ☐ ストロングエコーの後方に生じる音響陰影
- ☐ 結石より肝側の胆管拡張

◇胆道気腫（pnemobilia）

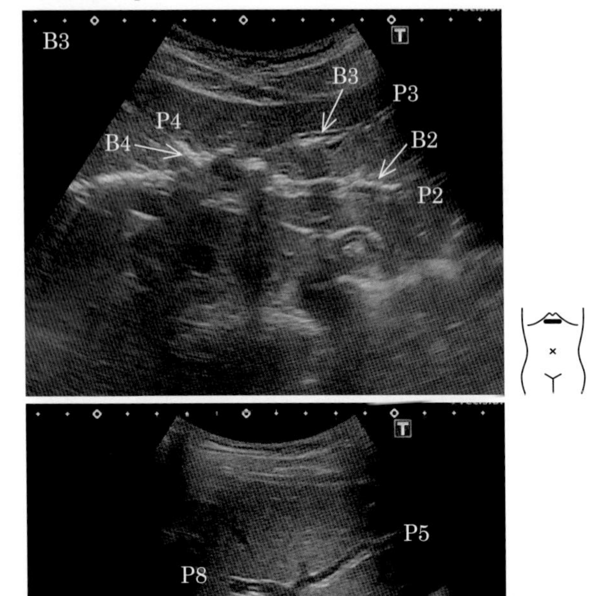

胆道内に空気が存在する病態で，胆道が腸管と交通があることを意味する．原因としては，内視鏡乳頭切開術，膵頭十二指腸切除術，胆嚢十二指腸瘻などが考えられる．

門脈に沿って高エコーがみられる．空気の量によりコメット様陰影や音響陰影を伴う．高エコーは体位変換などで重力とは逆の方向へ移動するが，胆汁の流れに逆行しているので肝辺縁までは流入しない．

Point!

- □ 門脈に沿った線状高エコー
- □ 高エコーは体位変換などで移動する

◇ 硬化性胆管炎（sclerosing cholangitis）

硬化性胆管炎（SC）は胆管に生じる炎症，線維化，狭窄を特徴とする慢性の胆汁鬱滞性症候群で，原発性硬化性胆管炎（PSC），IgG4 関連硬化性胆管炎（IgG4SC）,2 次性硬化性胆管炎（SSC）がある．

PSC では多発性の短い狭窄，数珠状拡張，胆管壁の肥厚を認める．発症年齢は 20 歳と 60 歳代の 2 峰性を示し，若年者では炎症性腸疾患（右側結腸優位の潰瘍性大腸炎，クローン病）の合併が多い．

IgG4SC では末梢の単純性拡張を伴う比較的長い狭窄と壁肥厚を認める．高齢者に多く，自己免疫性膵炎などの Ig G4 関連疾患の合併が多い．

SSC は胆道感染症による胆管炎，悪性腫瘍，胆道の手術･外傷，胆道結石などによるもの．

＊原発性硬化性胆管炎

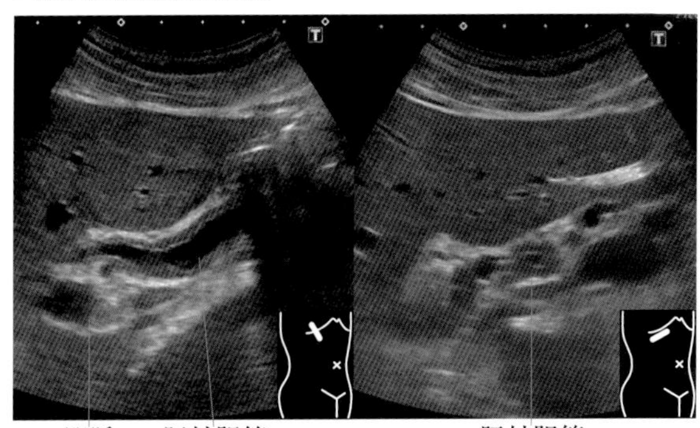

Point!

- □ 胆管の狭窄
- □ 胆管の壁肥厚（全周性の均一な肥厚）
- □ 腸管の壁肥厚（PSC の若年者）

◇肝外胆管癌（extrahepatic bile duct carcinoma）

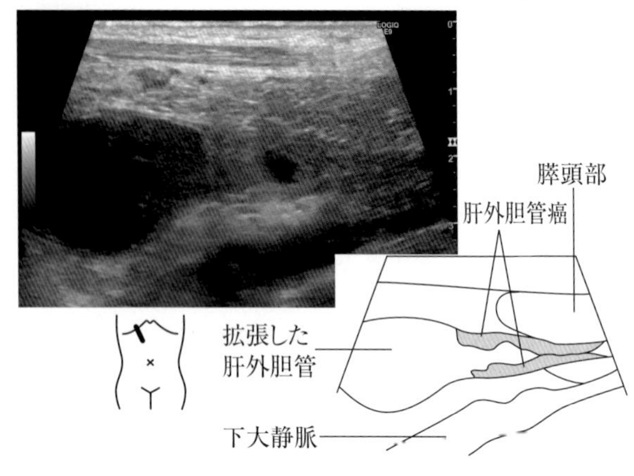

肝外胆管に発生する悪性腫瘍で，胆嚢と同様ほとんどが腺癌である．胆嚢とは異なり男性に多く，胆嚢結石を合併する頻度は少ない．膵胆管合流異常や原発性硬化性胆管炎は胆管癌の危険因子である．

胆管癌の肉眼的分類は，粘膜面から乳頭型，結節型，平坦型に分類され，割面から膨張型，浸潤型に分類される．症例は結節膨張型である．

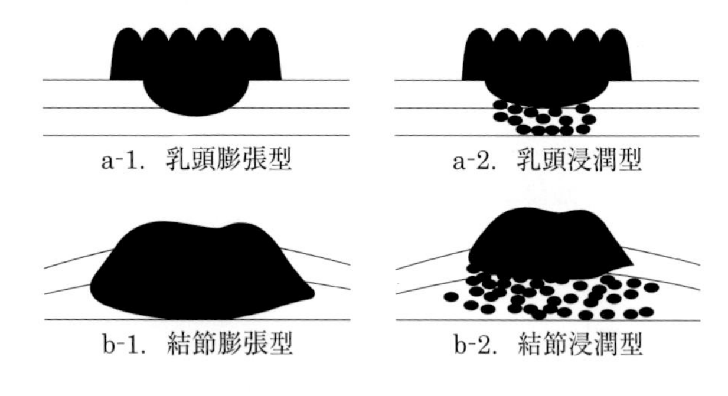

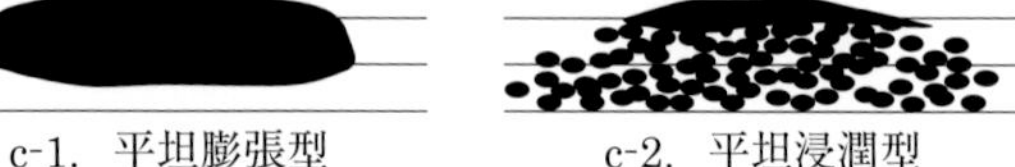

（胆道癌取扱い規約　第6版　2013年11月）

◇ 膵胆管合流異常（pancreaticobiliary maljunction）

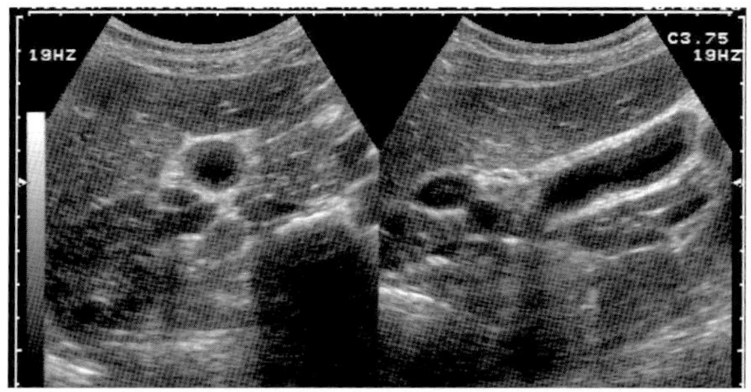

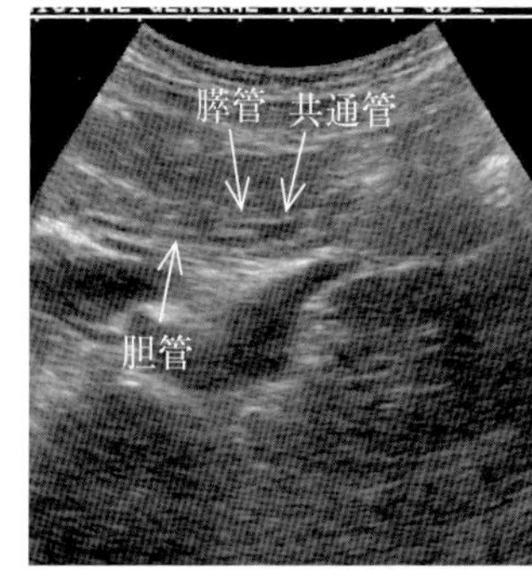

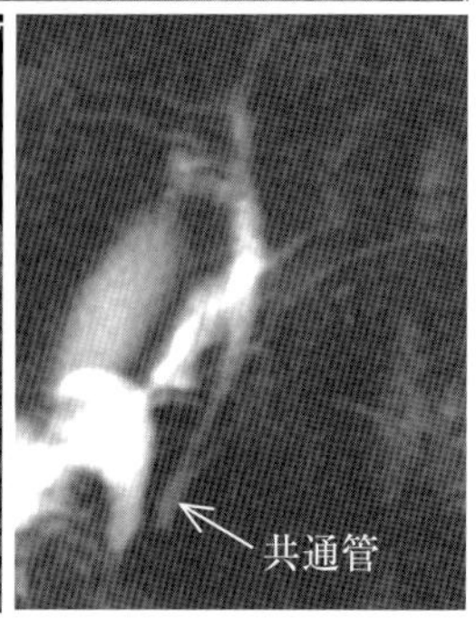

膵管と胆管が十二指腸壁外で合流する先天性形成異常で，先天性胆道拡張症と胆管非拡張型に分けられる．膵液と胆汁が相互に逆流し，膵液の胆道内への逆流は胆管炎，胆嚢炎，胆道癌を，胆汁の膵管内への逆流は膵炎をひき起こすことがある．

症例は胆管非拡張型で，膵液の胆嚢への逆流により胆嚢壁内側低エコー層のびまん性肥厚（胆嚢炎）を認める．

Point!

□ 食事をしていないのに食後様胆嚢を認めたら，胆管非拡張型膵胆管合流異常を疑う．

8. 胆嚢のピットフォール

胆嚢は，肝臓下面の袋状構造物で描出が比較的容易であるが，時として胆嚢の同定が難しいことがある．

- **胆嚢内腔が狭小化する症例：**
  食後胆嚢，急性肝炎，慢性胆嚢炎，胆嚢癌など
- **胆嚢内腔が描出されない症例：**
  胆嚢結石充満，磁器様胆嚢，胆嚢内ガスなど
- **胆嚢が胆嚢床に存在しない症例：**
  胆嚢摘出後，胆嚢無形性，胆嚢位置異常など

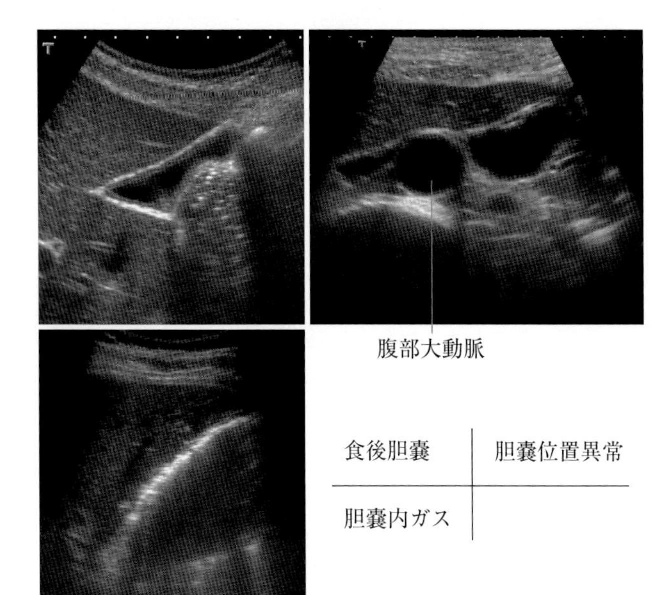

食後胆嚢	胆嚢位置異常
胆嚢内ガス	

胆石・デブリエコーを認めた場合

音響陰影を伴った胆石の背側の胆嚢壁，あるいはデブリエコーが腫瘍と一塊となっている場合などは十分に観察できていない．体位変換で胆石・デブリエコーを移動させて注意深く観察することが重要である．

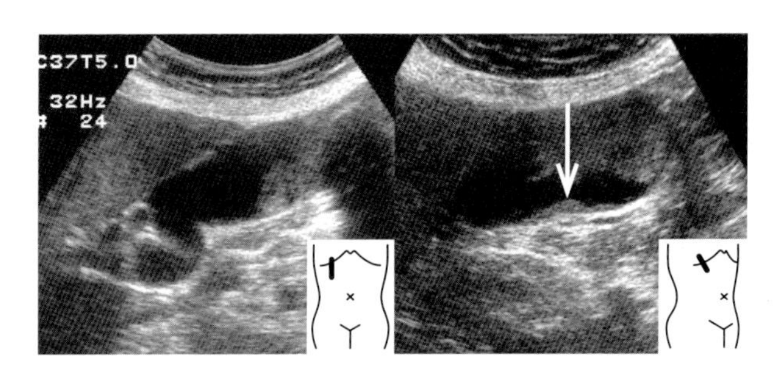

体位変換するとデブリエコーに隠れていた限局性壁肥厚が現れ，胆嚢癌であった．

ドプラ法の活用

＊腫瘍と非腫瘍との鑑別

胆嚢癌は血流に富みカラードプラで血流信号を認めるが，デブリエコーや血腫には血流信号を認めない．

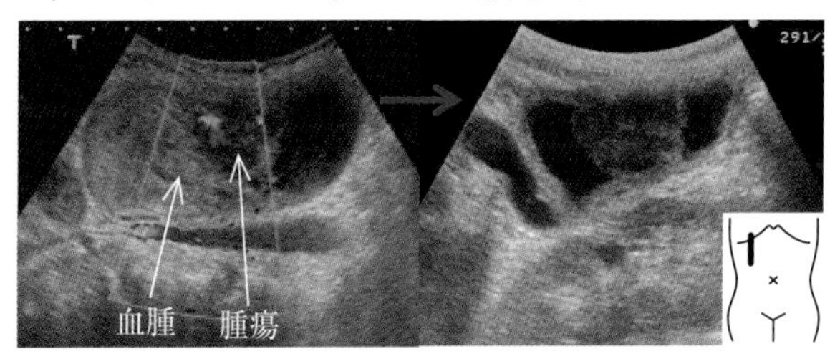

貧血の患者．胆嚢体部の胆嚢癌による胆嚢内出血，胆嚢頸部の高エコー域は血腫で血流信号は認めず，止血剤の投与で後日消失した．

＊炎症の有無

急性胆嚢炎では炎症により血流が増加し胆嚢動脈血流は速くなり，炎症の判定の一助となる.

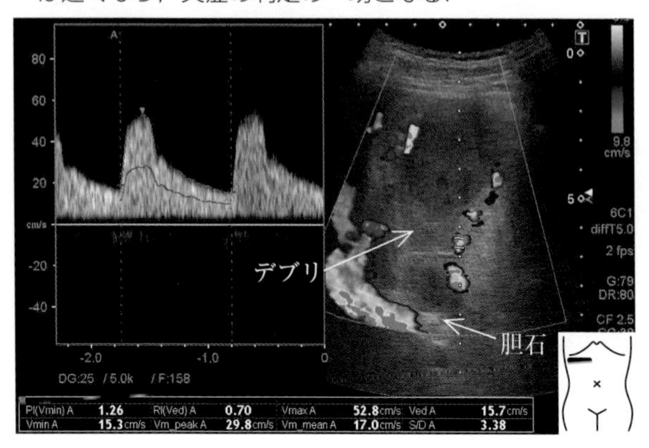

胆嚢動脈血流速 Vmax＝0.53 m/sec（正常：約 0.2 m/sec）

注）胆嚢癌，黄色肉芽腫性胆嚢炎でも血流は速くなる.

＊胆管と門脈の鑑別

胆管は門脈と並走しており，拡張した胆管と門脈との区別が難しい場合は，カラードプラによる血流信号の有無から鑑別する.

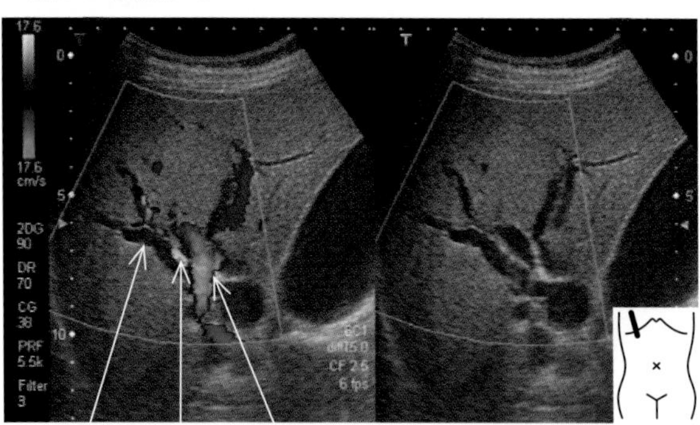

胆管　肝動脈　門脈

9. 胆管のピットフォール

◇ 肝内胆管と肝動脈との区別

アルコール性肝障害例では拡張した肝内の肝動脈が肝内胆管の拡張と間違えることがあるので注意する．カラードプラ法にて簡便に区別可能である．

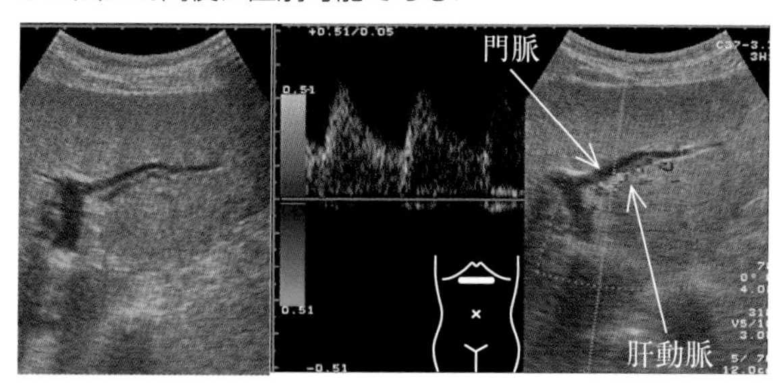

注）速度レンジを肝動脈レベルに上げているので門脈の血流信号は乏しい．

◇ 胆嚢摘出後の肝外胆管拡張

胆嚢摘出術後，代償的に肝外胆管が拡張することが多い，肝外胆管の拡張を認めたときには，胆嚢摘出術の有無を確認することを忘れてはいけない．胆嚢摘出後は 11mm 以上を拡張とする．

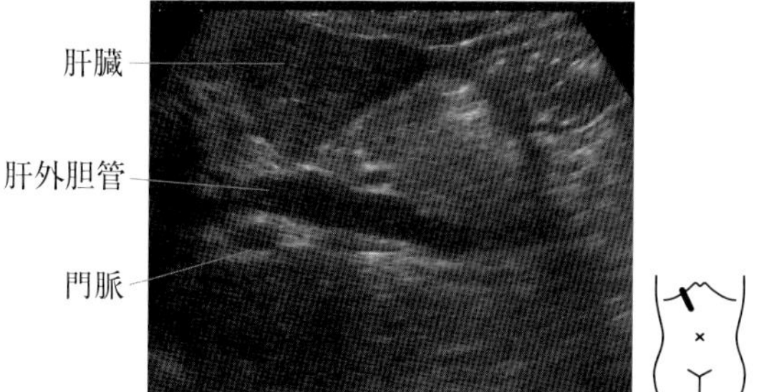

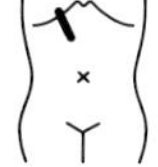

◇ 胆管結石は音響陰影が弱い

胆嚢結石とは異なり，胆管内結石ではビリルビンカルシウム結石が多く音響陰影が弱いため，腫瘤と誤認したり，結石に気づきにくい場合がある．

10. 胆嚢で見られるアーチファクト

◇ サイドローブによるアーチファクト

プローブから放射される超音波には，中心軸方向に放射される音圧の高いメインローブと，斜め方向に放射される音圧の低いサイドローブがある．サイドローブから強い信号があるとメインローブからの信号と重なり虚像を形成する．

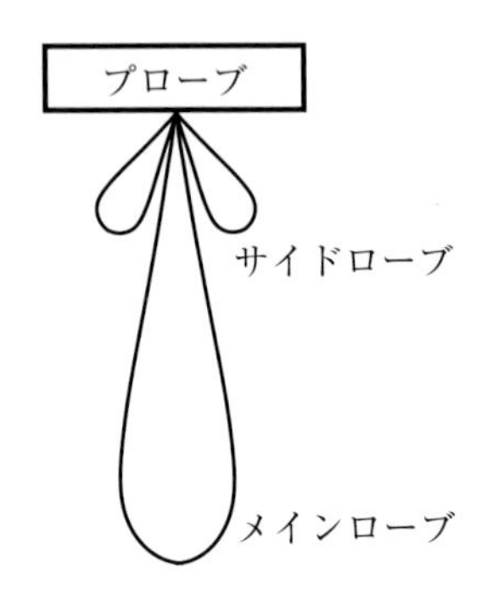

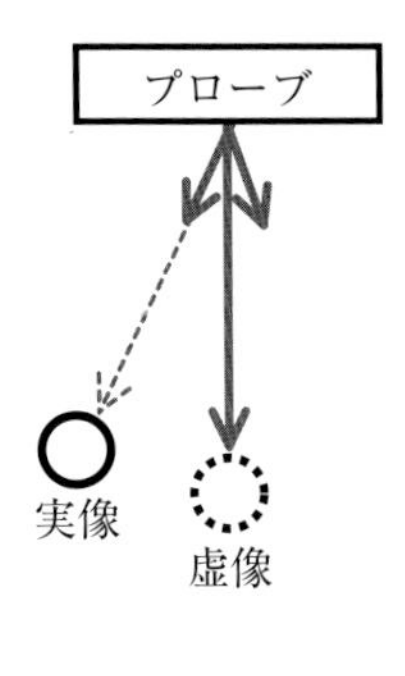

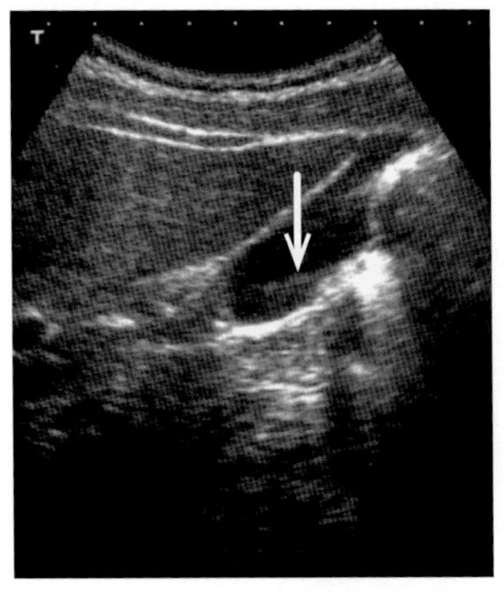

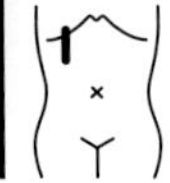

◇ 反射によるアーチファクト
（多重反射・コメットサイン）

強い反射体が平行して存在すると，その間で反射を繰り返し，等間隔に反射面の虚像が現れる．間隔が狭いと，白い尾引き（コメットサイン）となる．

腹壁からの多重反射は読影の障害となるが，胆嚢壁在結石からの多重反射はコメットサインとして読影に繋がる．

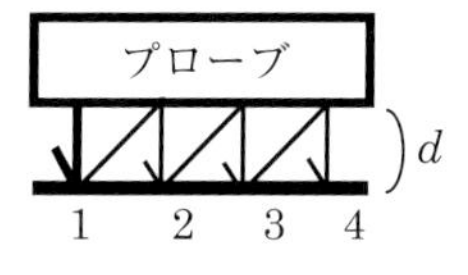

1 は実像
2，3，4 は虚像

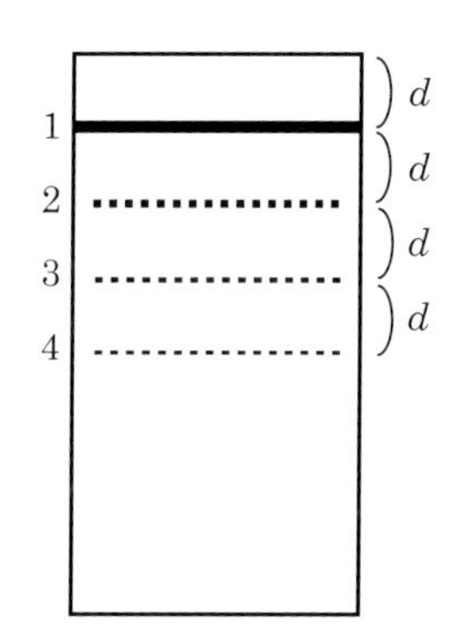

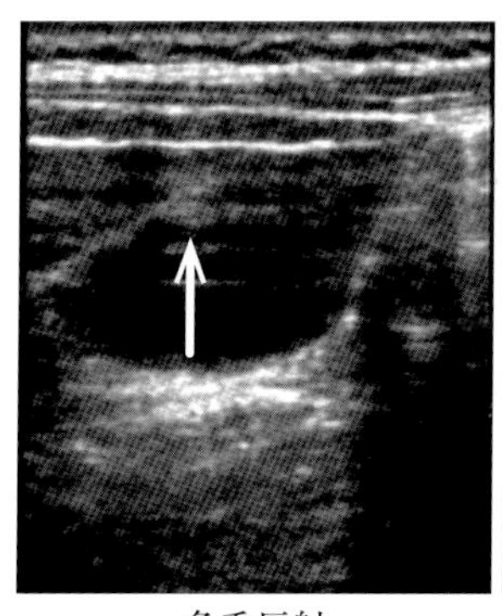

多重反射

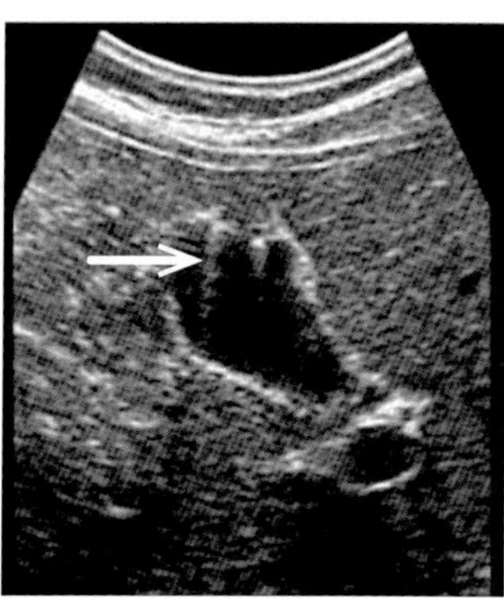

コメットサイン

第7章 膵 臓

1. 解 剖

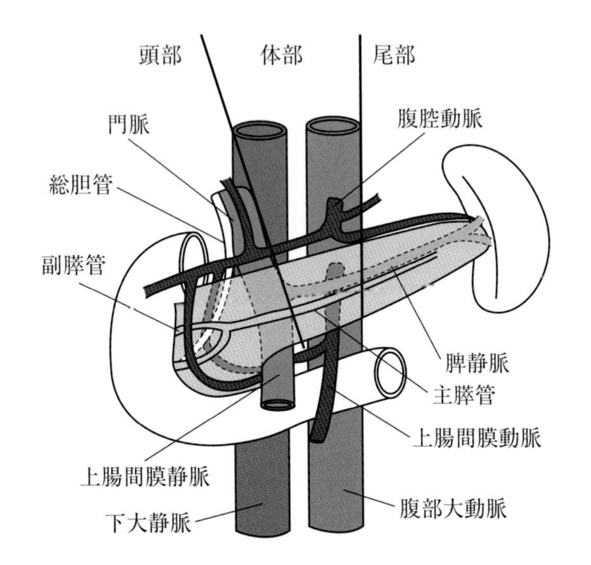

膵臓は頭部（Ph），体部（Pb），尾部（Pt）の 3 つの部分に分けられ，膵頭部と体部の境界は，上腸間膜静脈（SMV）・門脈（PV）の左側縁で，膵頸部（SMV, PV の前面）と鉤状突起（SMV，PV の後面）は頭部に含める．

膵体部と尾部の境界は，大動脈の左側縁とする．

主膵管はほぼ中央を走行し，総胆管と合流して大十二指腸乳頭に開口する．正常主膵管径は 2mm 以下である．

2. 基本走査法

一般に被検者は仰臥位で，吸気で肝臓を音響窓として走査する．また膵尾部は脾臓を音響窓として走査する．

膵描出不良の場合は，座位，右前斜位，左前斜位などの体位変換を適宜行う．座位では肝臓および胃が下垂し，肝臓が音響窓となりやすく，右前斜位では超音波ビームと膵体尾部の方向が一致し，左前斜位では膵が腹壁に近づき，それぞれ描出しやすくなる．

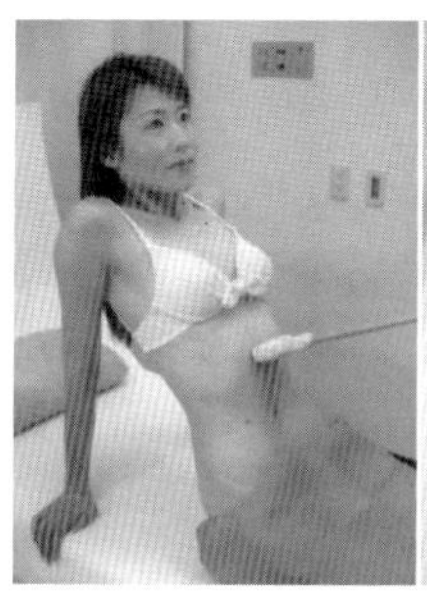

座位

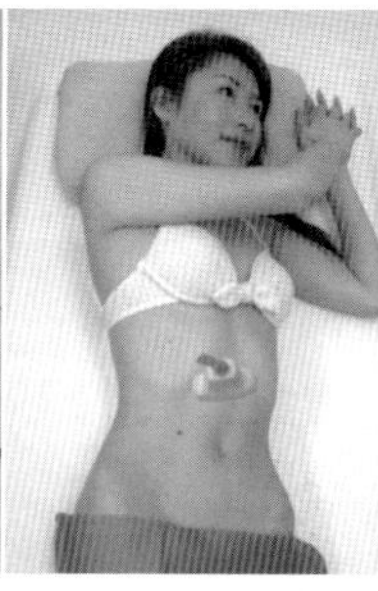

右前斜位

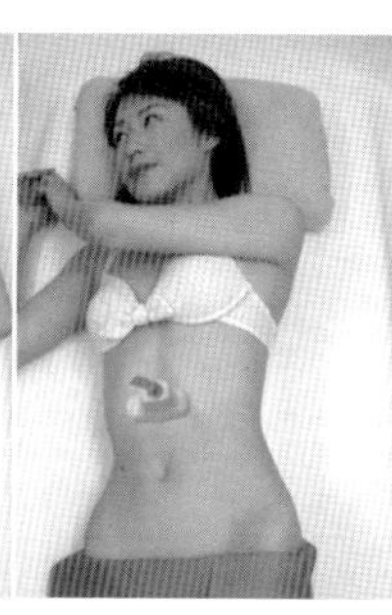

左前斜位

走査法

①心窩部縦走査（膵短軸像）
　膵頭部縦走査
　膵体部縦走査
　膵尾部縦走査（down the tail view）
②心窩部横走査（膵長軸像）
　注）やや左上がりの斜走査
③左肋間走査（経脾走査）

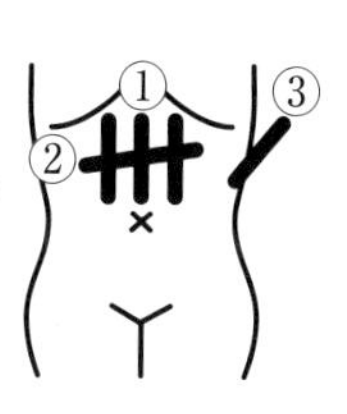

心窩部縦走査

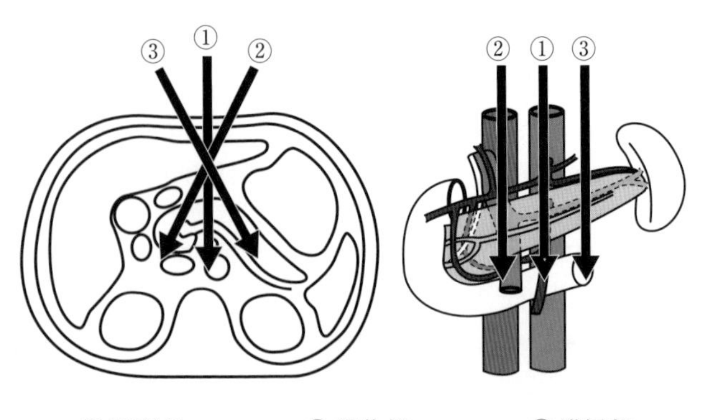

② 膵頭部　　① 膵体部　　③ 膵尾部

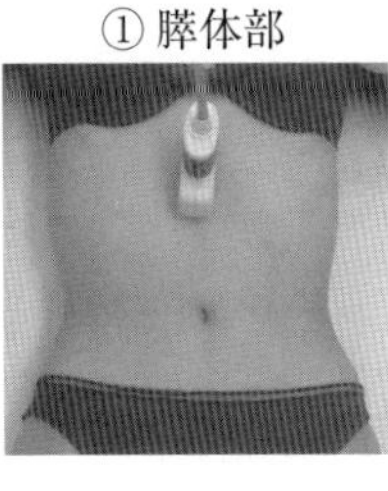

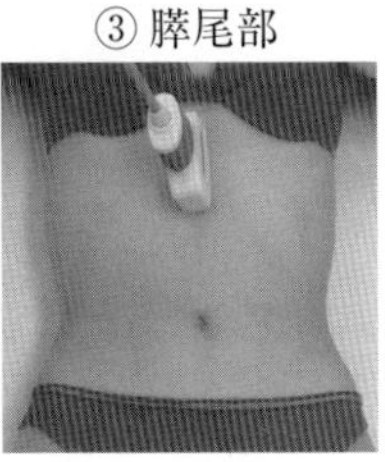

心窩部正中において，縦にプローブを置き①，膵臓が確認できたら，扇状走査で，膵頭部②から膵尾部③まで（膵臓の描出から消失まで）走査する．

コツ：膵臓と肝臓・胃の位置関係を確認し，アプローチを変える（142 頁参照）

膵臓が描出できなかった場合は，その旨を必ず報告書に記載すること．

1）心窩部縦走査（膵体部）

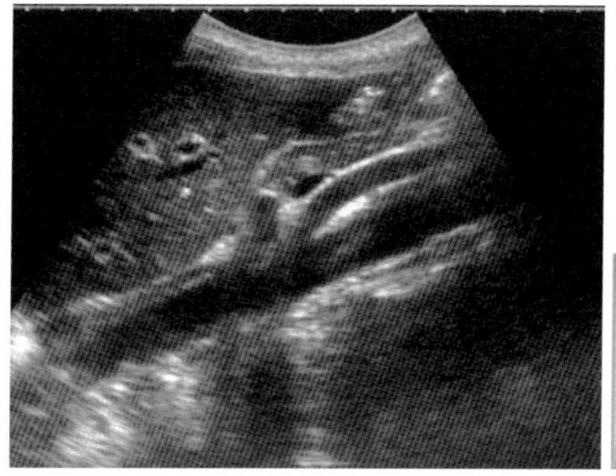

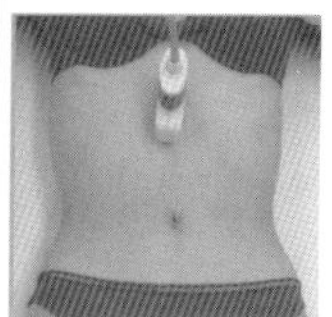

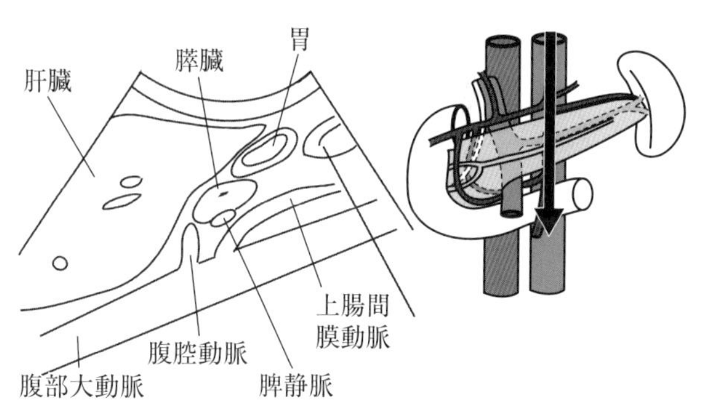

心窩部縦走査の腹部大動脈レベルで，肝左葉・上腸間膜動脈・胃に囲まれた楕円形の膵体部短軸像が描出される．

膵背側には脾静脈が，中央には膵管が見られる．

2）心窩部縦走査（鉤状突起）

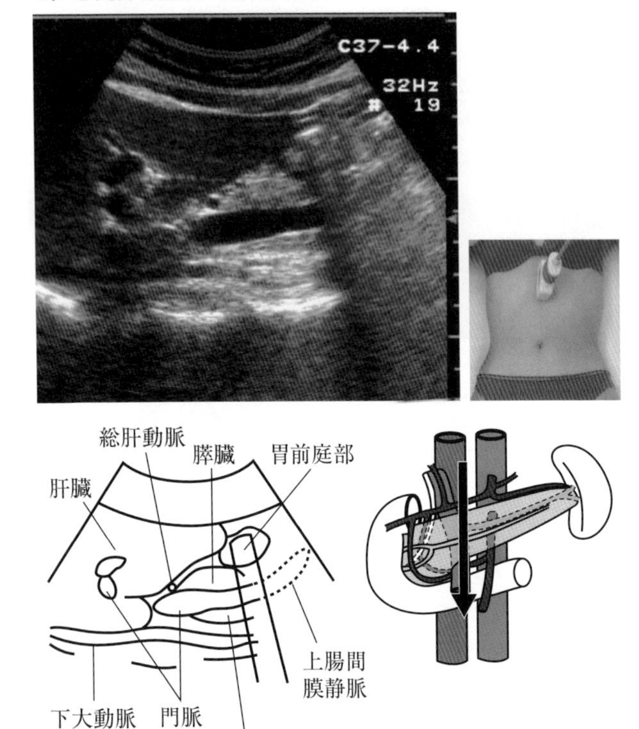

心窩部縦走査でプローブを傾け，超音波ビームを膵頭部側に振ると，門脈・上腸間膜静脈が描出され膵臓を上下に2分する．門脈・上腸間膜静脈の左側縁より外側が膵頭部で門脈・上腸間膜静脈の背側が鉤状突起となる．

3）心窩部縦走査（膵頭部）

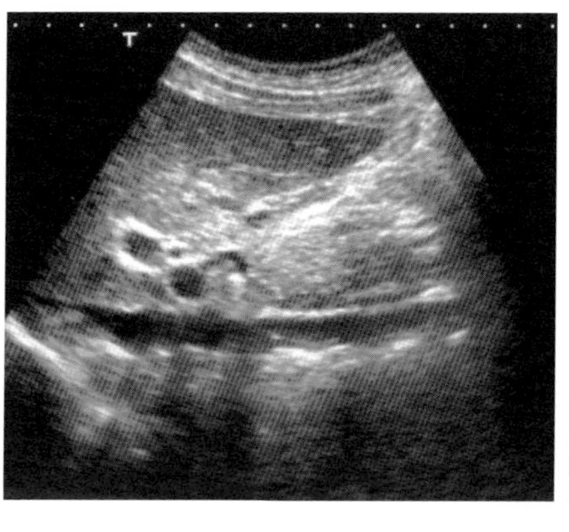

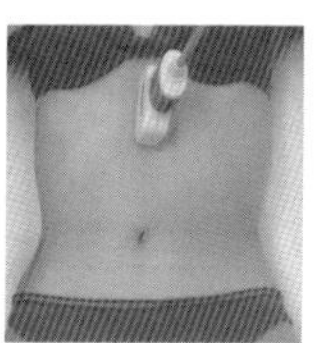

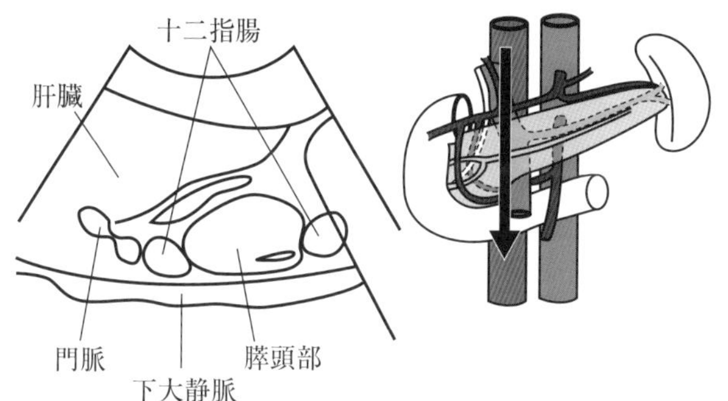

心窩部縦走査の下大静脈レベルでは，膵頭部が下大静脈と十二指腸に囲まれて描出される．

膵頭部は頭尾方向に長く，下縁まで注意して走査する．

4）心窩部縦走査（down the tail view，膵尾部）

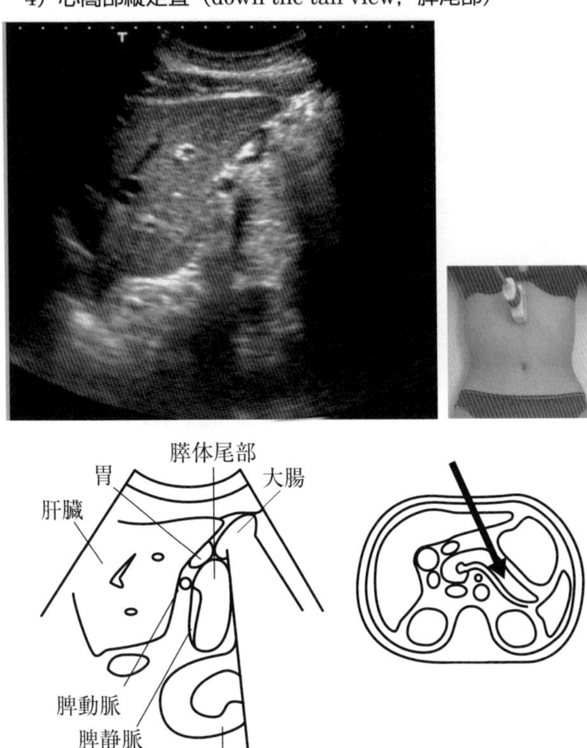

心窩部縦走査でプローブを傾け，胃の背側を覗き込むように超音波ビームを膵尾部の走行に合わせると，膵体部を音響窓として膵尾部が描出される（down the tail view）．膵尾部の背側には左腎が描出される．

5）心窩部横走査（膵長軸像）

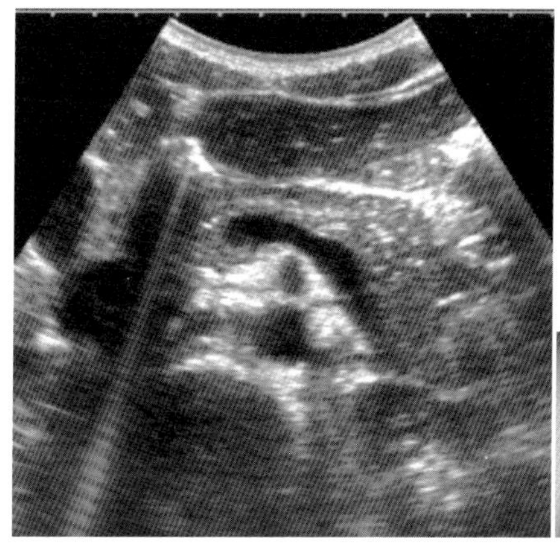

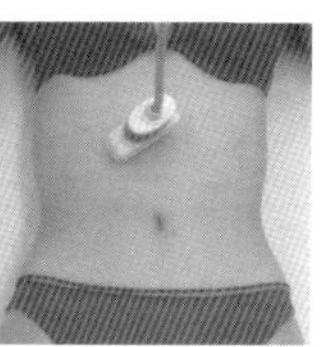

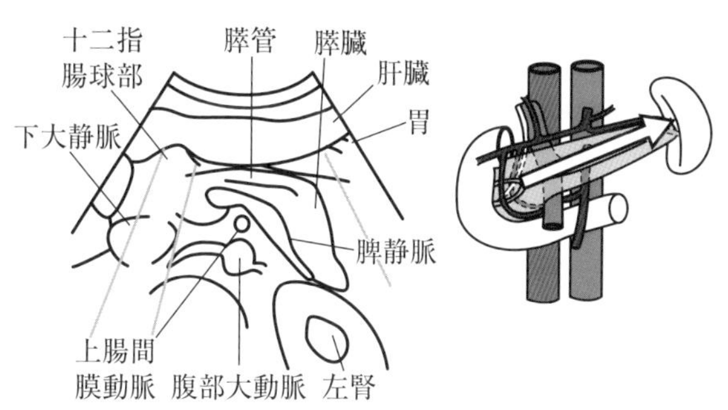

心窩部横走査において，腹部大動脈の腹側に横走する脾静脈が描出される．脾静脈に接する腹側の充実性部分が膵臓である．頭側は腹腔動脈から尾側は十二指腸水平脚まで，描出から消失まで扇状走査する．

膵頭部背側に膵内胆管，右腹側に胃十二指腸動脈が走行している．

コツ：

- 膵臓の走行に沿って左上がりの斜走査にするとより広く膵長軸像が描出できる．
- 振り子走査で超音波ビームと膵尾部の走行を一致させ，膵体部を音響窓として膵尾部を描出する．
- 右前斜位で消化管ガスを移動させると共に，超音波ビームと膵体尾部の方向を一致させる，
- 左前斜位では膵が腹壁に近づき描出しやすくなる．
- プローブで圧迫し，消化管ガスを排除する．

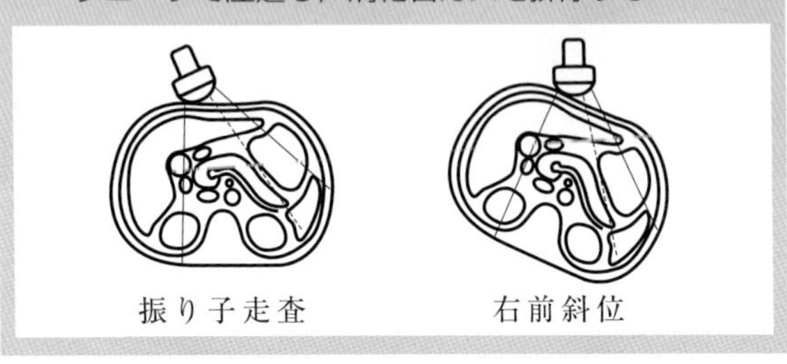

体格によりアプローチを変える

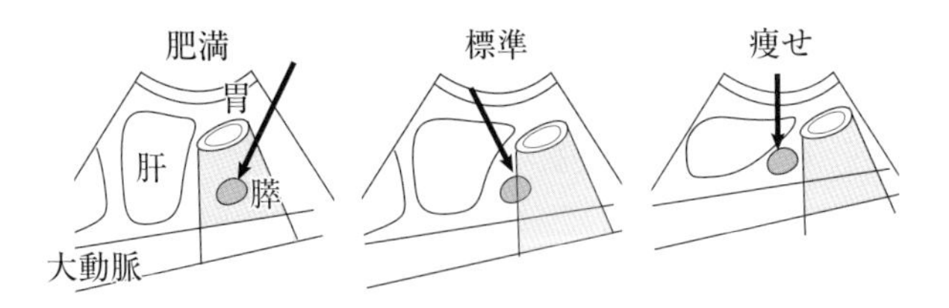

肥満：肝臓が立ち，肝臓を音響窓として走査することは困難で，呼気で尾側から胃の背側を覗きこむように走査する．

標準：吸気で超音波ビームが尾側に向くようにプローブを傾け，肝臓を音響窓として走査する．

痩せ：肝臓が寝ており，膵臓の腹側に肝臓が存在しているので，描出は容易である．強い痩身の方は膵臓の位置が浅いので，focus に注意し，走査する．

6）左肋間走査（経脾走査，膵尾部）

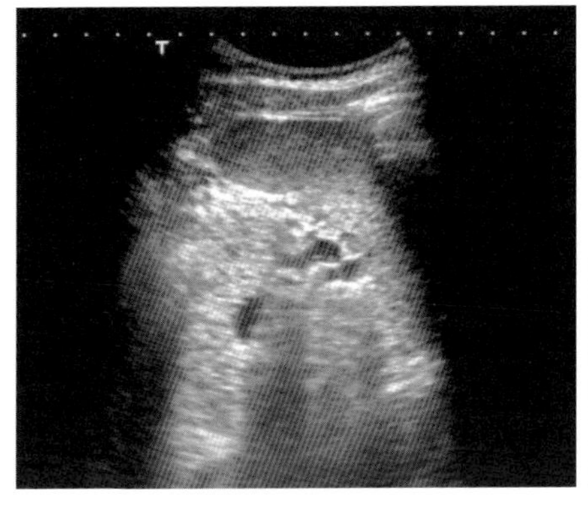

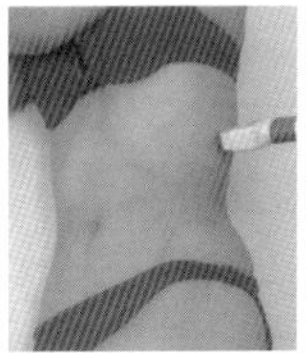

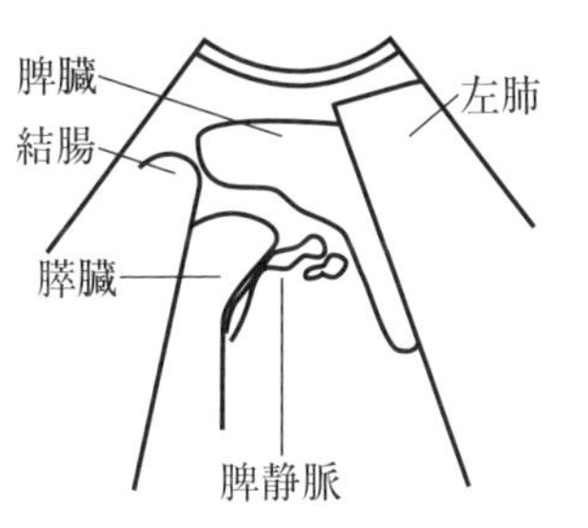

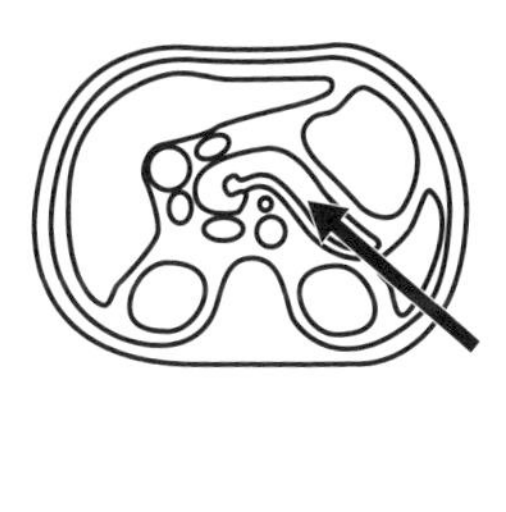

・左肋間走査で脾臓を音響窓として膵尾部を描出する．
・脾門部の脾静脈の腹側に膵尾部が描出される．

> ! コツ：脾臓はやや背側に位置するので，やや背側から脾門部を確認し，脾静脈の走行に沿うよう扇状走査で超音波ビームをやや尾側に振る．

3. 死　角

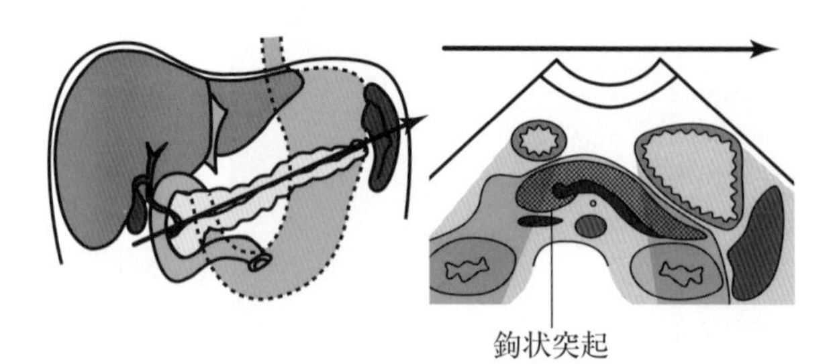

膵臓の腹側には胃があり消化管ガスが存在するため，膵尾部および頭部が死角となる．

膵頭部は尾側方向に長く，鉤状突起にも注意する．

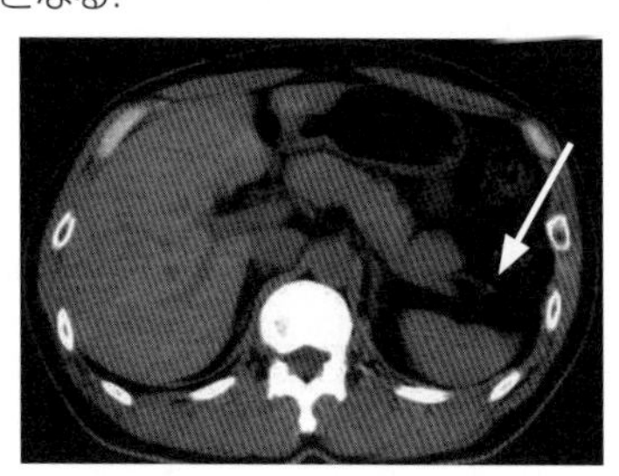

膵尾部端が脾門部から離れていると，経脾走査での描出が不良，または困難となる（右 CT 画像）．

飲水法

膵描出困難な場合は，脱気水 300 ～ 500cc を飲用させ胃内の水を音響窓として描出する飲水法がある．

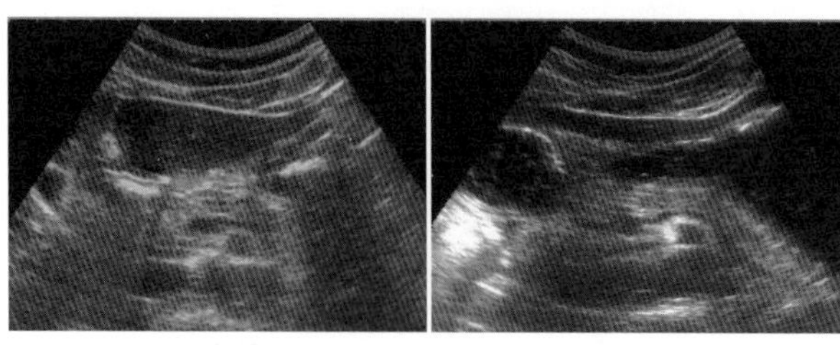

飲水前　　飲水後

4. サインと用語

◇ penetrating duct sign

腫瘤内に拡張した膵管が途絶しないで貫いている所見は，penetrating duct sign（膵管穿通徴候）と呼ばれ，腫瘤形成性膵炎，自己免疫性膵炎で見られる．

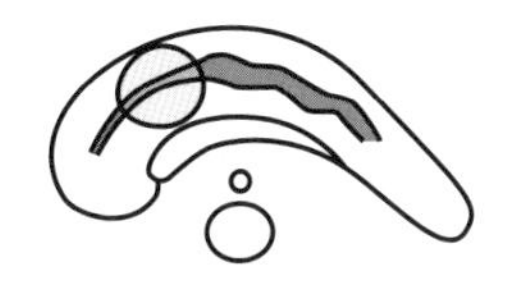

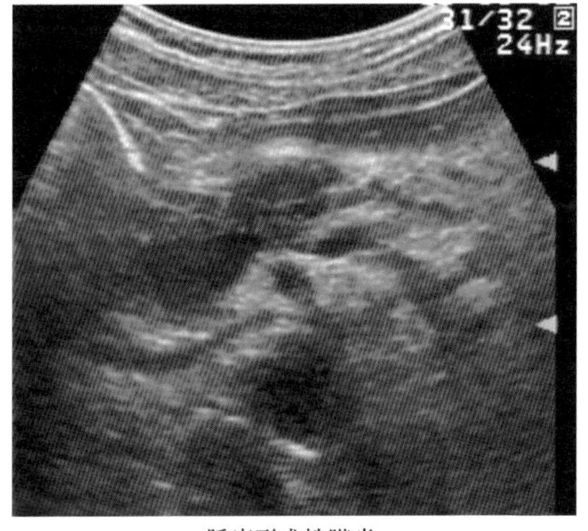

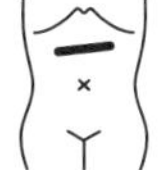

腫瘤形成性膵炎

膵管が途絶していれば，膵癌等を疑う．

5. 膵臓のチェックポイント

□大きさ（縦断像における厚さで評価，脾静脈は含まない）

最大短軸径 30mm 以上 腫大

最大短軸径 10mm 未満 萎縮

び漫性腫大：急性膵炎，膵癌（全体），自己免疫性膵炎
限局性腫大：腫瘤，腫瘤形成性膵炎
萎　縮　　：慢性膵炎，加齢的変化

腫大すると短軸像が
楕円形から円形に近づく

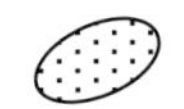

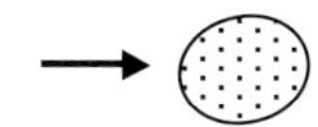

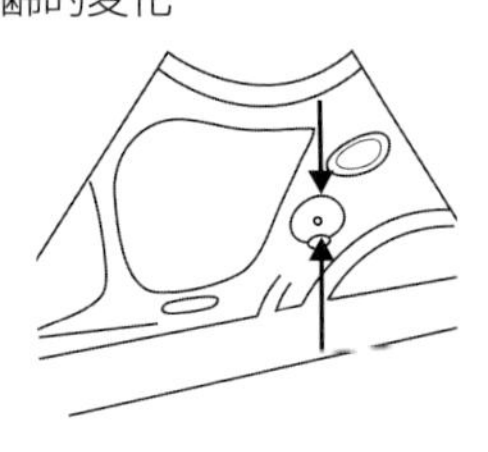

膵臓の大きさは個体差が大きいので，頭部・体部・尾部のバランスを考えて評価する．

□エコーレベル（肝臓のエコーレベルと比較）

正常は肝臓と同等～やや高い

低下：急性膵炎（浮腫性），膵全体癌，自己免疫性膵炎
上昇：肥満，糖尿病などによる脂肪浸潤，加齢における膵の萎縮，間質の脂肪置換

□膵管拡張

直径 2mm を超えるものは要注意

3mm 以上を明らかな拡張とする

平滑拡張，不整拡張，数珠状拡張（152 頁参照）
penetrating duct sign（145 頁参照）

□石灰化

膵石

□腫瘤

囊胞性腫瘍：膵囊胞，膵管内乳頭粘液性腫瘍，粘液性囊胞腫瘍，漿液性腫瘍
充実性腫瘍：膵管癌，神経内分泌腫瘍，腫瘤形成性膵炎

6. 症　例

指摘可能な主な疾患を示す.

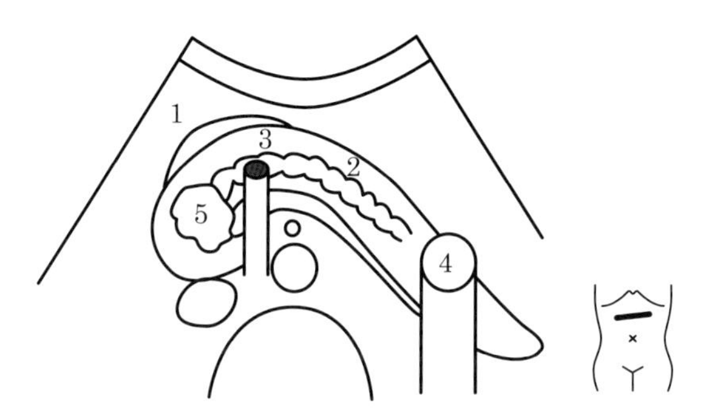

1. 急性膵炎, 2. 膵管拡張, 3. 膵石（慢性膵炎）
4. 嚢胞性腫瘍, 5. 充実性腫瘍, 自己免疫性膵炎

◇ 急性膵炎（acute pancreatitis）

急性膵炎は病理学的に浮腫性, 出血性, 壊死性に分類される.

・直接所見

①膵腫大（通常はび漫性腫大）

②膵輪郭不明瞭（中等度以上）

③膵実質エコーの異常

浮腫性：エコーレベルの低下

出血性・懐死性：高・低エコー像の不規則な配列

・間接所見

①膵周囲の低エコー域または液体貯留（中等度以上）

②膵仮性嚢胞（経過中に出現）

③腹水・胸水（重症例）

④胆道疾患（胆石, 胆嚢炎）の合併

⑤門脈の圧排・閉塞（重症例）

膵管拡張を伴う場合は，慢性膵炎の急性増悪や膵癌の合併を考慮する．軽症例では超音波画像上，異常所見が認められない場合が多い．重症例では炎症の波及により，腸蠕動の低下（麻痺）に伴う消化管ガスが多く，膵描出が困難な場合がある．

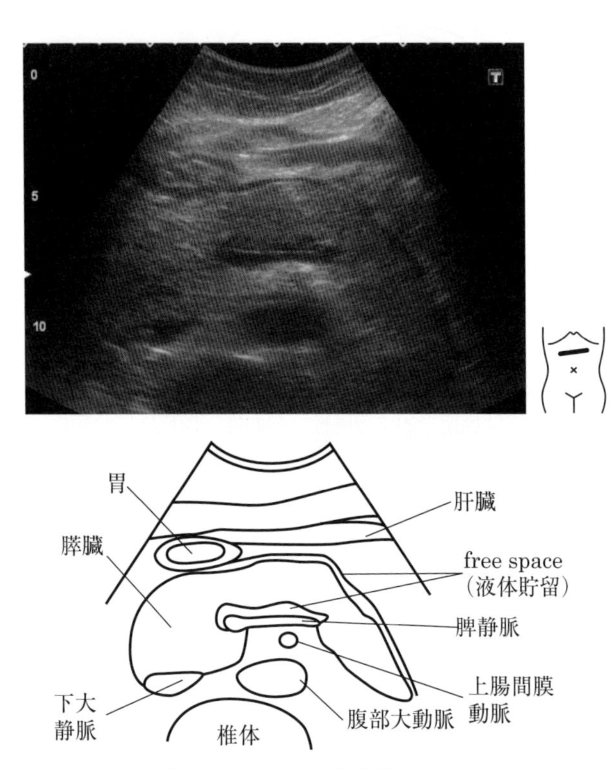

膵臓は腫大し，膵周囲に液体貯留を認める．

◇ 慢性膵炎（chronic pancreatitis）

確診所見　：音響陰影を伴う膵内の高エコー像（膵石エコー）が描出される.

準確診所見：膵内の粗大高エコー，膵管の不整拡張，辺縁の不整な凹凸がみられる膵の変形，のうち１つ以上が描出される.

> 5mm 未満の結石では音響陰影は不明僚となる.
> 膵近傍の脾動脈の石灰化やリンパ節の石灰化と膵石との鑑別を要する.

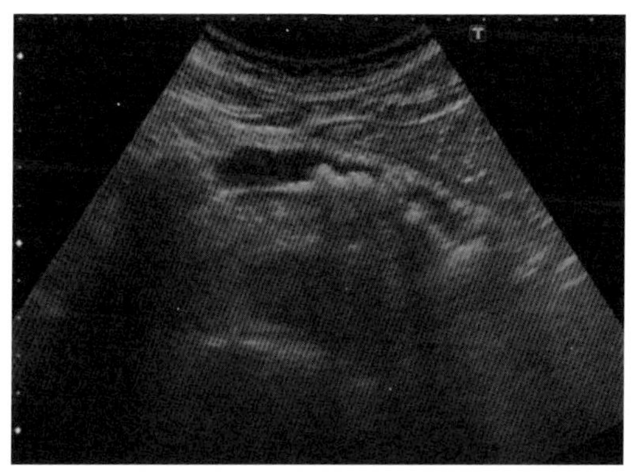

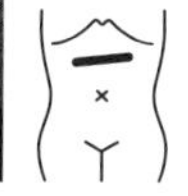

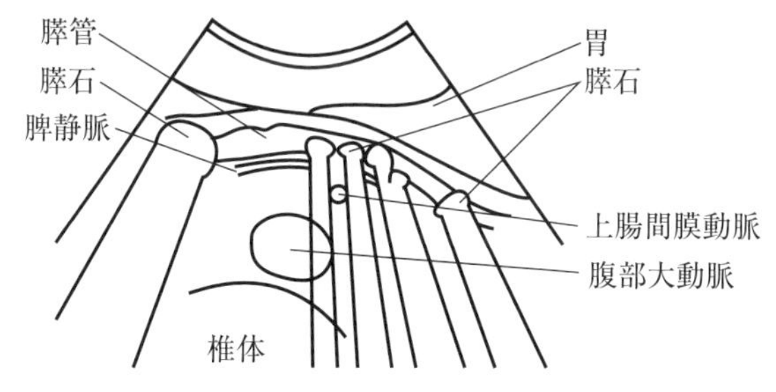

主膵管は12mmに拡張し，内部に膵石を多数認める

◇ 自己免疫性膵炎（autoimmune pancreatitis：AIP）

発症に自己免疫機序の関与が疑われる膵炎で，Ig G4 関連疾患の膵病変である．しばしば硬化性胆管炎，硬化性唾液腺炎，後腹膜線維症などの膵外病変を合併する．中高齢の男性に多い．

ソーセージ様のびまん性腫大または限局性腫大を呈し，エコーレベルは低く内部に点状高エコーが散在する場合がある．

限局性腫大では胆管拡張や尾側の膵管拡張を伴い，膵癌との鑑別が問題となる．また，腫瘤像が多発することもある．

＊膵癌との鑑別は penetrating duct sign や合併する硬化性胆管炎などの膵外病変を指摘する．

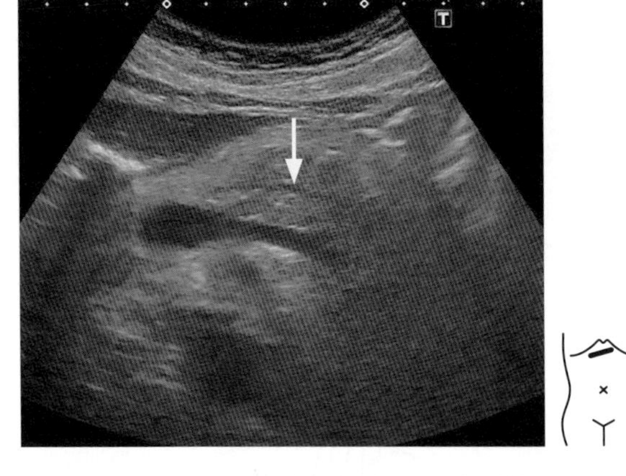

膵体尾部に低エコー腫瘤像を認める．主膵管が腫瘤内部まで観察できる（penetrating duct sign）．

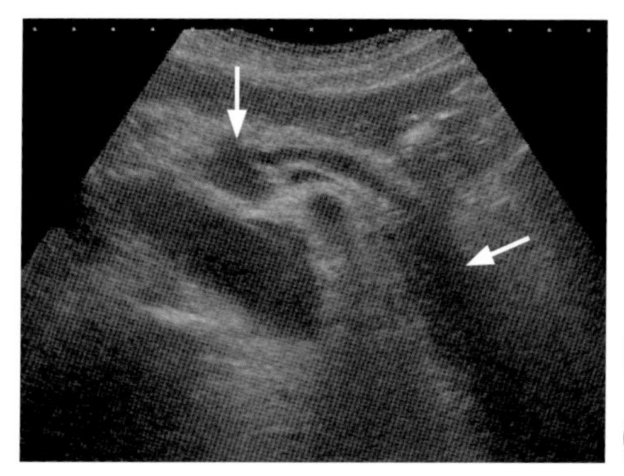

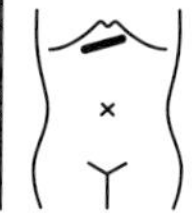

頭部と尾部に低エコー腫瘤像を認め，その間には拡張した主膵管（5mm）を認める．

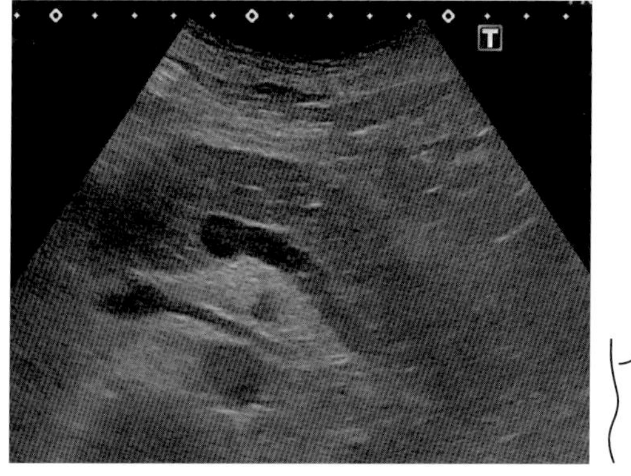

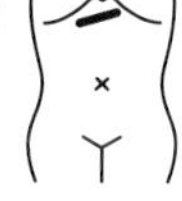

膵のエコーレベルは低く，びまん性の腫大を認める．

◇膵管拡張（dilatation of pancreatic duct）

数珠状拡張は膵癌に，不整拡張は慢性膵炎に多く見られる．拡張した膵管が腫瘤内を貫いている所見は，penetrating duct sign（145 頁参照）といい腫瘤形成性膵炎で見られる．

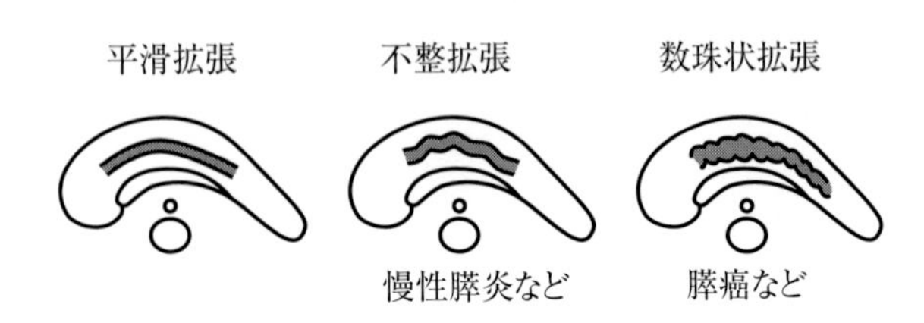

・膵管の測定

膵管の計測は，音響学的には管前壁エコーの立ち上がりから後壁エコーの立ち上がりまでを測定（c）が正しく，管壁エコー中央間測定（b）はこれに準じ，管壁エコー内のり測定（a）は過小評価となる．

小数点以下を四捨五入して mm 表示する．

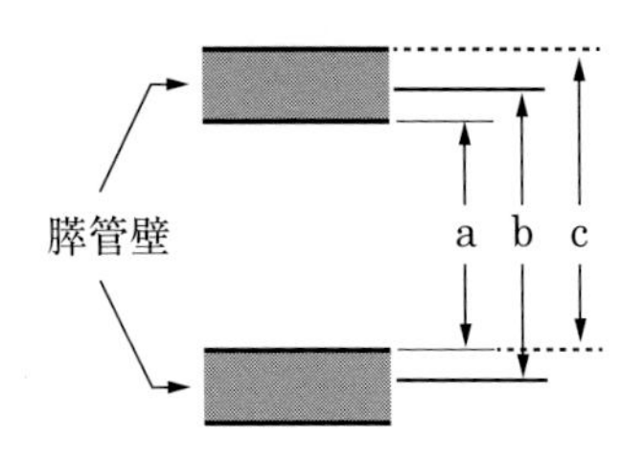

膵管径は経時的な変化を呈することがある．
膵管径は加齢とともに増大する傾向にある．

腫瘍の部位と膵管拡張

膵頭部

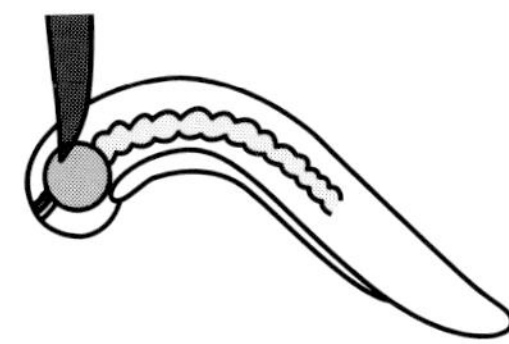

膵管と胆管が拡張する

膵体部

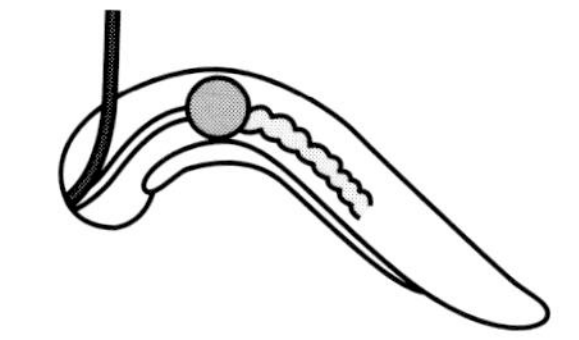

尾側膵管が拡張する

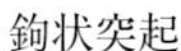

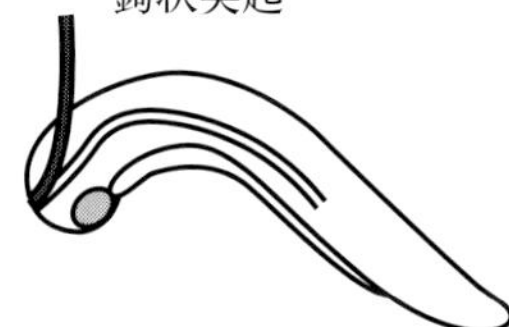

主膵管から離れているため膵管拡張を伴わない場合が多い

膵尾部

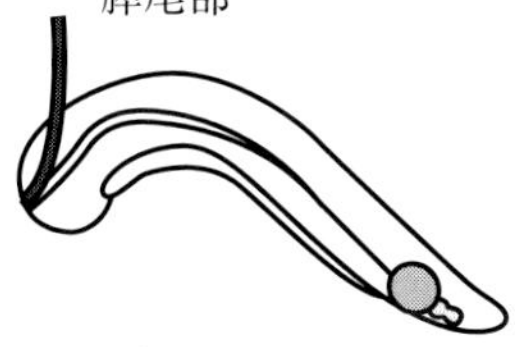

膵管拡張は僅か

groove領域

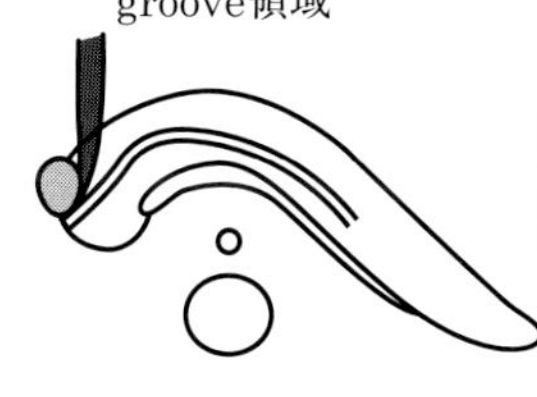

groove領域とは十二指腸下行部と膵頭部，総胆管に囲まれた溝の部分．胆管が拡張する．

◇ 嚢胞性腫瘍（cystic tumor）

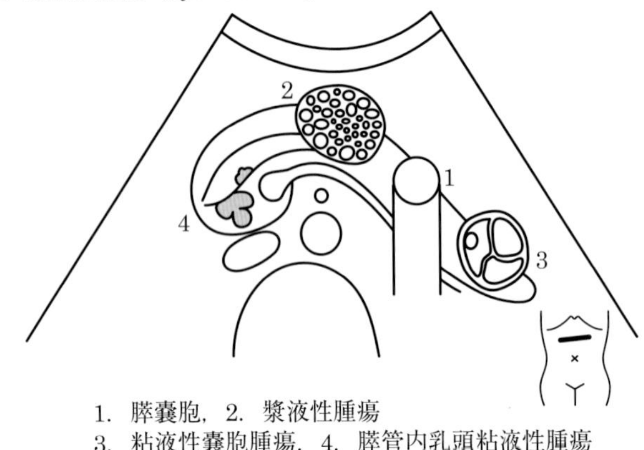

1．膵嚢胞，2．漿液性腫瘍
3．粘液性嚢胞腫瘍，4．膵管内乳頭粘液性腫瘍

1．膵嚢胞（pancreatic cyst）

境界明瞭な円形の腫瘤で，内部エコーはなく後方エコーの増強を伴う．嚢胞壁内側が上皮細胞で覆われている真性嚢胞と上皮細胞で覆われていない仮性嚢胞に分類される．仮性嚢胞は炎症や外傷によるもので，出血や壊死物質を含むと内部エコーを伴う．

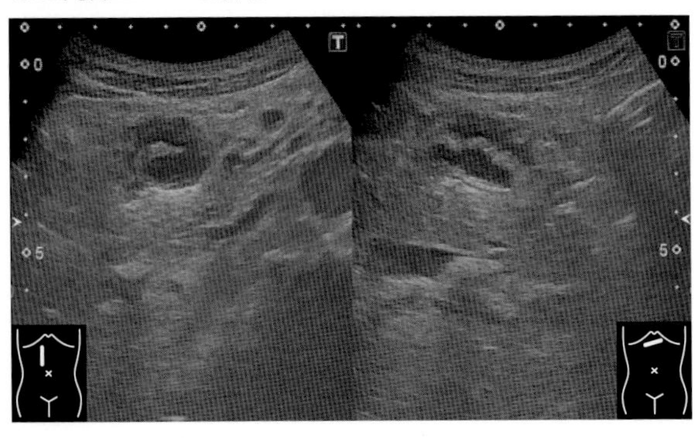

急性膵炎後，膵頭部腹側に不整形な嚢胞性腫瘤（仮性嚢胞）を認める．

2. 漿液性腫瘍（serous neoplasms：SNs）

小嚢胞からなる多房性嚢胞で，高エコー充実性腫瘤として描出される．腫瘍血管に富み，また通常膵管との交通はみられない．女性の膵頭体部に好発する．

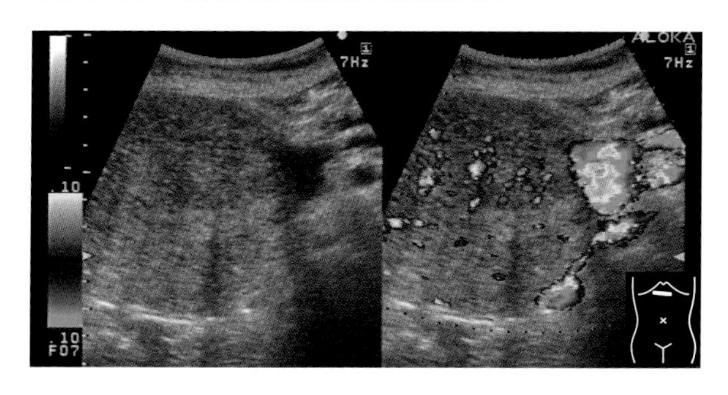

膵頭部に血流に富む高エコーで不均一な腫瘍を認める．

3. 粘液性嚢胞腫瘍（mucinous cystic neoplasms：MCNs）

単房性病変で内部に隔壁を認める場合があり，隔壁で仕切られた領域が嚢胞状に描出される（cyst in cyst）．厚い線維性被膜をもち，血流に乏しく，また通常膵管との交通はみられない．女性の膵体尾部に好発する．

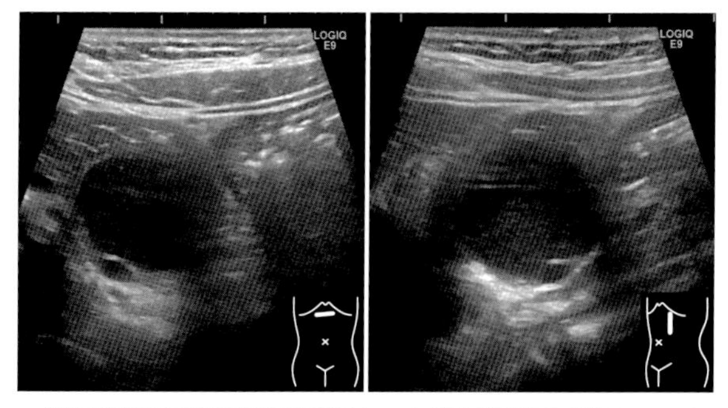

膵尾部に嚢胞性腫瘤を認め，内部に隔壁を伴い cyst in cyst を形成する．

第7章 膵臓

4. 膵管内乳頭粘液性腫瘍

（intraductal papillary mucinous neoplasms：IPMNs）

粘液を入れた肉眼的な膵管拡張を特徴とする膵管上皮性腫瘍で，病変の主座が主膵管にあるものは主膵管型，分枝にあるものは分枝型，両方にまたがるものは混合型とする．高齢の男性に多く，膵頭部に好発する．

主膵管型：他に原因のない部分的あるいは全体的な5mm以上の主膵管拡張を認めるもの．
主膵管 5 ～ 9mm：worrisome features
主膵管 10mm 以上：high-risk stigmata

分 枝 型：主膵管が 5mm 未満で，主膵管と交通する5mm以上の分枝拡張を認めるもの．多房性嚢胞像（ぶどうの房状）を示す．

混 合 型：主膵管型と分枝型の特徴を併せもつもの．

＊IPMN の悪性度指標として worrisome features と high-risk stigmata が設けられた．

worrisome features（悪性の疑いを示す所見）

膵炎
嚢胞径 30mm 以上，
造影される 5mm 未満の壁在結節，
造影される肥厚した嚢胞壁，
主膵管径 5 ～ 9mm，
尾側膵萎縮を伴う主膵管狭窄，
リンパ節腫大，
血清 CA19-9 の高値，
2 年間に 5mm 以上の嚢胞径増大，

high-risk stigmata（悪性を強く示す所見）：手術適応となる

膵頭部病変例での黄疸，
造影される 5mm 以上の壁在結節，
10mm 以上の主膵管拡張．

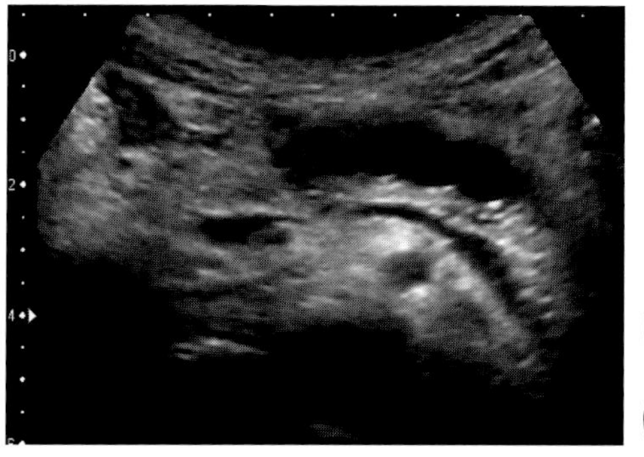
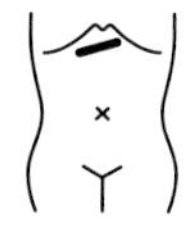

主膵管型 IPMN：主膵管は 11mm と拡張を認める.

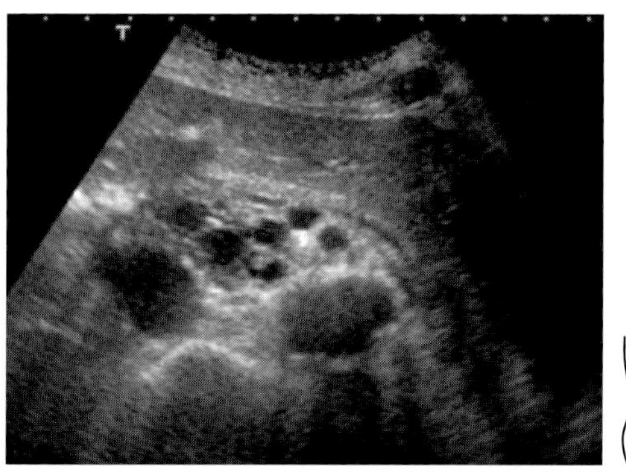
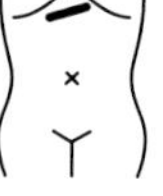

分枝型 IPMN：膵頭体部に多房性嚢胞像を認める.

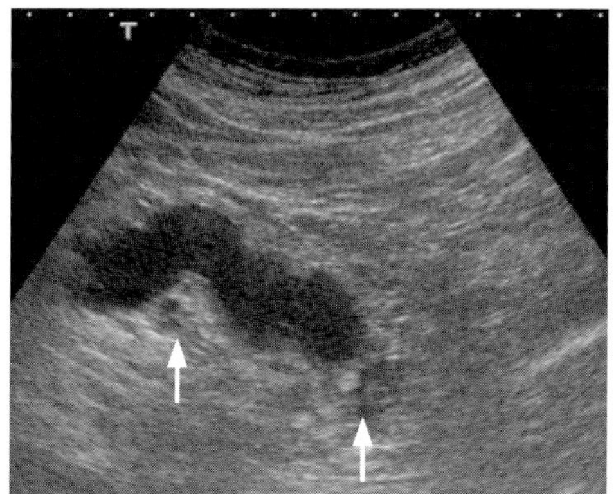
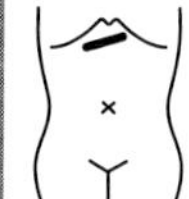

混合型 IPMN：主膵管は 20mm と著明に拡張し，体部と尾部に多房性嚢胞像を認める.

◇ 充実性腫瘍（solid tumor）

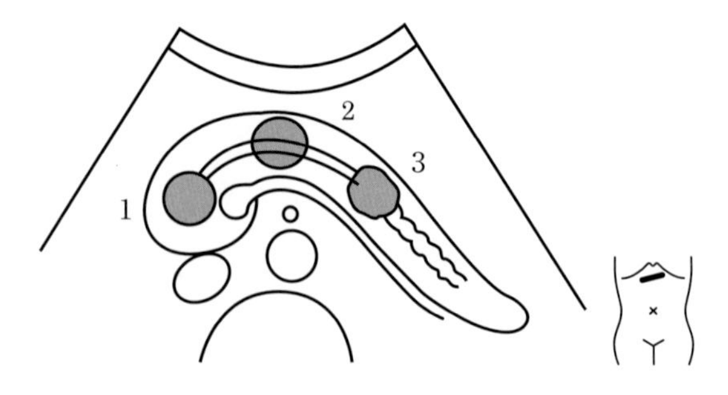

1. 神経内分泌腫瘍，2. 腫瘤形成性膵炎，3. 浸潤性膵管癌

1. 神経内分泌腫瘍（Neuroendocrine tumors：NETs）

境界明瞭な円形の低エコー腫瘤で，尾側膵管の拡張は少ない．腫瘍血管に富み，ドプラ法で血流信号が得られる．

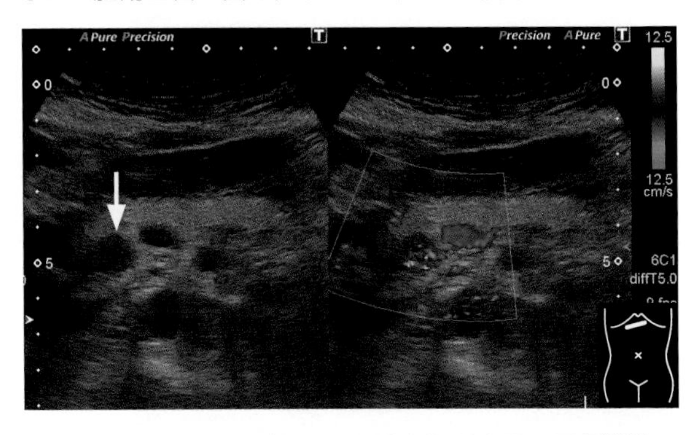

膵頭部に 12mm の低エコー腫瘤を認める．尾側膵管の拡張はなく，ドプラ法で腫瘤内に血流信号を認める．

2. 腫瘤形成性膵炎（mass forming pancreatitis）

慢性膵炎で膵の限局性腫大を示す臨床的診断名で，膵頭部に好発する．境界不明瞭な低エコー腫瘤を示す．

尾側膵管拡張は軽度で，penetrating duct sign（145 頁参照）が描出されれば本症が疑われる．

3. 浸潤性膵管癌（invasive ductal carcinomas：IDCs）

最も頻度の高い組織型は腺癌（adenocarchinoma）で，膵管上皮から発生するため高率に膵管拡張を伴い数珠状拡張を呈することが多い．境界不明瞭，辺縁不整な低エコー腫瘤を示す．

発生部位より膵頭部癌，膵体部癌，膵尾部癌，膵全体癌に区分され，膵頭部癌が多い．

注）鉤状突起と groove 領域の癌は膵管拡張を伴わない場合が多いので注意する．

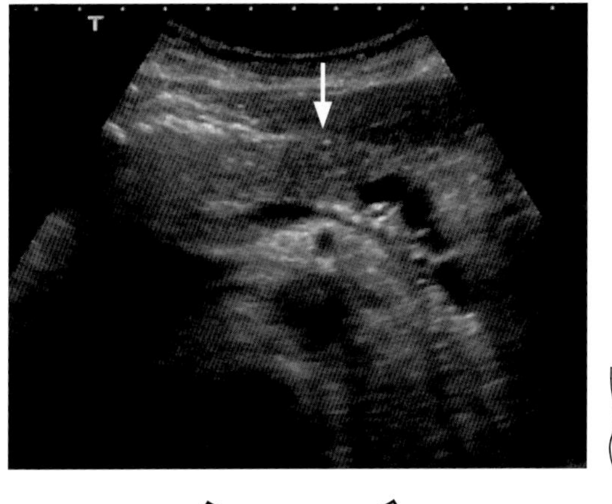

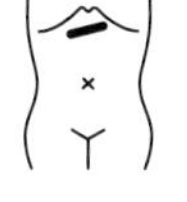

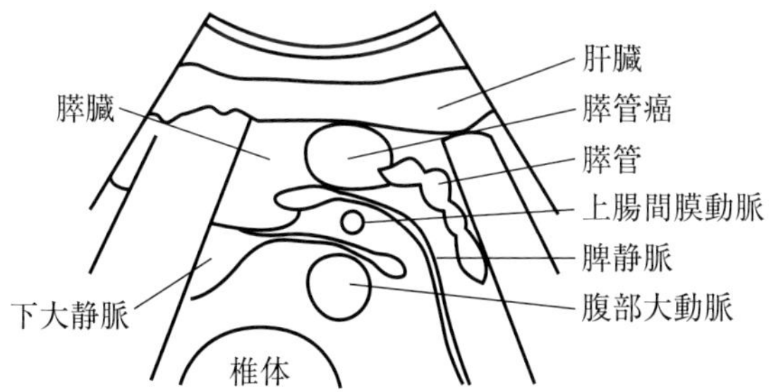

膵体部に数珠状膵管拡張を伴う20mmの低エコー腫瘤（浸潤性膵管癌）を認める．
＊日本超音波医学会 膵癌診断基準（第13章に掲載）

7. ピットフォール

◇膵管拡張？

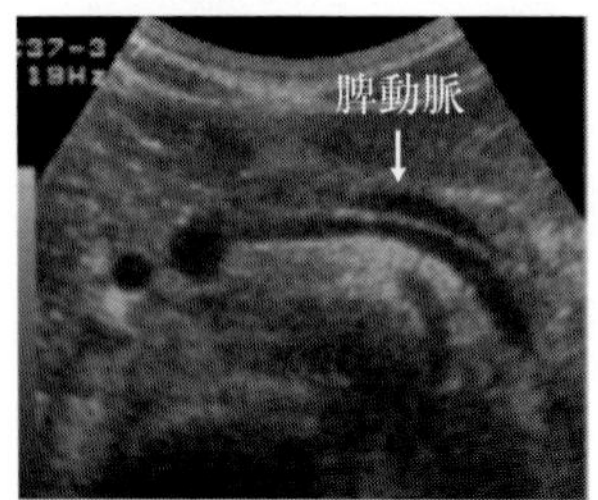

脾動脈や胃壁後壁が主膵管のように見える場合があるので，走行を追ったり，ドプラ法で血流の有無を確認し，膵管であるか確認する．

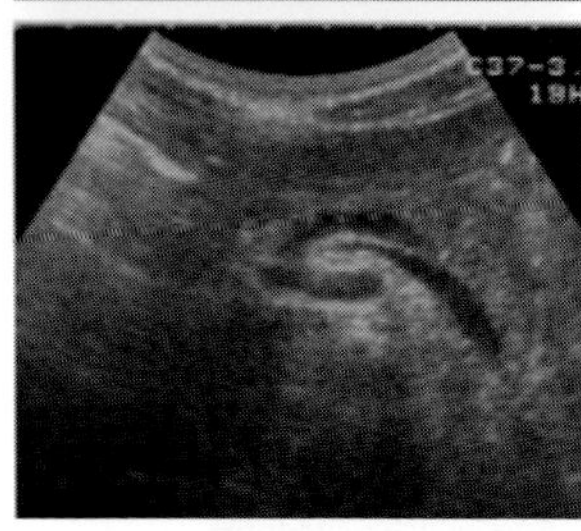

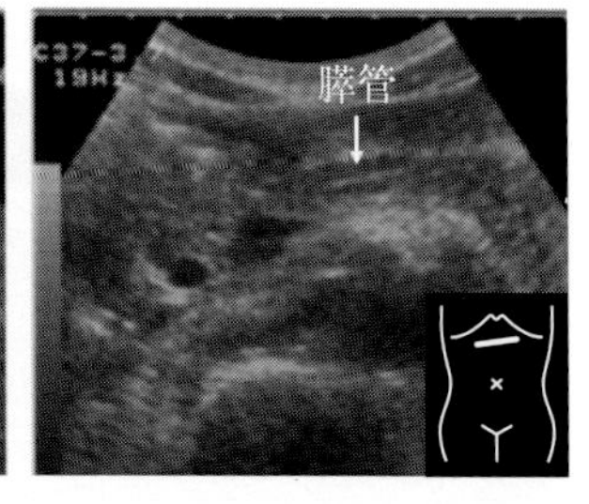

◇膵腫瘤？

腹側膵が背側膵より脂肪浸潤が少ない場合は，腹側膵が腫瘤様に見える場合がある．

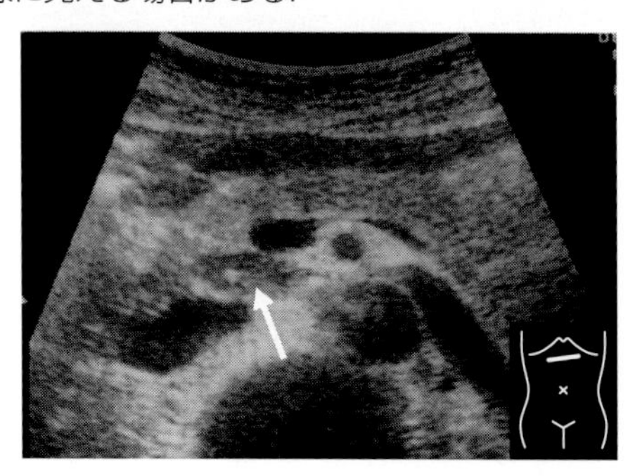

8. 膵臓で見られるアーチファクト

屈折によるアーチファクト（レンズ効果）

音波が音響インピーダンスの異なる組織に斜めに入射するとスネルの法則により屈折して虚像を形成する．これをレンズ効果という．

腹部では腹直筋によるレンズ効果により，脾静脈・上腸間膜動脈・腹部大動脈が二重に見られることがある．

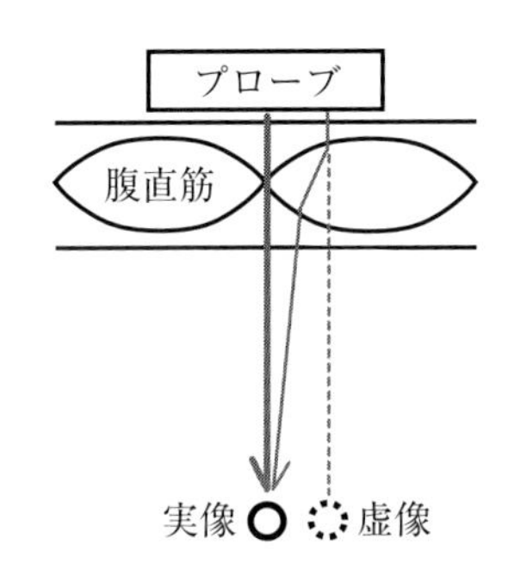

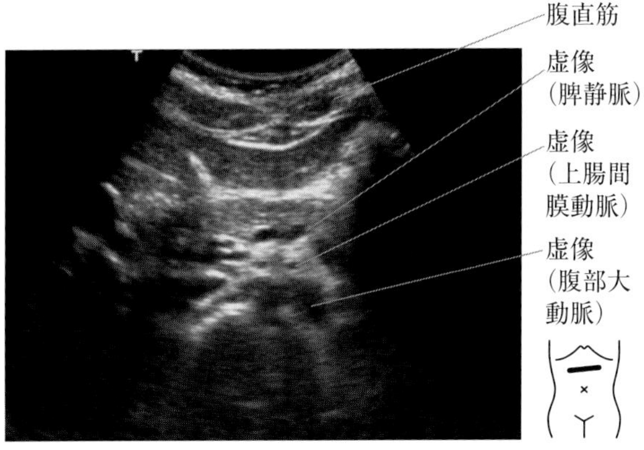

1. 解　剖

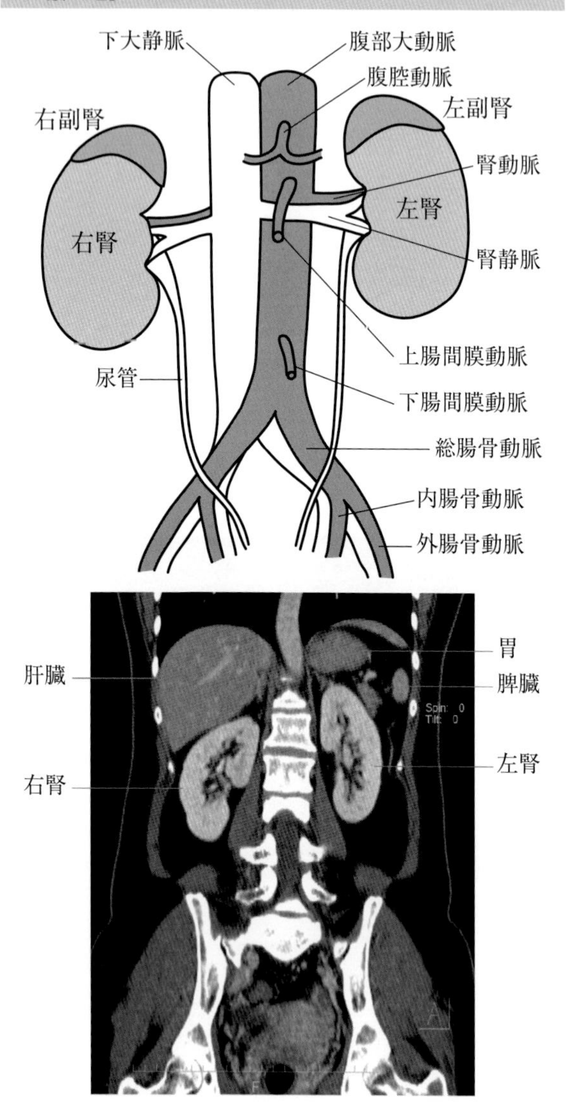
下大静脈
腹部大動脈
腹腔動脈
右副腎
左副腎
腎動脈
左腎
右腎
腎静脈
上腸間膜動脈
尿管
下腸間膜動脈
総腸骨動脈
内腸骨動脈
外腸骨動脈
胃
肝臓
脾臓
左腎
右腎

1）腎臓（kidney）

腎臓は後腹膜内の実質臓器で，第12胸椎から第3腰椎の高さに位置する．腎周囲の間隙は腎周囲腔として前，後両葉の腎筋膜（Gerota's fascia）により囲まれる．通常左側がやや大きく，右に比べて高い位置にある．副腎は，両側ともに，腎の上極やや内側に位置する．右副腎は三角状で右腎上極に接しており，左副腎は半月状で左腎上極よりやや腹側でやや尾側（膵の背側）に位置し，下端は腎門部近くまで達する．

腎臓の軸の向き

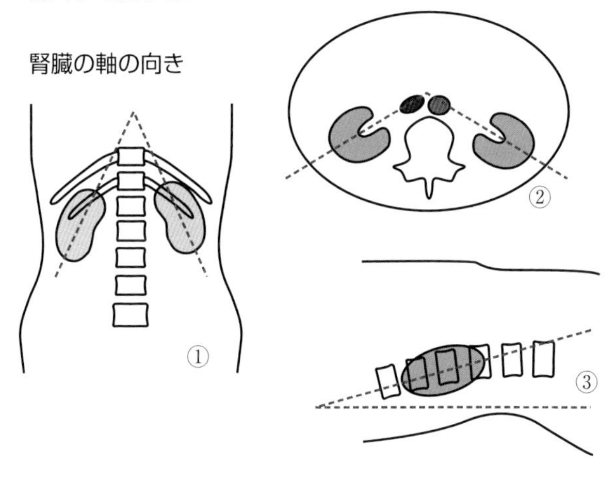

腎臓を前後から見た場合①，腎はカタカナの「ハ」の字に位置し，腎の長軸線は頭側で交差する．腎臓を横断像で見た場合②，腎門部はやや腹側を向いている．腎臓を側方から見た場合③，腎の長軸線はやや背側を向いている．

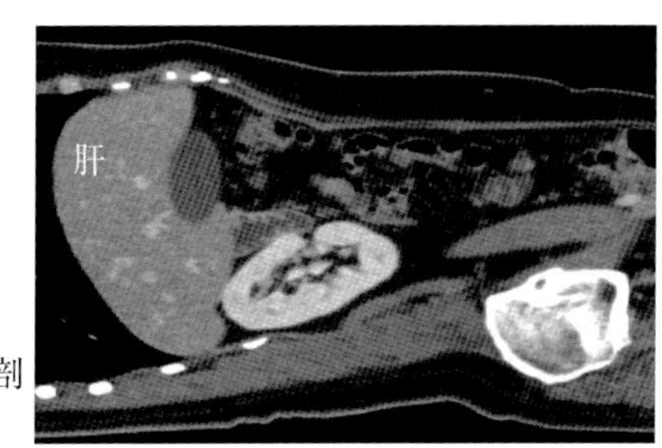

③正常CT解剖
右側 view

腎臓の超音波解剖

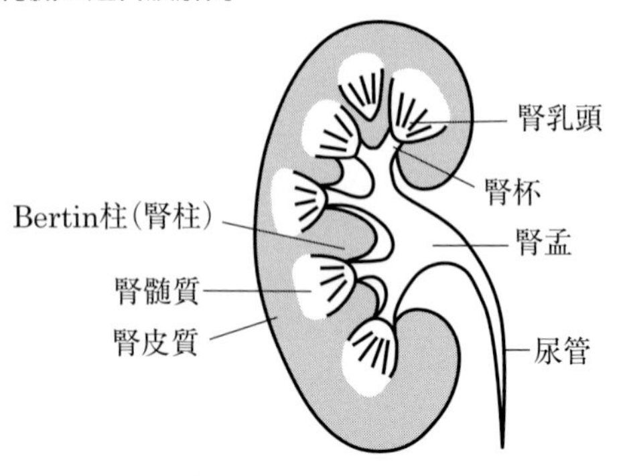

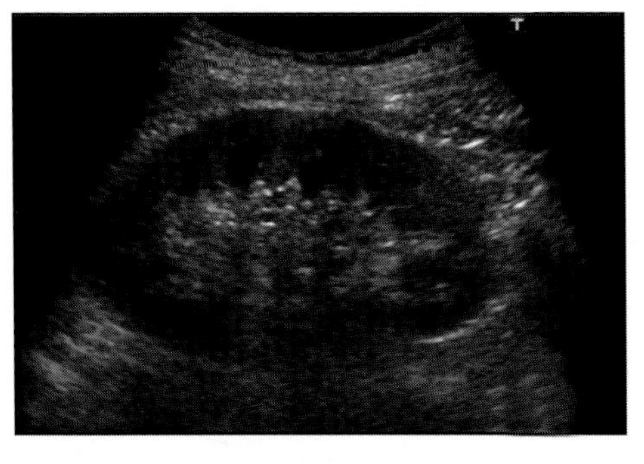

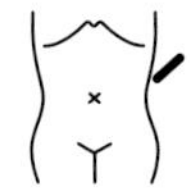

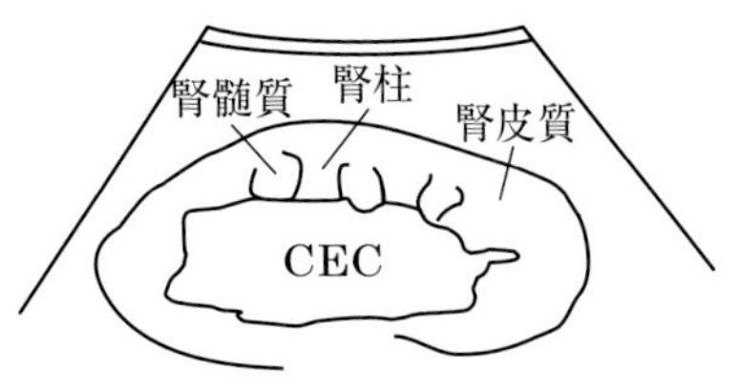

実質は皮質と髄質に区別され，皮質は正常肝と等～やや低エコーに描出され，髄質は低エコーに描出される．腎洞部は，腎盂腎杯，腎動静脈，脂肪織，結合織などからなり，音響インピーダンスの異なる組織が混在するために，高エコーに描出され腎中心部高エコー像：CEC（central echo complex）と呼ばれる．

2）尿管（ureter）

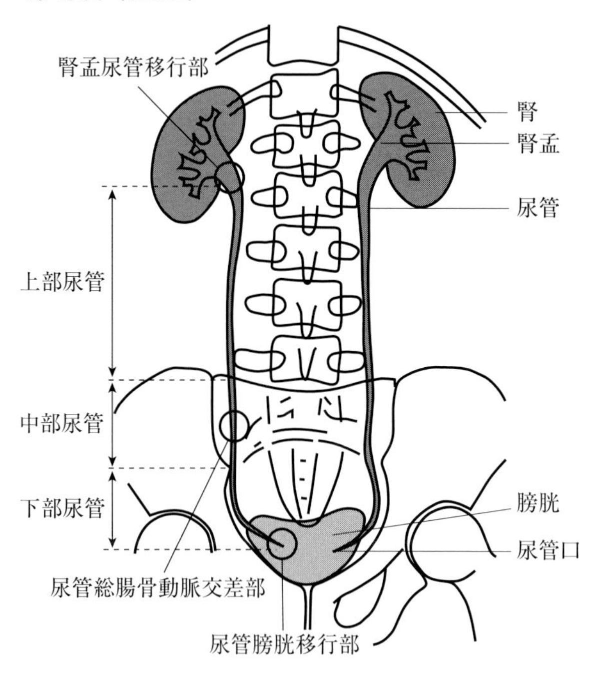

尿管は尿の導管で，左右の腎孟から後腹膜腔を下行し膀胱底に左右それぞれ開口する． 長さは約 30mm，外径は約 5mm であるが，拡張のない正常な尿管は描出が難しい．尿管は腎孟から尿管への移行部，総腸骨動脈との交差部，膀胱壁を貫く尿管膀胱移行部は，生理的狭窄部で内腔が狭くなっている．

尿管区分

「尿路結石症治療ガイドライン」より，上部尿管は腎孟尿管移行部から腸骨稜上縁まで，中部尿管は腸骨に重なる部位，下部尿管は腸骨に重ならない遠位尿管で尿管膀胱移行部までと区分され，尿管結石の位置により，上部尿管結石（U1），中部尿管結石（U2），下部尿管結石（U3）と表現される．

2. 基本走査法（腎臓・上部尿管）

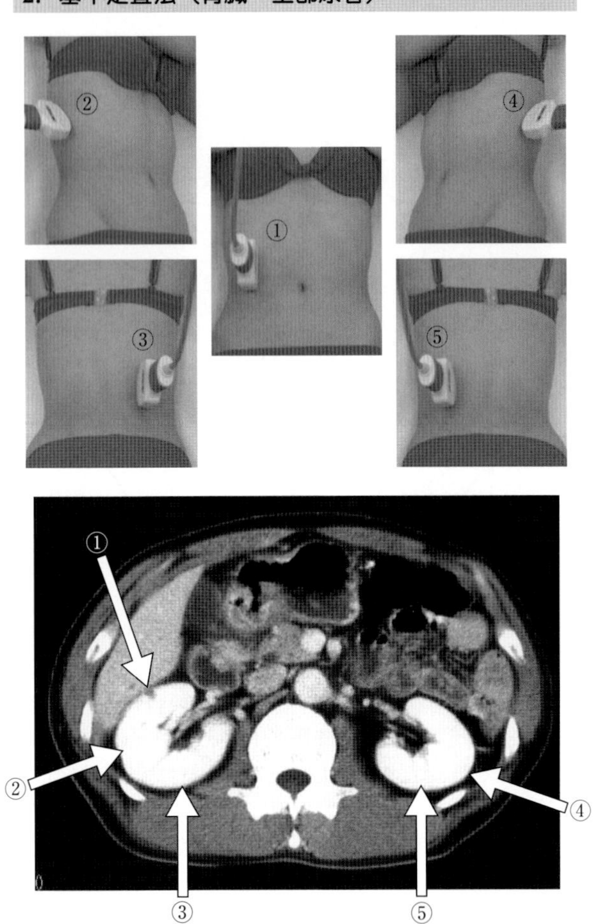

必ず短軸，長軸の 2 方向以上から走査し，有所見時は 2 方向以上の画像を記録する．

・右腎走査

方法①：肝臓を音響窓として走査する．肝腎コントラストを同時に観察するのに適している

方法②：腎盂尿管移行部，腎動静脈の観察に適している

方法③：消化管の影響が無く，全体を描出できる

・左腎走査

方法④：腎盂尿管移行部，腎動静脈の観察に適している
左腎上極は脾臓を音響窓として走査する

方法⑤：消化管の影響が無く，全体を描出できる．

腎長軸像（仰臥位，画像：左腎）

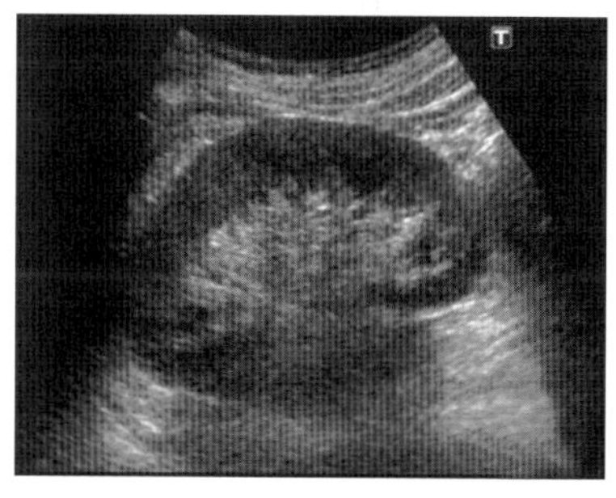

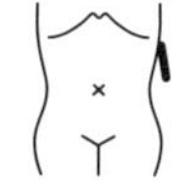

右腎は肝臓を音響窓として観察する．深呼吸で観察するが，それでも腸管ガスが障害となる場合は，やや背側からのアプローチが有効である．左腎は側腹部から観察すると腸管ガス（↓）が障害となることが多く，右腎に比べ背側または，左前斜位で側腹部からの走査が有効である．左腎上極は脾臓を音響窓として観察するとよい．

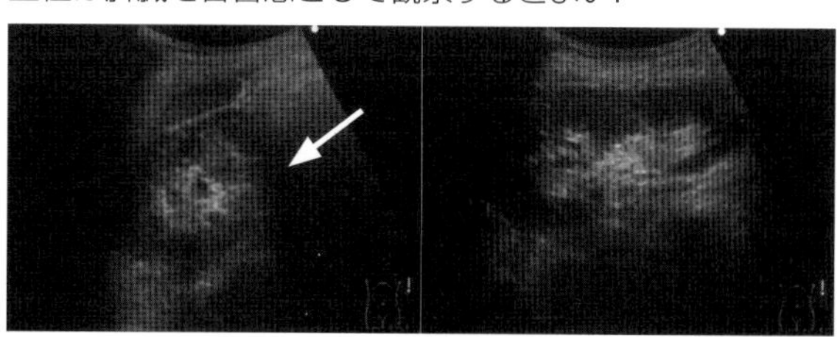

仰臥位　　　　　　　　左前斜位

腎長軸像（背臥位，画像：左腎・右腎）

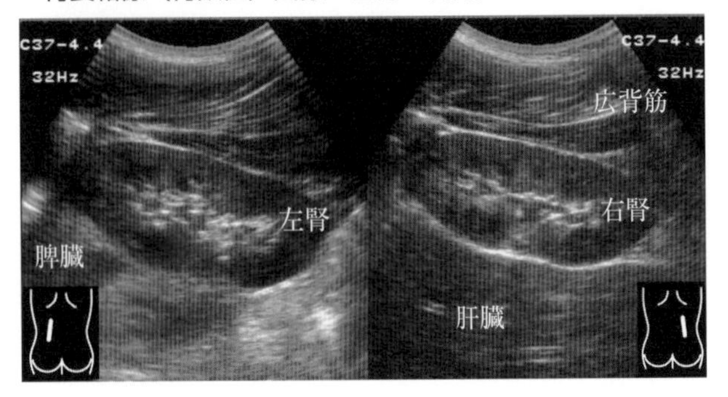

右腎の背側には肝臓が，左腎の上背側には脾臓が描出される．

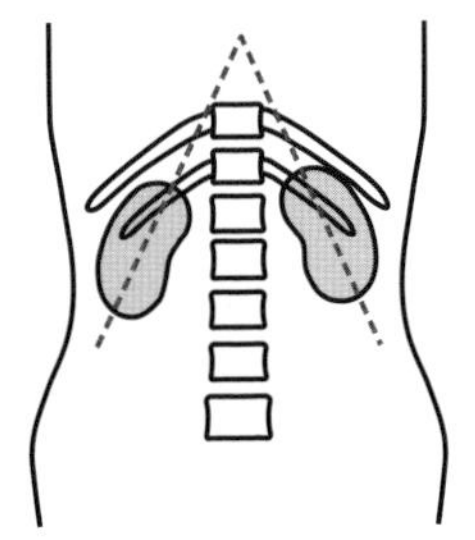

コツ：背側からの腎長軸像の探触子の向きは，腎の傾きに合わせ「ハ」の字となる．

広背筋が厚い場合は，深部の描出が不明瞭になることがある．

呼吸調整（肋骨を避ける）

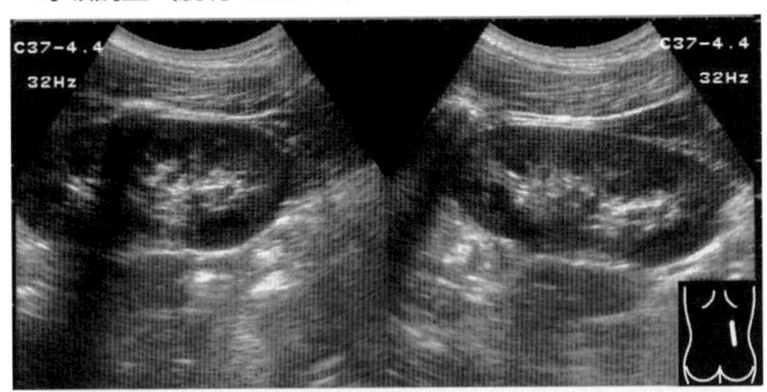

左腎：吸気で左腎を下げ，肋骨による死角を少なくする

3. 死　角

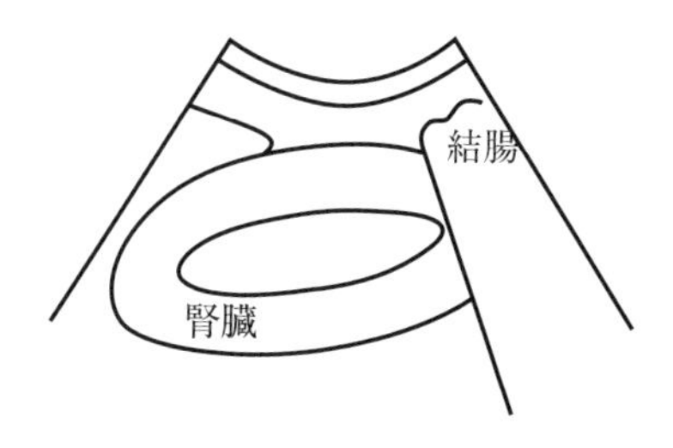

腎下極は結腸等の消化管ガスにより描出不良となり，病変を見落としやすい領域である.

長軸のみの観察では，外側や内側の病変を見落とすことがあり，短軸での観察は必須である.

消化管対策（呼吸調整）

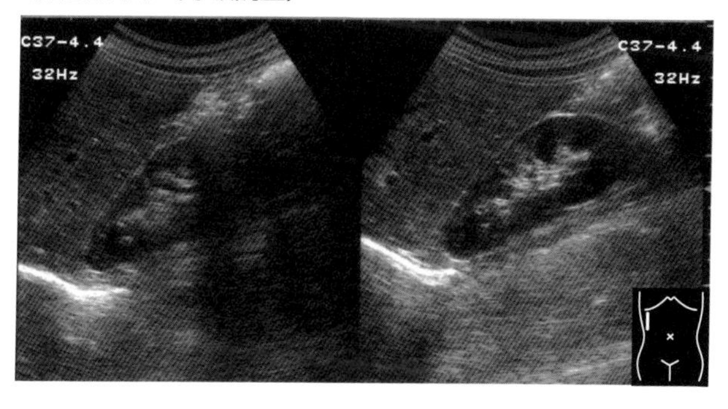

右腎：肝臓は腎臓より呼吸性移動が大きく，吸気で肝臓を下げ肝臓の音響窓を広く取り右腎を観察する.

体位による腎臓の移動が大きい場合は，遊走腎を疑う.
遊走腎は右腎や痩せた女性に現れることが多い.

4．基本走査法（副腎）

正常の右副腎は，多くは同定可能であるが，左副腎は確実な同定は困難なことが多い．副腎の描出される領域に腫瘤が無いことを確認することが肝要である．

1）右副腎（仰臥位，肋間走査）

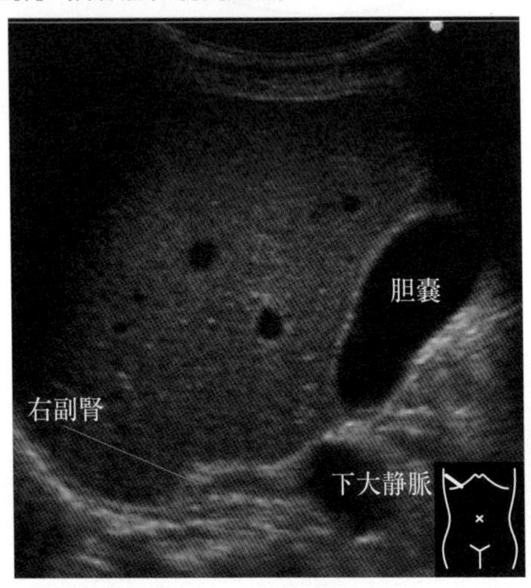

仰臥位，肋間走査で肝臓を音響窓として，右腎上極と下大静脈との間を観察する．

副腎は腫大や腫瘤がない正常例では，明瞭に描出されないことのほうが多い．副腎の解剖学的な位置を認識し，その位置に異常が無いかどうかを確認することが大切である．

2）右副腎（左側臥位，右肋骨弓下走査）

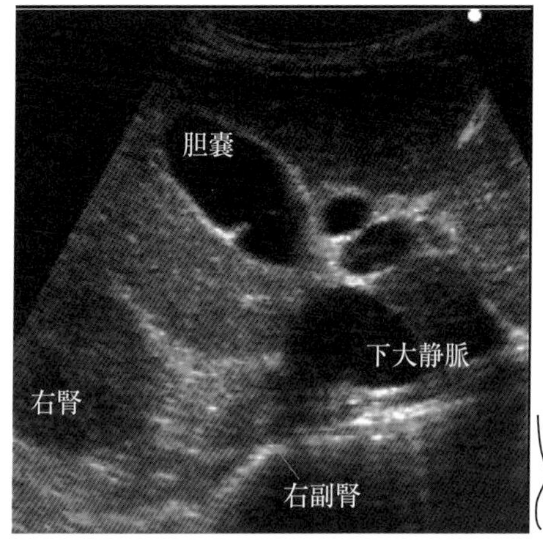

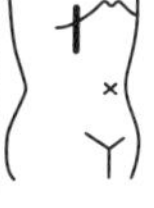

左側臥位，右肋骨弓下走査で肝臓を音響窓として右腎上極と下大静脈との間を観察する．

CT で見る正常副腎の位置

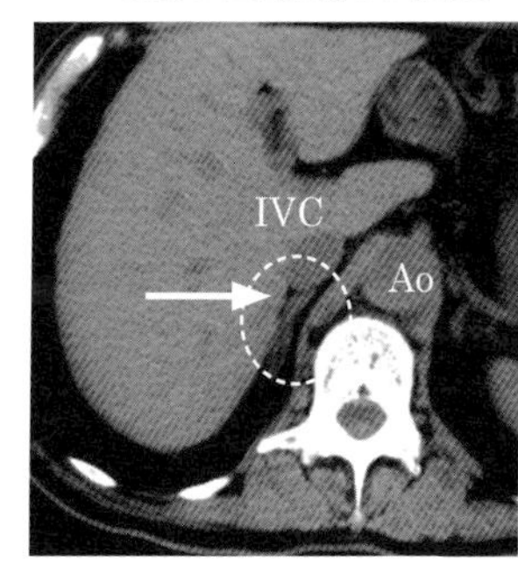

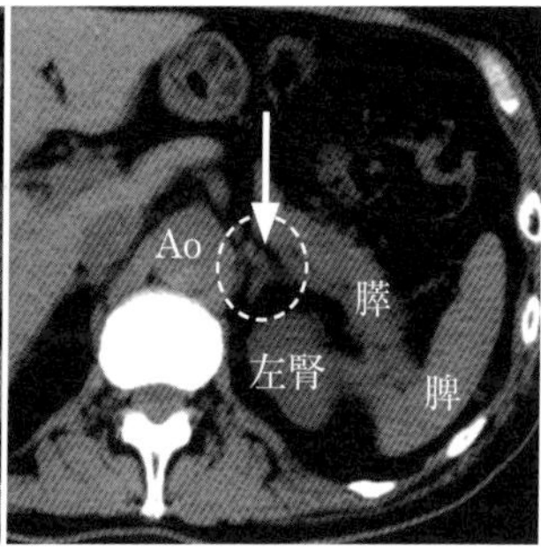

右副腎は，下大静脈（IVC）の背側で，肝右葉と横隔膜に挟まれてやや細長く存在し，左副腎は左腎・膵体尾部・腹部大動脈（Ao）に囲まれて逆 Y 字形を呈している．

3）左副腎（仰臥位，心窩部横走査）

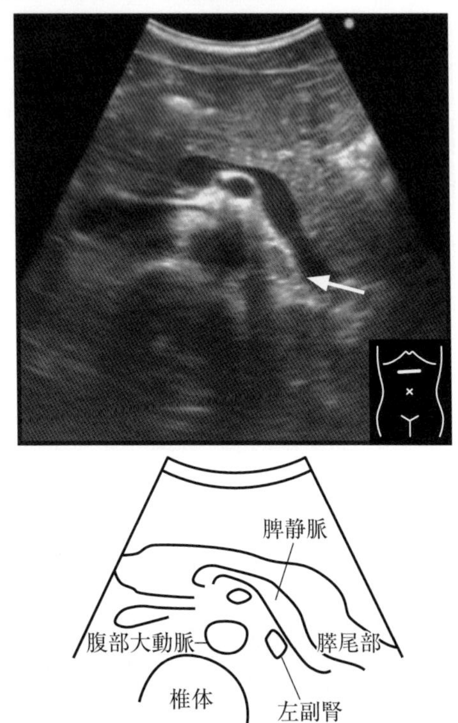

左副腎は仰臥位で心窩部からアプローチし，膵体尾部を描出し，脾静脈の背側で腹部大動脈の左側を目安とし観察する．

4）左副腎（仰臥位，左肋間走査）

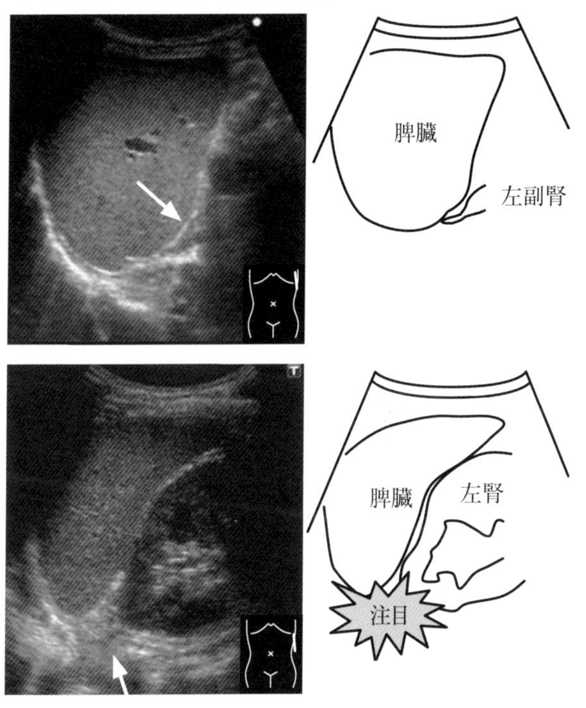

左肋間からのアプローチは，左腎上極と脾臓に囲まれた脂肪結合織部（“注目”）を目安に観察する．

コツ：仰臥位で消化管ガスなどにより描出困難な場合は，側臥位や腹臥位にて背側より走査し，解剖学的に副腎が存在する位置を観察する．

5. ピットフォール

正常変異

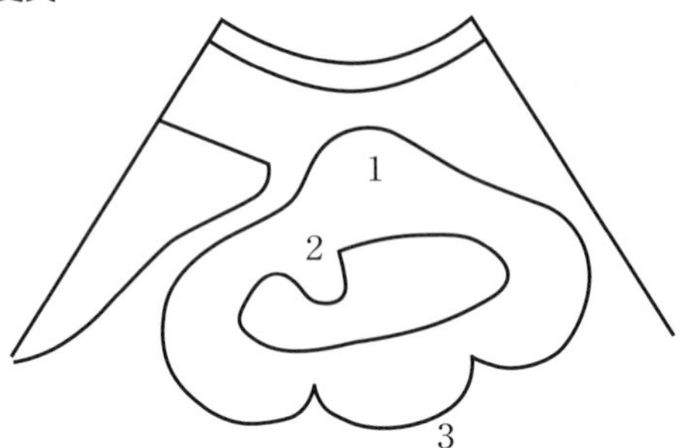

1. ひとこぶラクダのこぶ（dromedary hump）
2. ベルタン柱（Bertin's column）
3. 胎児性分葉（fetal lobulation）

◇ひとこぶラクダのこぶ（dromedary hump）

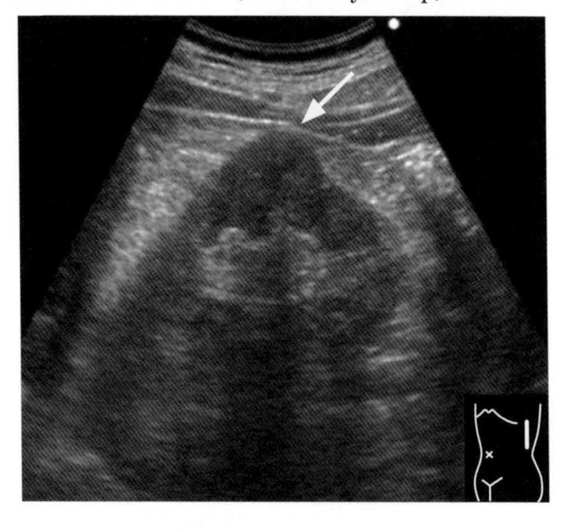

左腎が脾臓によって圧迫され，腎中部の輪郭が腫瘤様に突出する．

◇ ベルタン柱（Bertin's column）

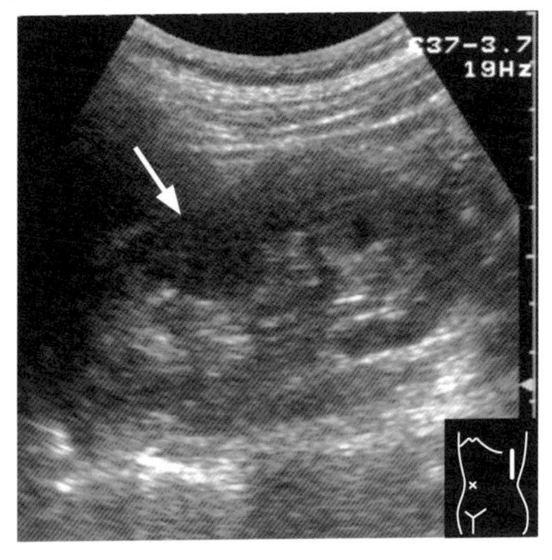

腎皮質の腎柱（Bertin 柱）の過形成で，エコーレベルが低く腎中心部高エコー像を圧排すると腫瘤様に見える．

◇ 胎児性分葉（fetal lobulation）

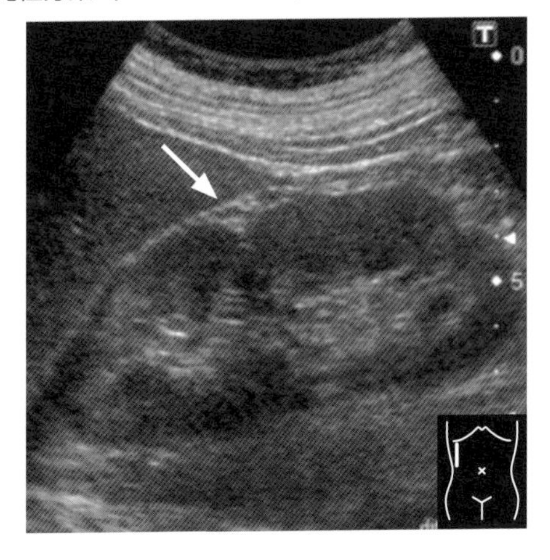

胎児期の腎の分節の遺残が腫瘤様に見えることがある．

6. 腎臓のチェックポイント

□位置と形態異常

遊走腎，馬蹄腎，重複腎，腎低形成，正常変異（ひとこぶラクダのこぶ，ベルタン柱，胎児性分葉）など

□腎の大きさ（長軸最大割面で評価する）

腫大（長径 12cm，短径 6cm 以上）

急性腎不全，急性腎盂腎炎，糖尿病性腎症，
代償性肥大，腎細胞癌，嚢胞腎など

萎縮（長径 8cm，短径 4cm 以下）

慢性腎臓病，腎低形成など

> 大きさは個人差があるため，腎実質と CEC の比率など腎全体のバランスを考えて腫大・萎縮の評価を行う．

□辺縁の形状

凹凸不整：慢性腎臓病
陥凹　　：腎梗塞（陳旧性）

□腎実質のエコーレベル

皮質エコーレベル上昇：慢性腎不全，アミロイドーシス
髄質エコーレベル上昇：海綿腎，腎石灰化症，痛風腎

□腎盂・腎杯の拡張の有無

尿管結石，腎盂尿管腫瘍，後腹膜腫瘍，腎盂尿管移行部狭窄（UPJO），傍腎盂嚢腫，膀胱尿管逆流症（VUR）など

その他，神経因性膀胱や高度前立腺肥大，前立腺癌などの排尿障害を呈する疾患など

□石灰化の有無

腎盂・腎杯内の結石

腎実質内石灰化症

（炎症後，腎結核，嚢胞壁や動脈壁の石灰化など）

□腫瘤の有無（偽腫瘍の存在に注意）

充実性：腎細胞癌，腎盂癌，腎血管筋脂肪腫，腎平滑筋腫，腎血管腫，オンコサイトーマなど

嚢胞性：腎嚢胞，傍腎盂嚢胞，多発性嚢胞腎など

□血管性病変

腎動静脈瘻，腎動脈瘤，ナッツクラッカー現象など

→カラードプラ法で観察

◇ 疾患チェックポイント

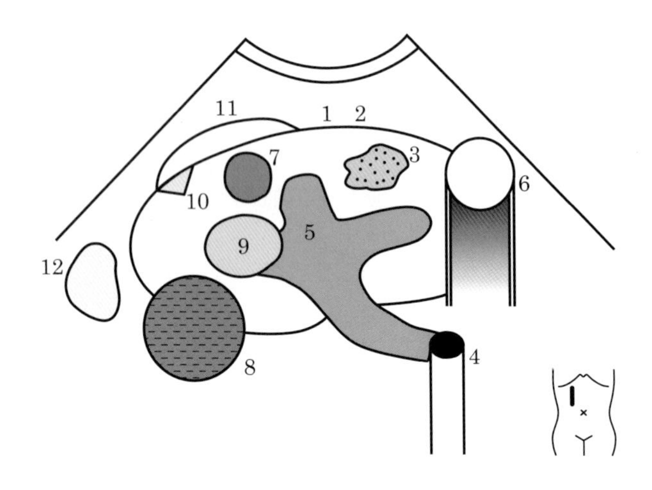

1. 先天性異常（融合腎，重複腎盂尿管，多発性嚢胞腎，異所性腎，腎無形成，低形成腎）
2. 腎不全（急性腎不全，慢性腎臓病）
3. 炎症性疾患（腎盂腎炎，糸球体腎炎，腎結核，腎膿瘍）
4. 尿路結石（腎結石，尿管結石）
5. 水腎症
6. 嚢胞性疾患（単純性腎嚢胞，多発性嚢胞腎）
7. 良性腫瘍（腎血管筋脂肪腫）
8. 悪性腫瘍（腎細胞癌，Wilms 腫瘍，転移性腎腫瘍）
9. 腎盂・尿管腫瘍
10. 腎梗塞
11. 腎損傷
12. 副腎腫瘍

7. 腎臓の症例

◇ 低形成と代償性肥大

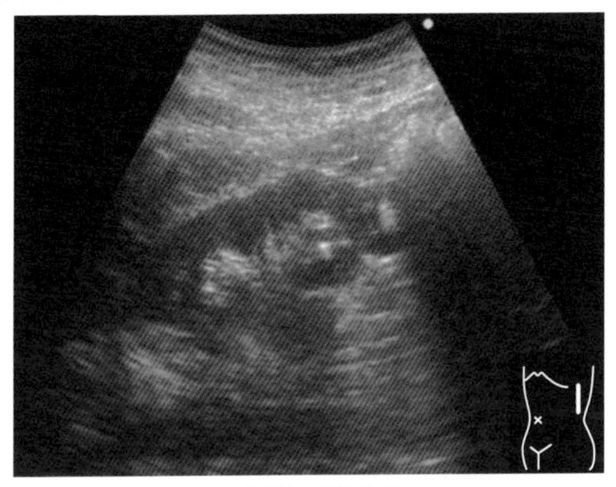

左腎：低形成

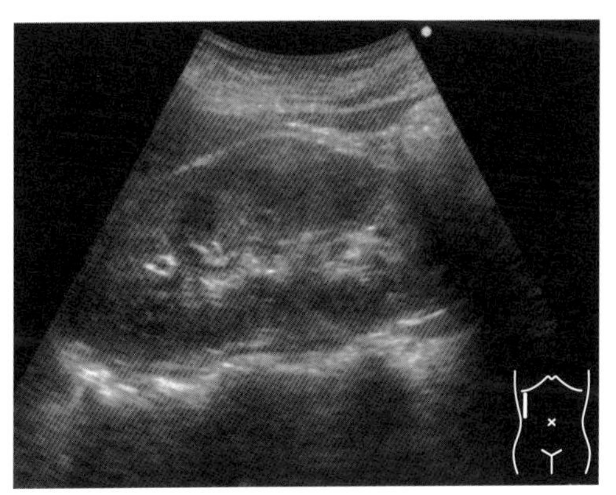

右腎：代償性肥大

腎を形成するには至らなかった場合は無形成，矮小である場合は低形成または矮小腎といい，対側の腎には代償性肥大が見られる．

◇ 重複腎盂尿管（duplicated renal pelvis and ureter）

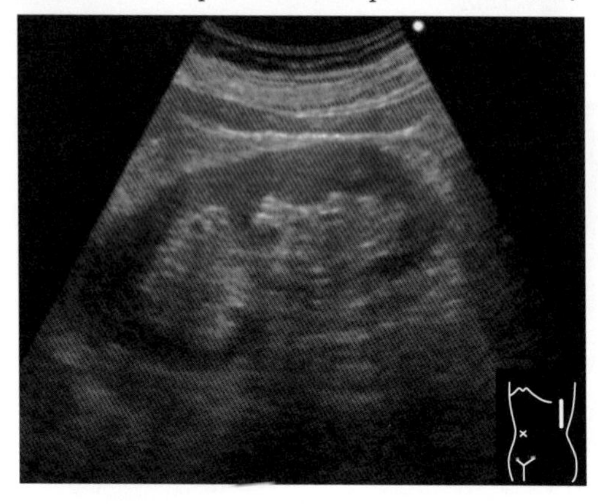

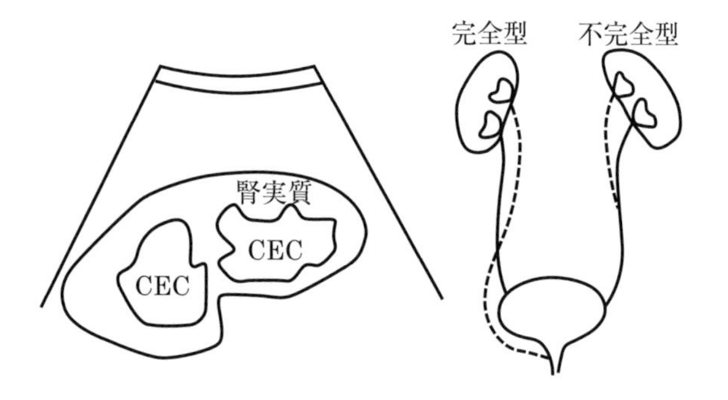

ひとつの腎内に重複した腎盂が存在する．それぞれの腎盂から尿管が出て，尿管が膀胱まで分かれている完全型（図中右腎）と，途中で合流する不完全型（図中左腎）がある．完全型では，上位腎盂尿管は下位腎盂尿管より末梢に異所開口する．

◇ 馬蹄腎（horseshoe kidney）

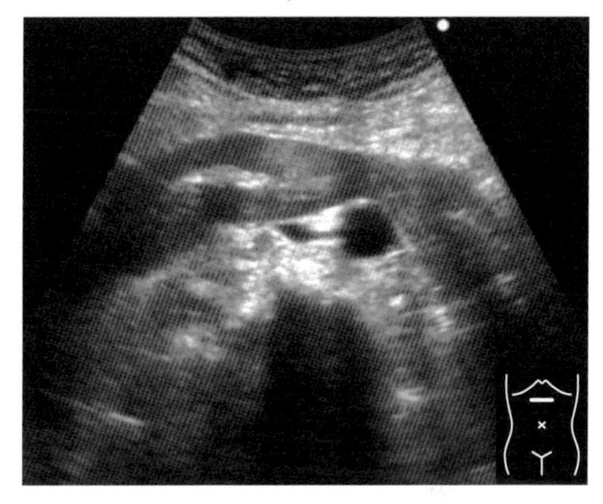

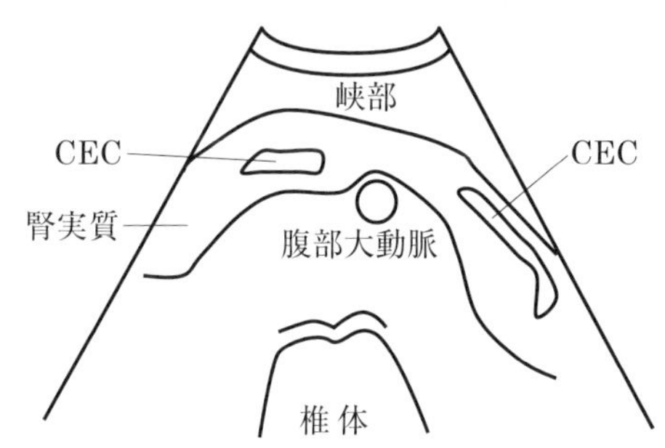

融合腎の１つで両腎下極が融合した先天性奇形で，馬蹄形をなし，両腎の長軸は逆「ハ」の字となる．融合部を峡部と呼び，尿管は峡部の腹側を走行する．

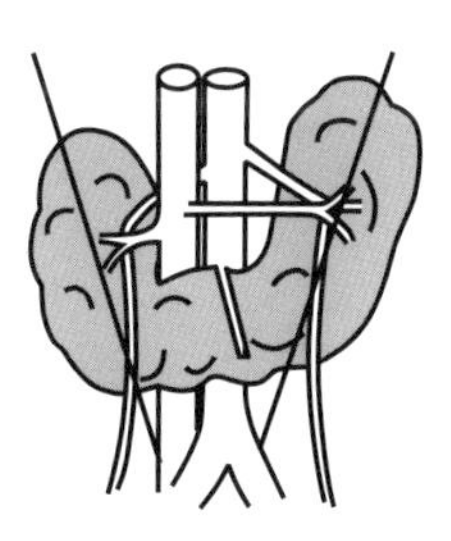

◇ 慢性腎臓病（chronic kidney disease）

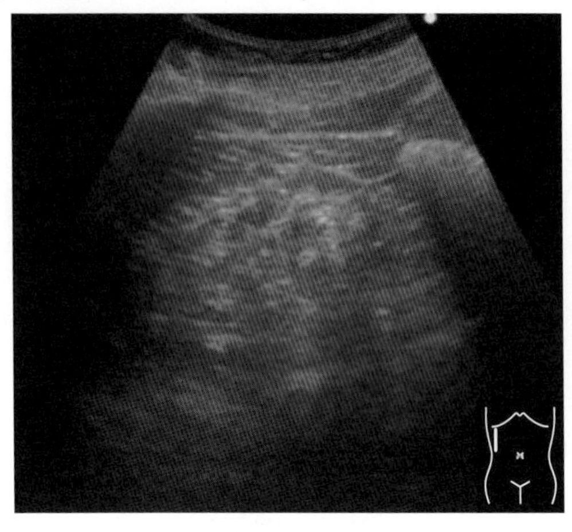

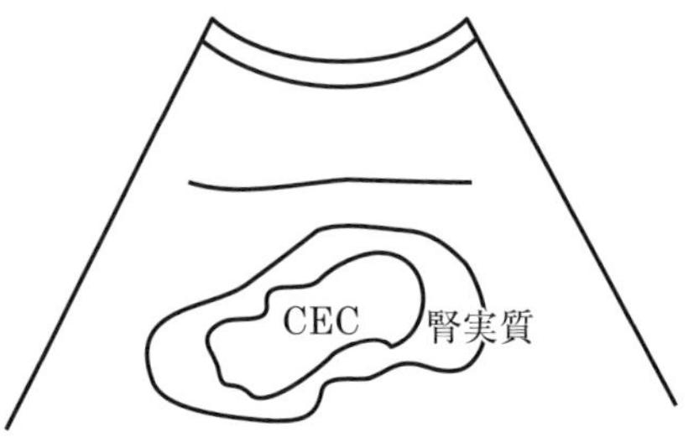

慢性腎臓病の病期が進行した像である．腎実質のエコーレベルは上昇し，中心部エコー像は不明瞭となる．また，腎実質の菲薄化により萎縮する．石灰化，嚢胞性変化を伴う．

> 長期透析患者の腎臓に嚢胞が多発し，数，大きさが増大していくものを後天性腎嚢胞といい，腎癌の合併率が 3 ～ 5% と高い．

◇ 腎結石（renal stone）

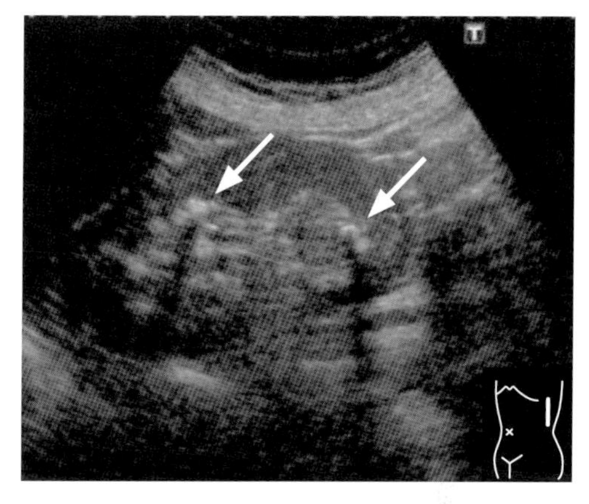

腎盂腎杯内に音響陰影を伴うストロングエコーを示す．シュウ酸カルシウム結石，リン酸カルシウム結石が約80% と多く，X 線陰性結石である尿酸結石，シスチン結石，キサンチン結石も，超音波で描出可能である．

◇ 尿管結石（ureteral stone）

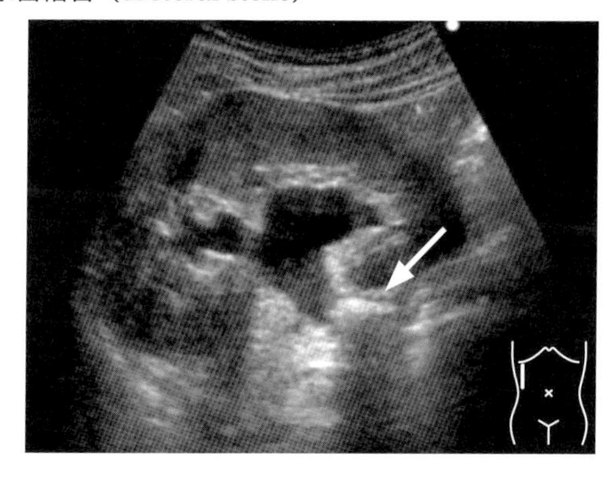

尿管内に音響陰影を伴うストロングエコーを示し，尿管の生理的狭窄部（腎盂尿管移行部，尿管総腸骨動脈交差部，尿管膀胱移行部）に多く腎側の尿路の拡張を伴う．症例は腎盂尿管移行部結石で水腎症を伴う．

◇ 水腎症（hydronephrosis）

尿の通過障害により腎盂腎杯が拡張した状態で，腎中心部エコー像が解離し無エコー域を示す．高度の水腎症では，腎盂腎杯は嚢胞様に拡大し腎実質が菲薄化する．

結石，腫瘍などの原因疾患を追求する．また，水腎症に内部エコーがあれば血腫や膿瘍または腎盂腫瘍が疑われる．

エレンボーゲンの分類

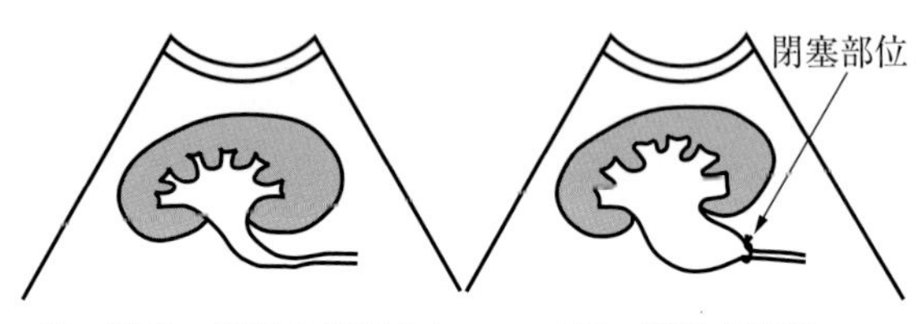

0度：腎盂・腎杯の拡張なし

1度：軽度水腎症
CECの解離

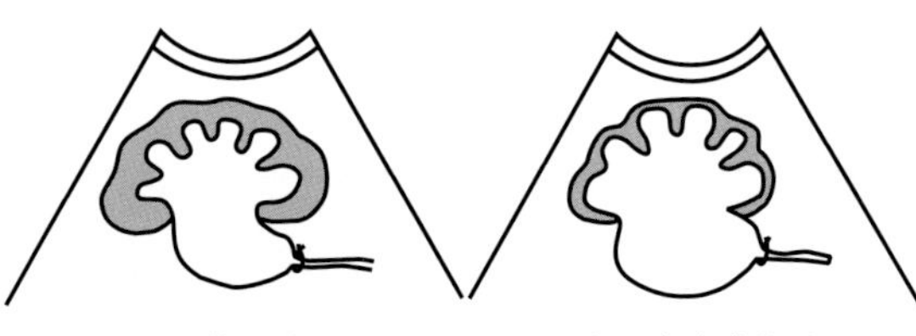

2度：中等度水腎症
CECの明瞭な解離

3度：高度水腎症
腎実質の菲薄化

◇尿管結石（ureteral stone）

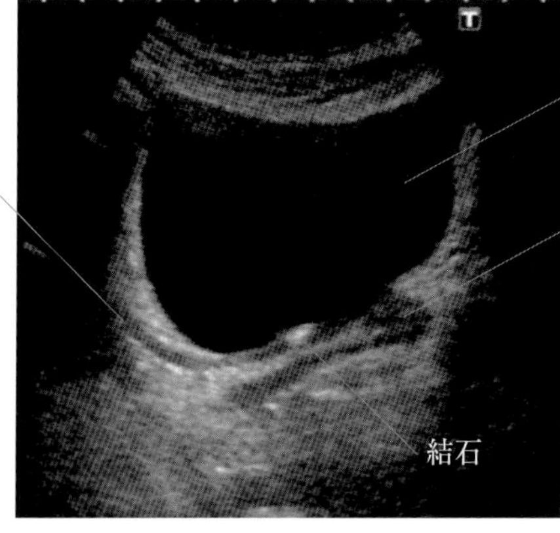

下部尿管結石の尿管膀胱移行部結石は，膀胱を音響窓として走査する．尿管膀胱移行部に尿管拡張を伴う結石が高エコーとして描出される．

腹部単純 X 線写真では下部尿管結石と静脈石（内腸骨静脈の末梢枝の静脈血栓の石灰化したもの）との鑑別が問題となるが，超音波では尿管が確認できるので鑑別は容易である．

> 下部尿管結石は水腎症を伴わない場合があり，尿管結石が疑われる場合は，膀胱に尿を溜め下部尿管結石の有無を観察する必要がある．
>
> 小さな結石は，音響陰影が不明瞭である．

◇ 単純性腎嚢胞（renal cyst）

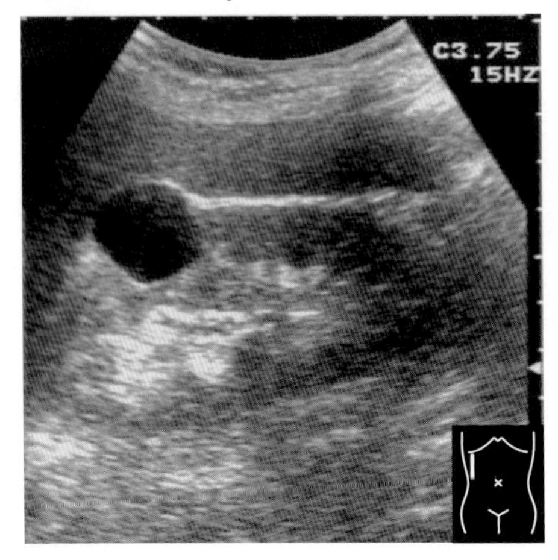

類円形を示し，内部エコーが無く後方エコーの増強を伴う.

・腎盂腎杯部にできる嚢胞は，傍腎盂嚢胞（parapelvic cyst）と呼ばれる（下図）.

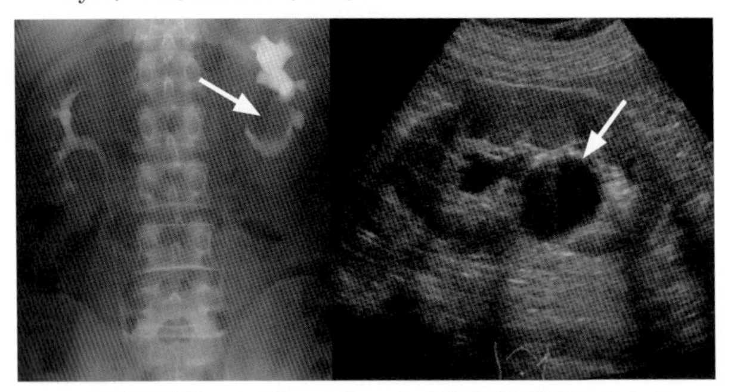

傍腎盂嚢胞の圧排により，上中腎杯拡張がみられる

囊胞内に出血や感染などを合併したものは complicated cyst と呼ばれ，内部エコーを認める.

◇ 多発性嚢胞腎（polycystic kidney）

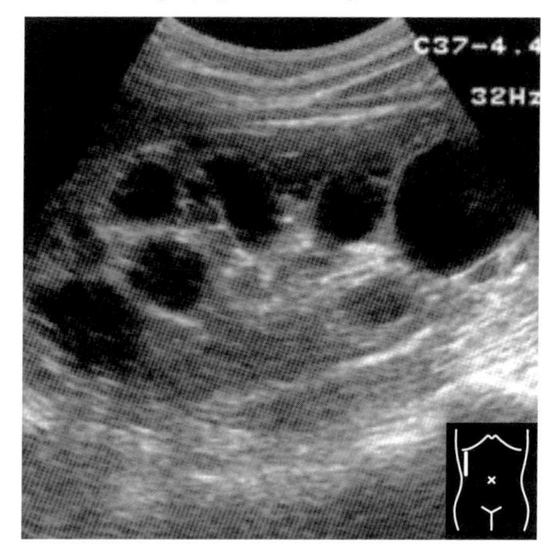

両側腎に多数のさまざまな嚢胞を形成する疾患．腎実質は薄くなり，CEC も不明瞭となる．

症例は常染色体優生多発性嚢胞腎．

常染色体優性多発性嚢胞腎（ADPKD）
①常染色体優性遺伝
②肝臓・膵臓・脾臓に嚢胞が合併することが多い
常染色体劣性多発性嚢胞腎（ARPKD）
①常染色体劣性遺伝
②集合管の拡大により微小嚢胞が形成されるため，嚢胞壁の反射により内部エコーは，高輝度となる．

肝，膵，脾にも嚢胞の合併が見られ（特に肝嚢胞の合併が多い）多嚢胞病（polycystic disease）とよばれる．

嚢胞のうち，充実性エコーを呈した所見があれば，CT などにより質的診断が必要である．

◇ 腎血管筋脂肪腫（renal angiomyolipoma）

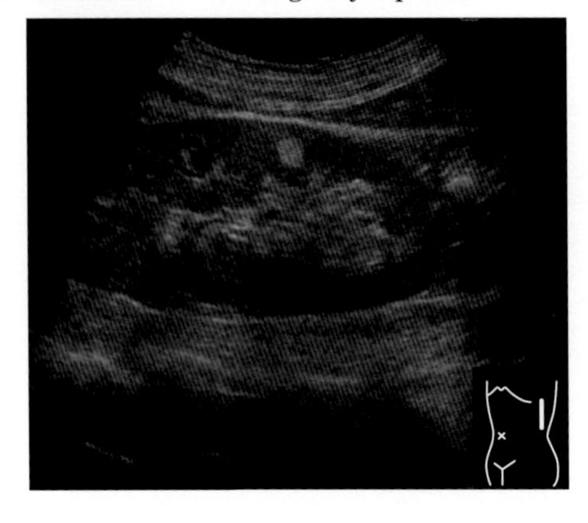

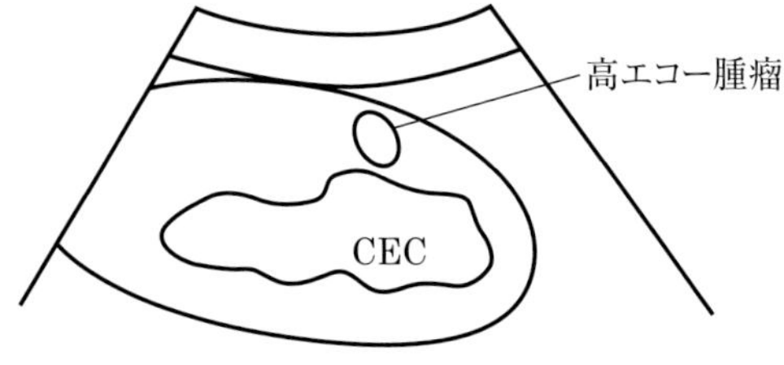

血管，平滑筋，脂肪成分よりなる過誤腫で，境界明瞭な類円形の高エコー腫瘤像を示す．

血流信号は乏しく，脂肪成分が少ないとエコーレベルは低下する．また，大きいものでは内部エコーは不均一となり，腎外側へ突出する場合もある．

腎細胞癌との鑑別については，下記の診断基準案を参照するとよい．

腎細胞癌と他の腎腫瘤性病変の鑑別（274 頁）参照

◇ 腎細胞癌（renal cell carcinoma）

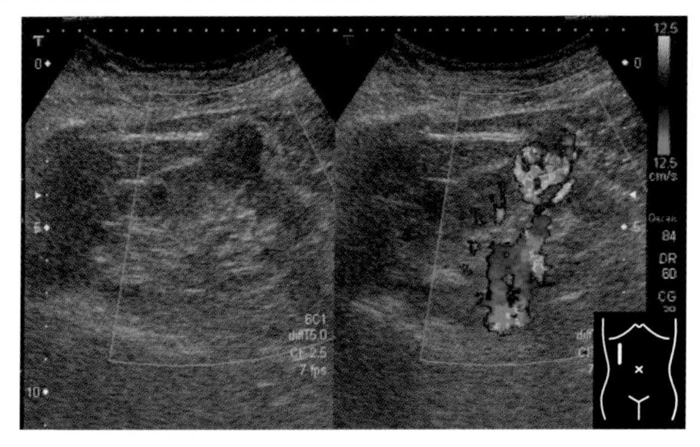

近位尿細管上皮より発生する悪性腫瘍．類円形の腫瘤で，膨張性発育を示し腎外側へ突出する．エコーレベルは低〜等エコーを呈するものが多い．多血性腫瘍で腫瘤内の血流信号は豊富である．腫瘍内に出血や壊死を伴うと高エコーや無エコー域が混在し不均一となる．腎静脈，下大静脈への腫瘍塞栓を生じやすい．

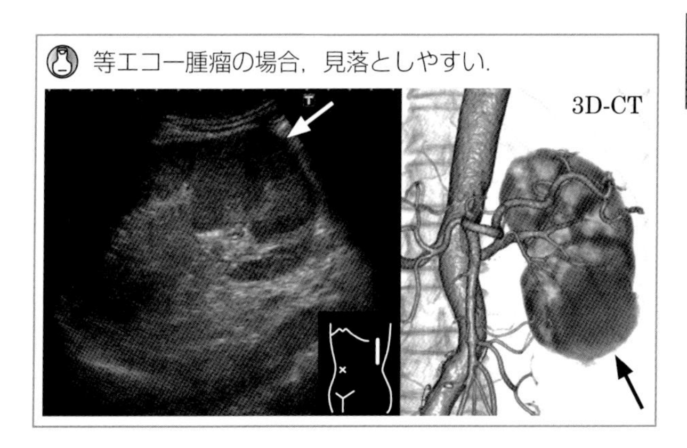

等エコー腫瘤の場合，見落としやすい．

◇ 腎盂癌（renal pelvic carcinoma）

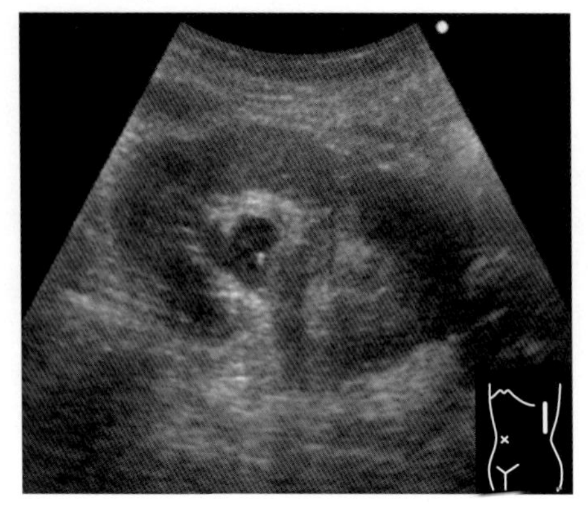

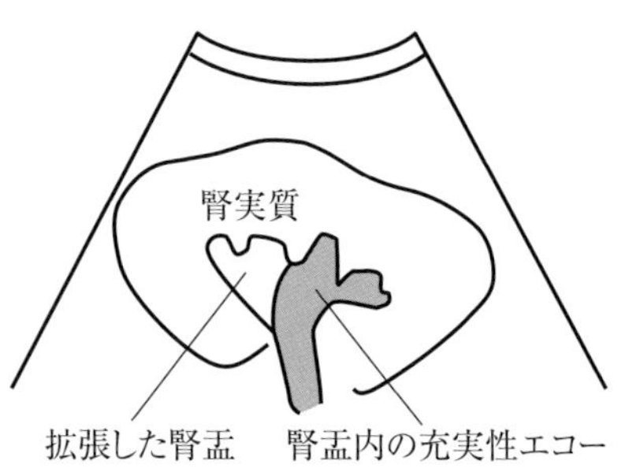

腎盂腎杯粘膜より発生，腎盂癌の 80% は移行上皮癌である．

腎盂内に腎実質と同等または低エコーの腫瘤像を示し，水腎症を伴うことが多く多中心性発育をする．乏血性腫瘍で腎盂腫瘍内には血流信号はみられない．

◇副腎腺腫（adrenal adenoma）

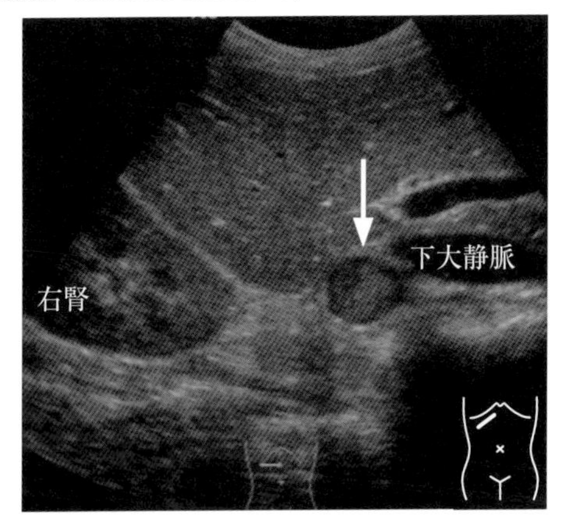

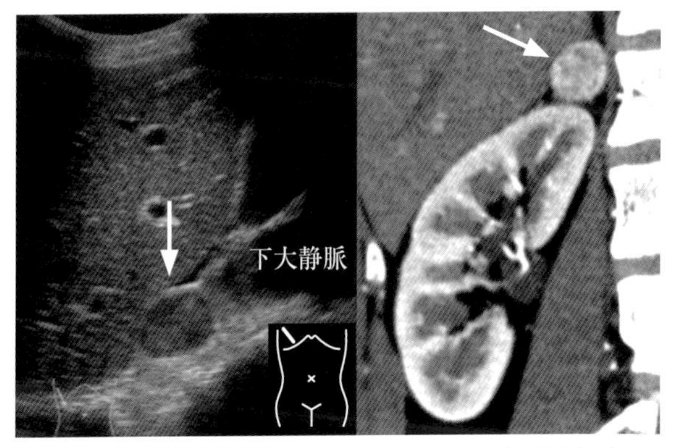

症例　褐色細胞腫　　　　造影 CT（冠状断面）

境界明瞭で類円形の低エコー腫瘤として描出される．腫瘍径が大きくなるにつれ，出血，壊死，石灰化などが見られ不均一になる．臨床的に機能性と非機能性に分けられ，機能性ではクッシング症候群やアルドステロン症などがある．偶発的に発見される副腎腺腫のほとんどは非機能性副腎腺腫のことが多い．

◇ 転移性副腎腫瘍（metastatic adrenal tumor）

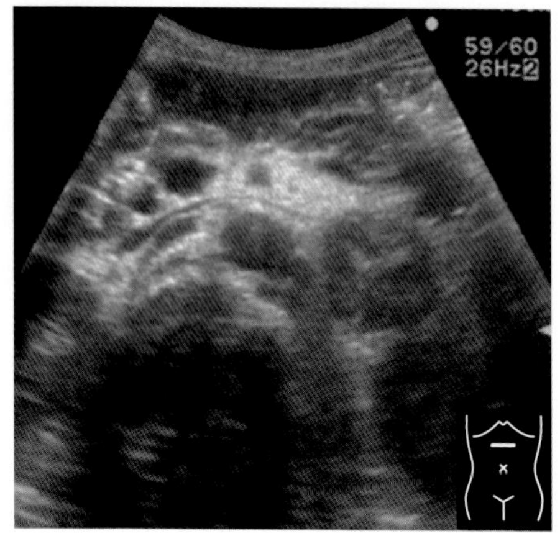

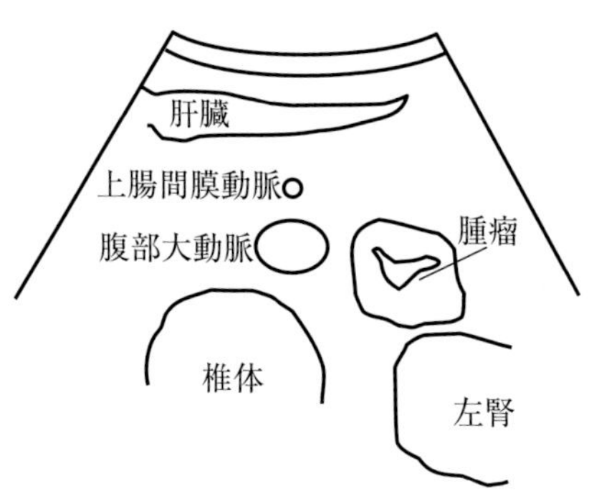

通常，転移性副腎腫瘍は不整形で不均一エコーを呈することが多い．腫瘍径が小さい場合は腺腫と同様な像を呈する．両側に見られることが多く，短期間で増大する．

原発巣としては，肺癌が最も多く，乳癌，悪性黒色腫，腎癌などにも多くみられる．

8. 腎血管性病変のチェックポイント

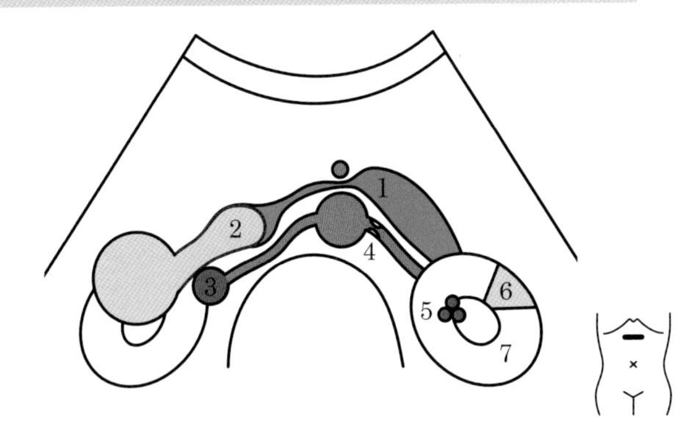

1. ナッツクラッカー現象：左腎静脈の拡張
2. 腫瘍塞栓
3. 腎動脈瘤
4. 腎血管性高血圧：腎動脈の狭窄
5. 腎動静脈瘻
6. 腎梗塞
7. 腎機能障害

腎血管解剖

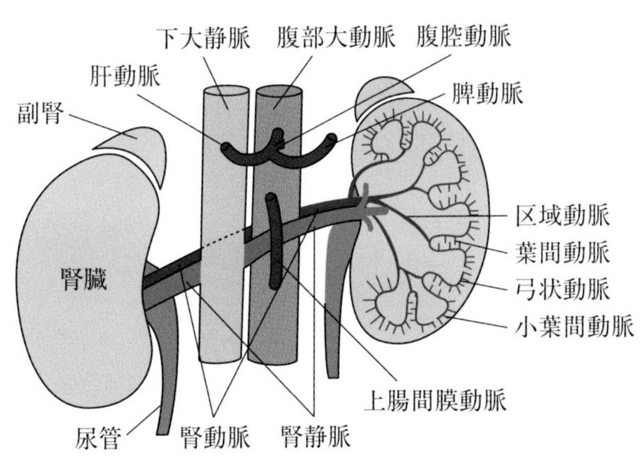

◇ナッツクラッカー現象 (nutcracker syndrome)

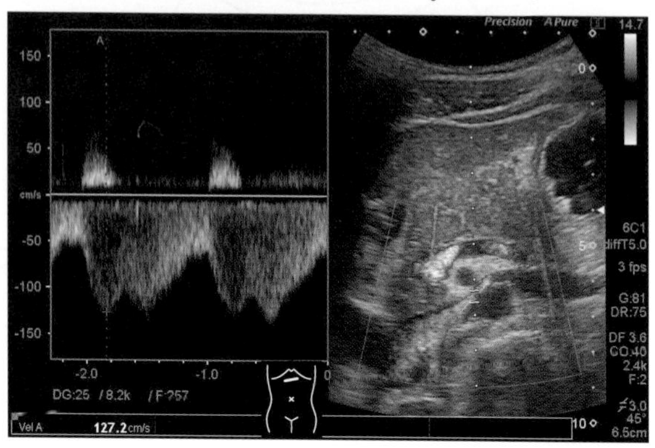

左腎静脈が腹部大動脈と上腸間膜動脈の間で圧迫されている．左腎静脈がうっ血した状態で静脈圧が上昇し，腎出血を来たす．

超音波所見は，腹部大動脈と上腸間膜動脈間の腎静脈径が 2mm 以下，これより左腎側の腎静脈径が 10mm 以上で本現象が疑われる．

パルスドプラ法にて狭窄部の最高血流速を測定し，簡易ベルヌーイ式 $\Delta P = 4{V_{max}}^2$ より下大静脈と左腎静脈の圧較差を求める．圧較差が 3mmHg を越えると静脈より尿路へ破綻が起こり血尿となる．

◇ 腎血管性高血圧（renovascular hypertension）

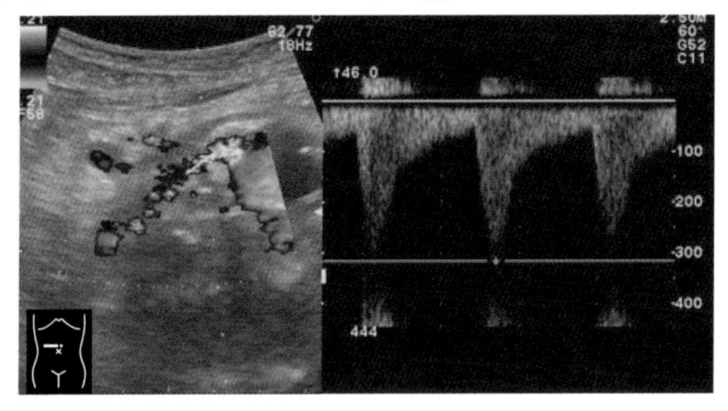

腎血管性高血圧の原因となる腎動脈狭窄には，粥状硬化，線維筋性異形成（FMD），高安動脈炎がある．粥状硬化が最も多く，中枢側に好発し両側性で，高齢の男性に多い．

カラードプラ法で腎動脈にモザイクフローを認めれば狭窄を疑い，収縮期最高血流速度（PSV）が 1.8m/sec 以上，または renal aortic ratio（RAR）：腹部大動脈と腎動脈の PSV 比が 3.5 を超えれば有意狭窄といえる．

症例は右腎動脈起始部に粥状硬化による狭窄があり，パルスドプラにて狭窄部に 3m/sec を超える血流を認める．

	粥状硬化	FMD	高安動脈炎
年齢	高齢	若年～中年	若年
性別	男性	女性	女性
好発部位	中枢側	中部～末梢側	起始部
患側	両側	片側	両側
その他特徴	動脈硬化性 高頻度	数珠状病変 頻度約 10%	炎症所見

注）腎動脈は左右とも複数存在する場合が約 15% あるので注意する．

◇ 腎動静脈瘻（renal arteriovenous fistula）

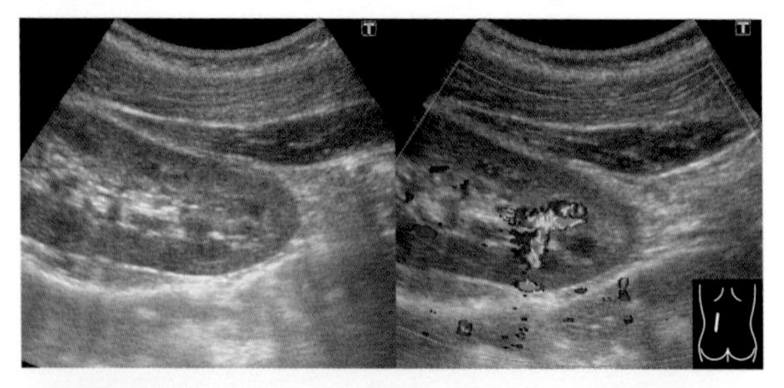

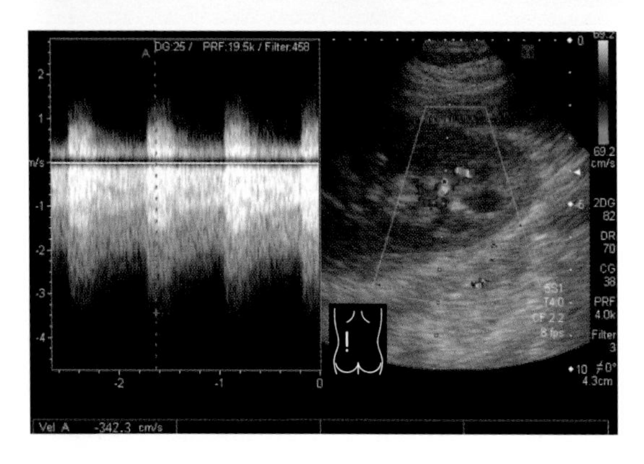

腎内で動脈系と静脈系の血管が異常な交通をもったもので，先天性（腎動静脈奇形とも呼ばれる）と後天性（外傷性や医原性）の動静脈瘻がある．症例は腎針生検後の後天性腎動静脈瘻である．

瘤形成がない場合は B モードのみでは診断は困難である．カラードプラでモザイク状にカラー表示され，パルスドプラでは病変部血流速度は高速乱流となり，拡張末期の血流が上昇する．

◇ 腎梗塞（renal infarction）

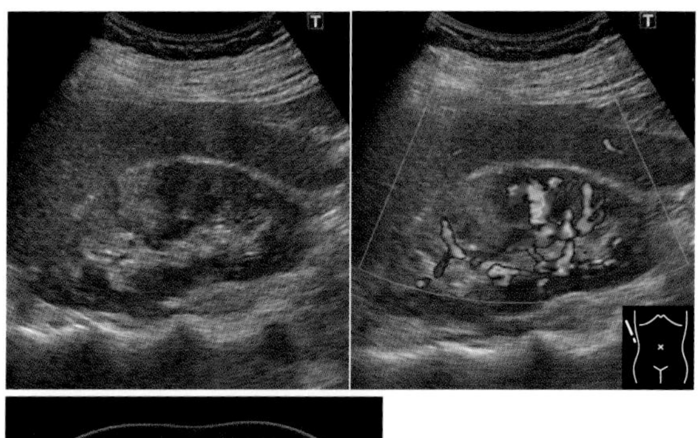

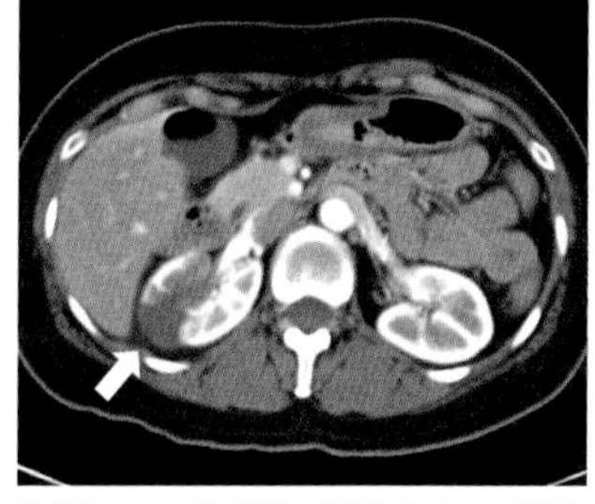

造影CT：造影欠損域として描出

腎動脈の閉塞により腎組織が壊死に陥る病態で，心房細動などによる血栓や手術，カテーテル手技などに起因して発症することが多い．

急性期は，B-mode のみでは診断が困難なことが多く，カラードプラで欠損域として描出される．

コツ：流速レンジを低くし，カラーゲインを高くして多方向から観察するとよい．

◇ 腎機能障害（renal dysfunction）

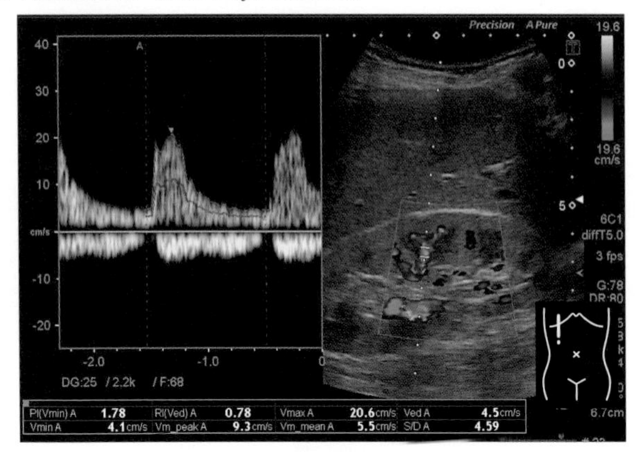

糸球体に障害が生じると血流の流れが悪くなり，末梢血管抵抗が上昇する．腎葉間動脈血流波形から抵抗係数（resistance index：RI）を求め，0.7 以上は腎機能障害を疑う．腎エコーレベルの上昇や腎萎縮よりも早く腎機能障害を指摘することができる．

＊加速時間（acceleration time：AT）の延長 100m/sec 以上（正常は 70msec 未満）を認めた場合は，中枢則の狭窄病変（腎動脈狭窄など）を疑う．

10. アーチファクト

◇ twinkling artifact

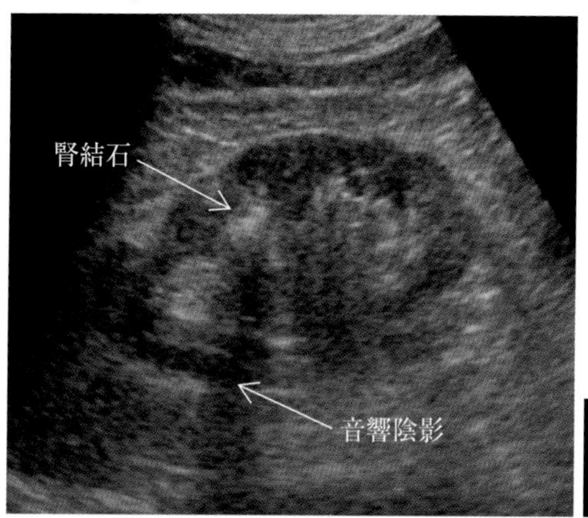

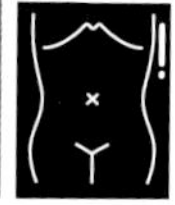

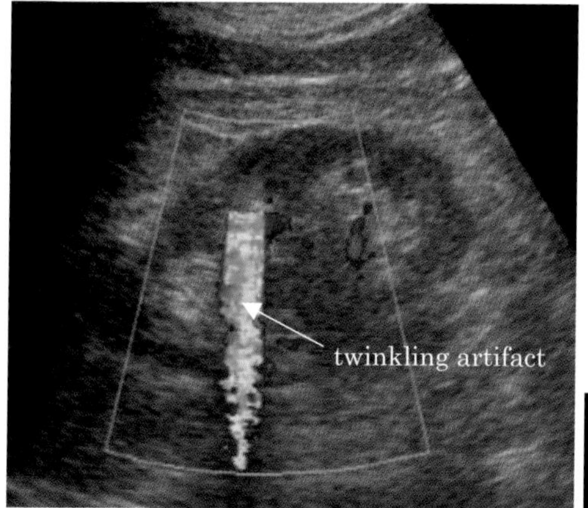

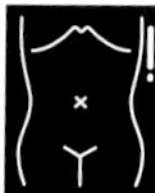

結石などの強い反射体の後方に出現するモザイク状カラー帯で，結石内の微小反射体で生じるランダム反射が方向やドプラ偏移が定まらない信号としてカラー表示されたものである．速度レンジを変更しても同様に表示される．

尿路結石や膵石等の検出に有用で，症例は左腎結石に認めた twinkling artifact である．

第9章　膀胱・前立腺

1. 解　剖

1）膀胱

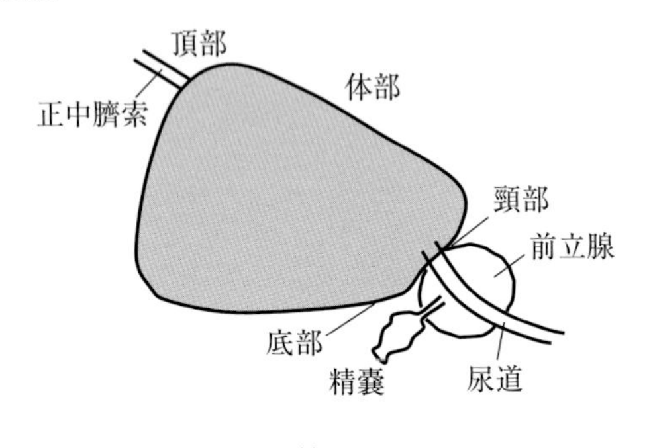

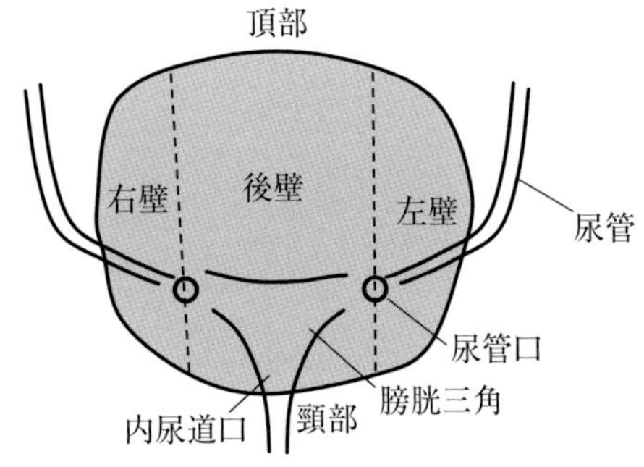

膀胱は骨盤内最下部に位置し，恥骨結合の背側にあり，男性では直腸の前，女性では膣と子宮の前に存在する嚢状の管腔臓器である．

膀胱は大きく頂部，体部，底部に分けられ，尿膜管は閉鎖し正中臍索として頂部に付着している．体部は前後左右の壁に分けられ，底部の粘膜面は両側の尿管口と内尿道口を結ぶ三角形をしており，膀胱三角と呼ばれる．

膀胱頸部とは膀胱の出口にある輪状の部分をいう．

2）前立腺

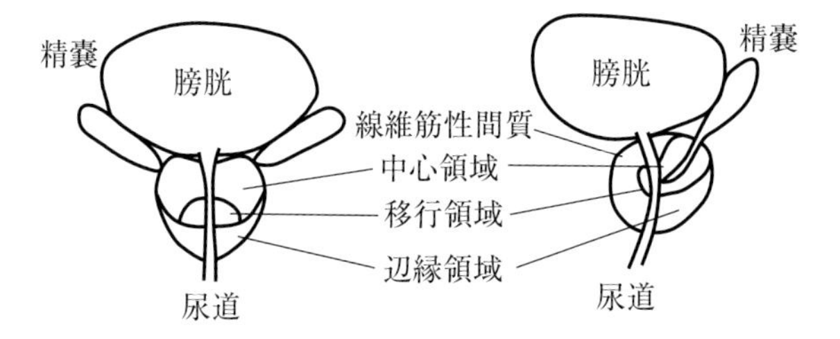

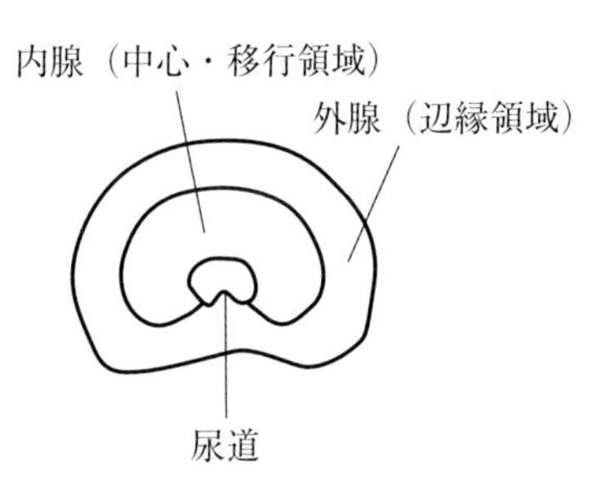

前立腺は膀胱の尾側に接し，尿道を取り囲むように存在する生殖器である．前立腺の背側は，直腸が隣接している．

正常前立腺は栗の実のような形で，移行領域と中心領域からなる内腺と，辺縁領域からなる外腺からなる．

一般的に前立腺肥大症は移行領域から発生し，前立腺癌の約 70% は辺縁領域から発生する．

2. 基本走査法

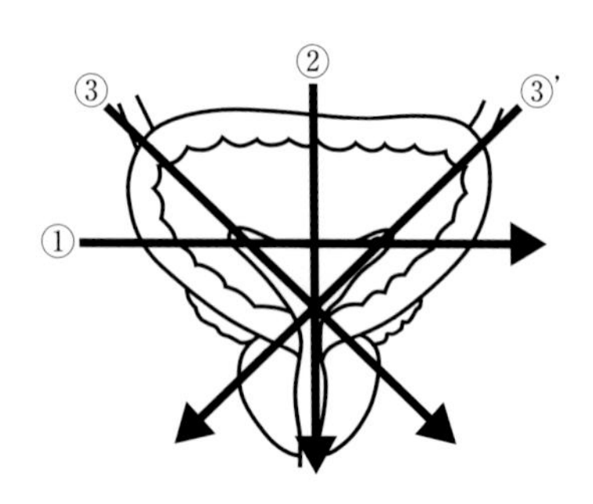

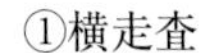
①横走査

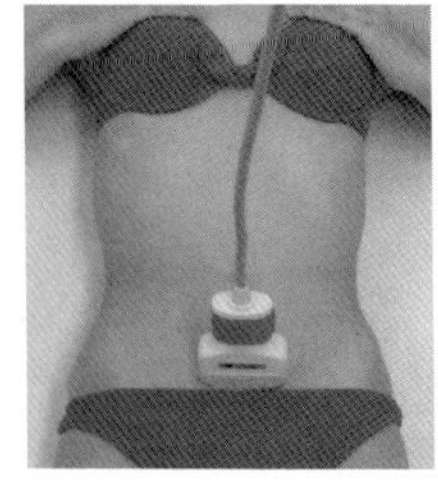

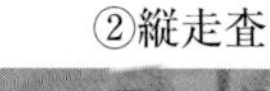
②縦走査

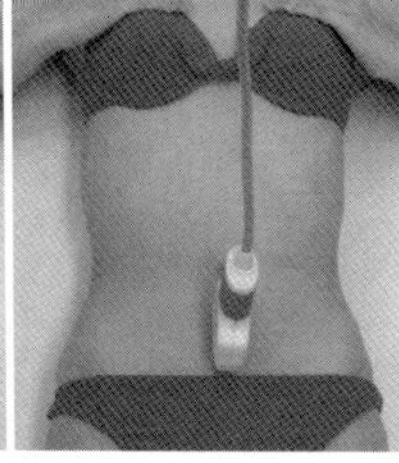

③斜走査

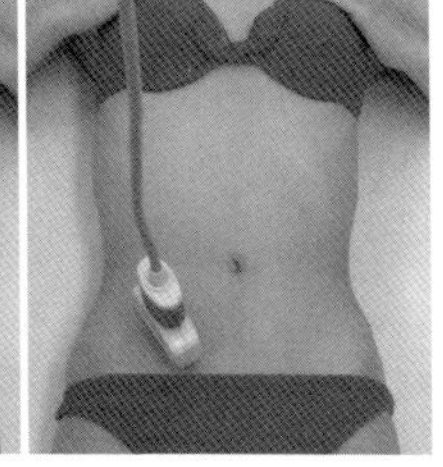

恥骨の頭側から横走査（①），縦走査（②），斜走査（③）を行うが，前立腺の観察はプローブを斜めにあて，恥骨の背側を覗き込むように走査する．

検査のポイント

□膀胱内が尿で充満している必要がある（尿が 150 ～ 200ml ほどあれば観察可能）．

□尿が充分あっても消化管ガスにより見にくい場合は，体位変換をするとよい．

最大充満状態（500ml 以上）の蓄尿は，体表との距離が大きくなり深部が見にくくなる．

1）横走査（男性）

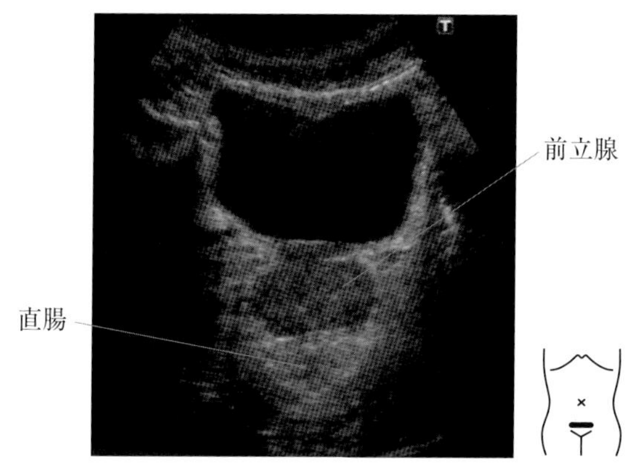

膀胱の形状は尿量により変化し，内部は無エコーに描出される．男性では，膀胱と直腸間に前立腺が描出される．

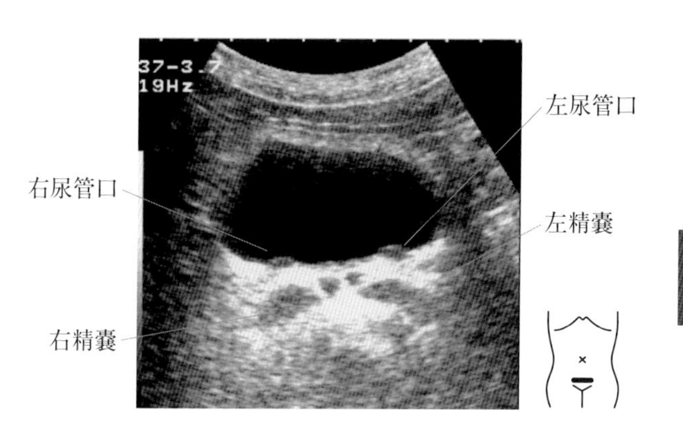

尿管口は低い隆起として描出され，尿管口の背側には男性では精嚢が描出される．

2）縦走査（男性）

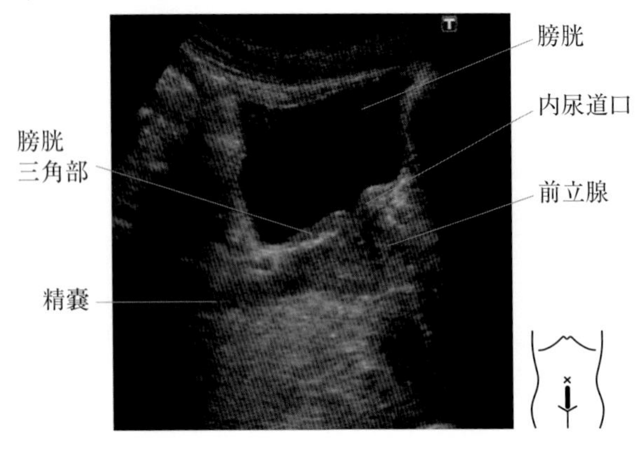

両尿管口と尿道口を結ぶ膀胱三角部は，壁がやや厚く描出される．男性では，膀胱の背側に前立腺，前立腺の頭側に精嚢が描出される．

3）斜走査（男性）

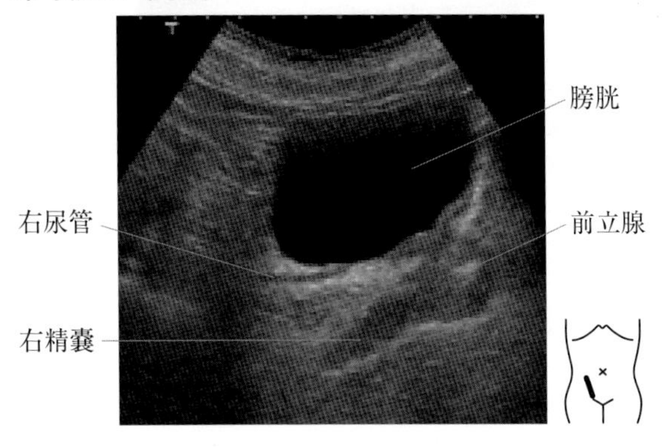

右下部尿管を長軸に描出した像である．

下部尿管内の結石や腫瘍を疑う場合や，尿管と膀胱の関係を評価する際に走査する方法である．

膀胱容積

膀胱容積は膀胱を楕円体とみなし，横走査，縦走査で最大割面を描出し，下図のように計測する．

膀胱容積＝縦径（H）× 横径（W）× 上下径（L）× π / 6

 π /6 を 0.52 または 0.5 に近似してもよい．

膀胱容積は成人で約 300ml であるが，個人差が大きい．排尿後に残尿が 50ml 以上あれば有意である．

・計測法 1

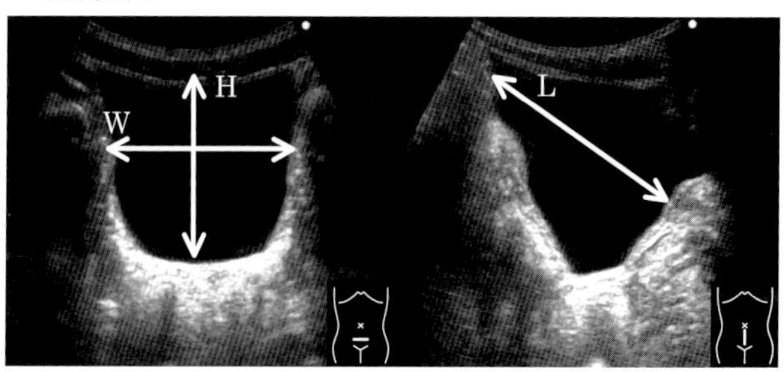

・計測法 2

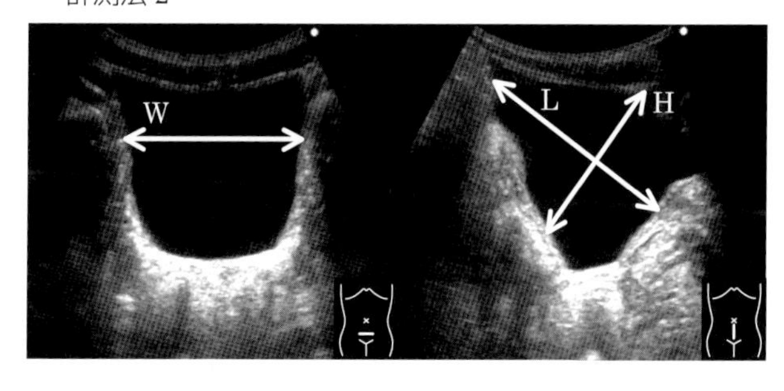

前立腺容積

前立腺容積は横走査および縦走査でそれぞれ最大割面を描出し，下図のように計測する．

前立腺容積＝縦径（H）× 横径（W）× 上下径（L）× π / 6

> π /6 を 0.52 または 0.5 に近似してもよい．

・正常値の目安

縦径（H）3cm, 横径（W）4cm, 上下径（L）3cm 以下．

容積は 21.1 ± 5.6ml であるが個人差が大きい．

25ml 以上は肥大症を考慮し, 30ml 以上は肥大症とする．

> 容積が正常範囲内でも，形状が円形･球状であれは，肥大症を疑う．

・計測法 1

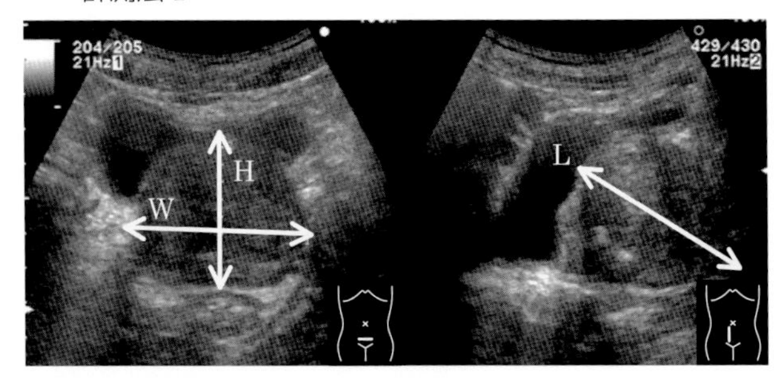

・計測法 2

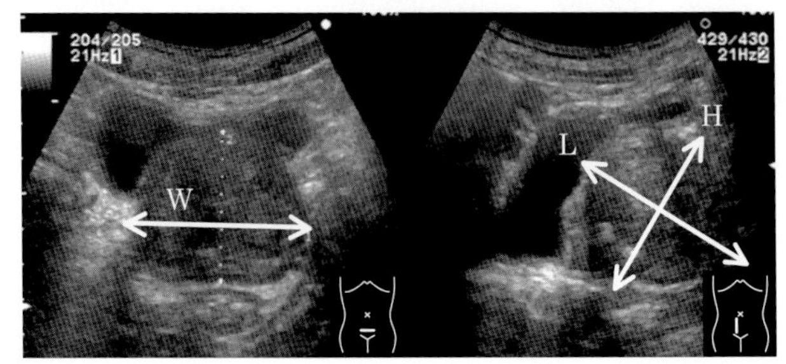

3. 膀胱・前立腺のチェックポイント

指摘可能な主な疾患を示す.

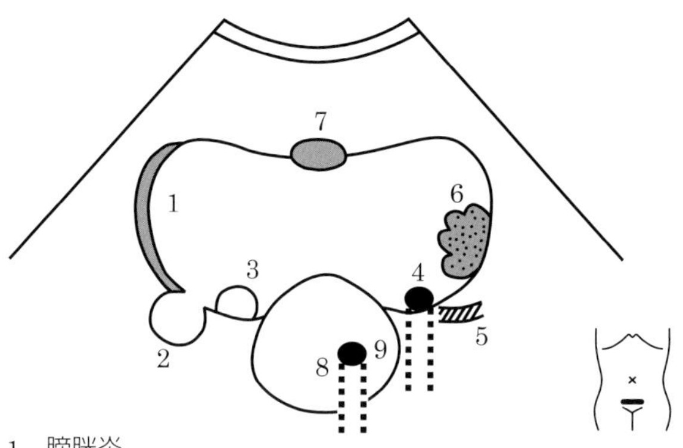

1. 膀胱炎
2. 膀胱憩室
3. 尿管瘤
4. 膀胱結石，下部尿管結石
5. 尿管腫瘍
6. 膀胱腫瘍 （乳頭状，広基性，上皮内癌は描出困難）
7. 尿膜管遺残，尿膜管嚢胞，尿膜管膿瘍，尿膜管腫瘍
8. 前立腺肥大，前立腺癌（早期の前立腺癌は指摘困難）
9. 前立腺結石（石灰化）

＊尿流ジェット

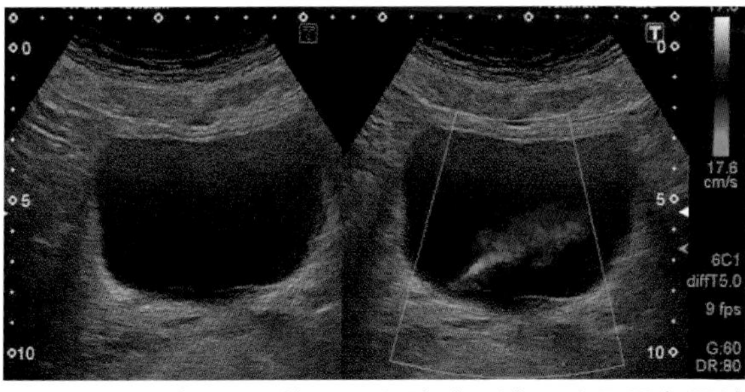

カラードプラで尿管口から膀胱へ流入する尿を尿流ジェットとして描出することができる.

蓄尿・排尿の異常

頻尿（urinary frequency）

排尿回数は個人差が大きいが，排尿回数が 1 日 8 回以上の場合を頻尿という．主な原因を示す．

□過活動性膀胱（自分の意思とは関係なく勝手に収縮する尿意切迫感）
前立腺肥大による膀胱過敏，脳や脊髄疾患，加齢など

□残尿（排尿後も尿が残る状態）
前立腺肥大，前立腺癌，糖尿病，腰部椎間板ヘルニア，子宮癌・直腸癌術後などによる排尿障害

□多尿（尿量の増加）
糖尿病，水分の多量摂取，薬剤（利尿剤）．

□尿路感染・炎症
膀胱炎，前立腺炎，尿路感染における膀胱知覚神経刺激．

□腫瘍
膀胱癌（血尿を伴うことが多い）の膀胱刺激症状

□心因性（通常夜間の頻尿はなく，起床時の排尿量は正常）

＊頻尿原因は様々であり，検査時における患者の臨床症状や現病歴および既往歴確認は重要である．
前立腺の大きさ，膀胱壁の状態，膀胱容量に注意する．

尿閉（urinary retention）

排尿できない，あるいは排尿後にも多量の残尿を有する状態で，前者を完全閉尿，後者を不完全閉尿といい，発症の経過により急性尿閉と慢性尿閉に分けられる．

□急性尿閉：突然に発症し完全尿閉であることが多い．主な原因は前立腺肥大症患者の飲酒・服薬（特に抗コリン薬），膀胱内の凝血塊や結石の嵌頓，尿道狭窄．

□慢性尿閉：緩徐に進行し，水腎症を伴うことがある．主な原因は前立腺肥大症，尿路悪性腫瘍，神経因性膀胱．

＊膀胱容量（残尿量）を確認し無尿との鑑別を行う．

4. 症　例

◇ 膀胱炎（cystitis）

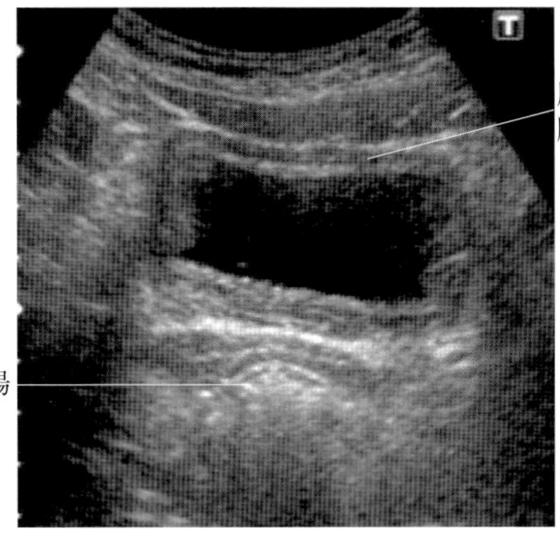

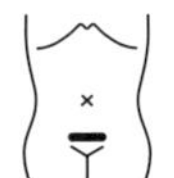

膀胱壁はびまん性に壁肥厚が見られ，壁のエコーレベルは低い．膀胱粘膜面は，急性期では凹凸が少ないが，慢性的な排尿障害があると不整になり，肉柱形成や濾胞，憩室などを生じる．

> 排尿後の膀胱は収縮しているため，壁が厚く描出される．

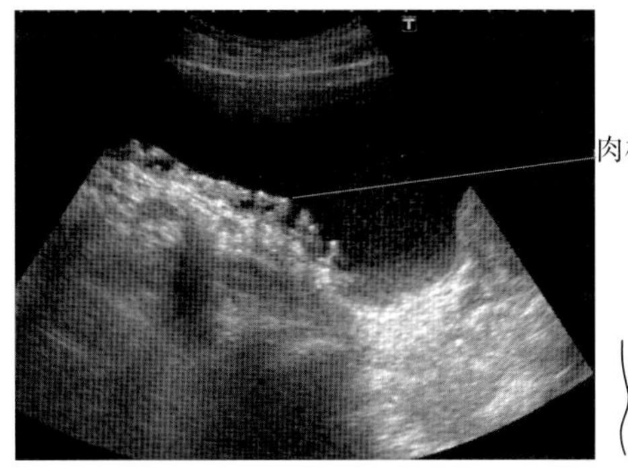

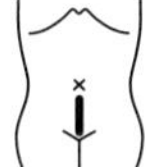

◇ 膀胱憩室（bladder diverticulum）

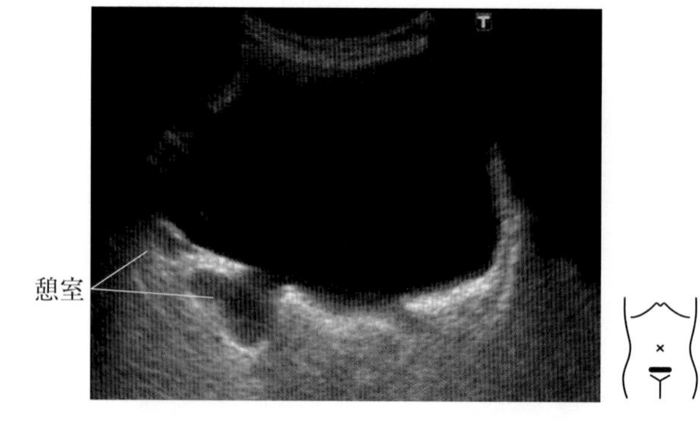

膀胱内圧が上昇し，膀胱粘膜が膀胱筋層の脆弱部位を貫いて壁外に嚢胞状に突出した状態である．筋層はなく多発することがある．

憩室内に尿が残り膀胱炎，憩室炎，憩室結石を起こしやすい．

◇ 膀胱結石（bladder stone）

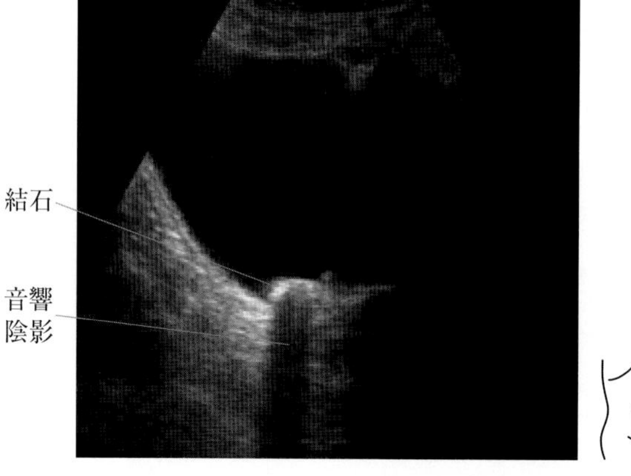

膀胱内に音響陰影を伴う高エコー像として描出される．体位変換により移動する．

◇ 膀胱癌（bladder carcinoma）

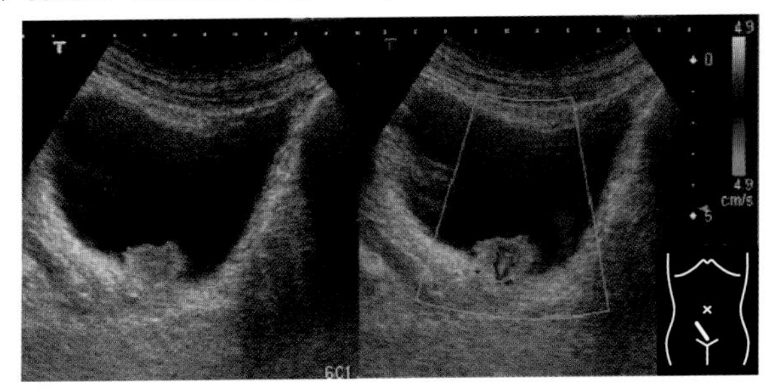

膀胱癌の多くは広基性の乳頭状腫瘤で，膀胱内に突出した充実性腫瘍として描出される．多発性のこともある．血流に富み，カラードプラで血流信号を，パルスドプラで拍動性の血流波形を認めることが多い．

痛みを伴わない血尿症例では，腫瘍の有無をチェックする．高齢男性，喫煙者に好発する．

石灰化を伴う腫瘍は膀胱結石と見間違えることがあるので体位変換で鑑別する．

コツ：膀胱腫瘍の好発部位は，後壁および膀胱三角部である．

◇ 前立腺肥大症（prostatic hypertrophy）

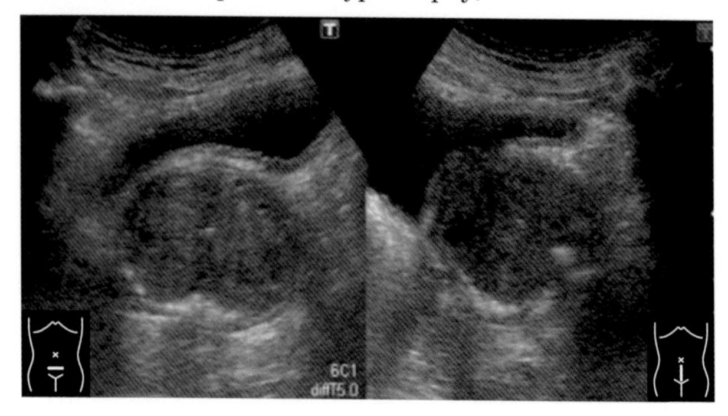

移行領域に形成される結節が，次第に肥大増殖して腺腫となる．肥大するにつれて三角形から円形へと変形し，膀胱内へ突出してくるが，左右対称である．

◇ 前立腺癌（prostatic cancer）

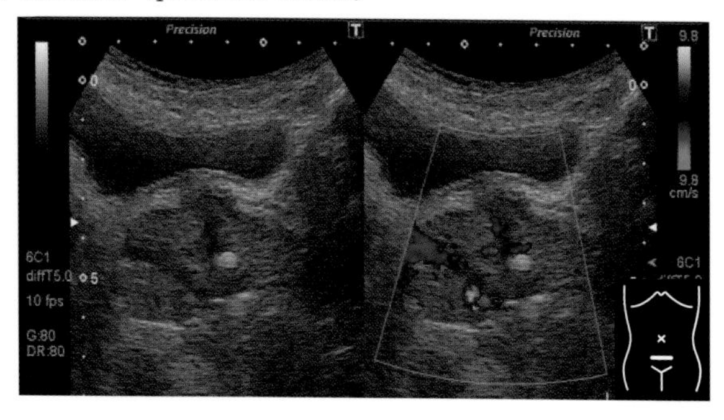

前立腺癌の好発部位は辺縁領域で，進行すると膀胱や直腸に浸潤しやすく，骨転移をきたす頻度が高い．

前立腺癌はエコーレベルが低く，血流に富み，前立腺の前後径優位な肥大，左右非対称，表面の凹凸不整が挙げられるが，早期の前立腺癌の指摘は困難である．

◇ 尿管瘤（ureter aneurysm）

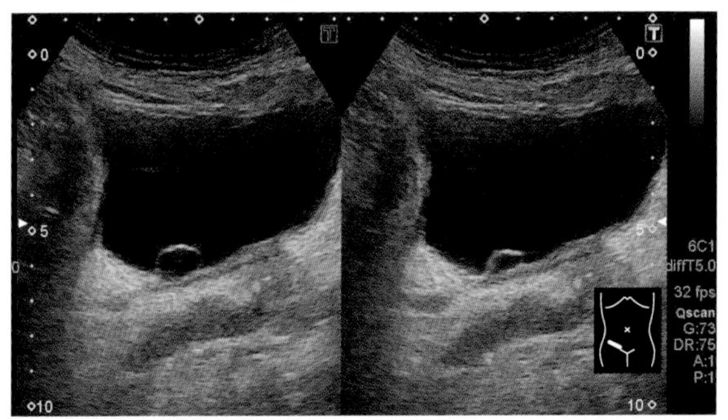

経時的変化

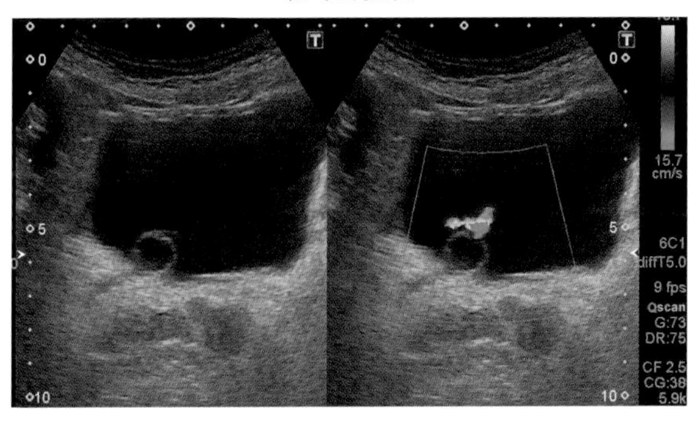

尿管下端部が膀胱側へ嚢状に拡張した先天異常で，膀胱尿管逆流（VUR）を伴うと尿路感染の原因となる．

尿管瘤の大きさは経時的に変化し，尿流に同期した周期性がみられる．カラードプラでは尿管瘤から膀胱内へ流入する尿流ジェットが確認できる．

5. ピットフォール

◇ 膀胱腫瘍？（膀胱内血腫）

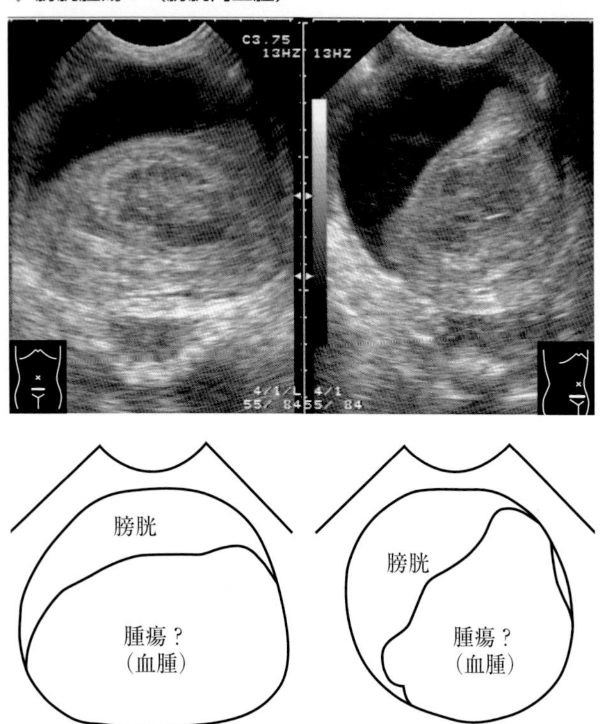

仰臥位にて，膀胱内に大きな充実性腫瘤像を認める．右前斜位の体位変換で移動が確認され，血腫が疑われた．カラードプラでは，血流信号は認めない．

肉眼的血尿の患者では，膀胱内の血液が凝固し，血腫を形成し，腫瘍のように描出される場合がある．

◇ 膀胱？（卵巣嚢腫）

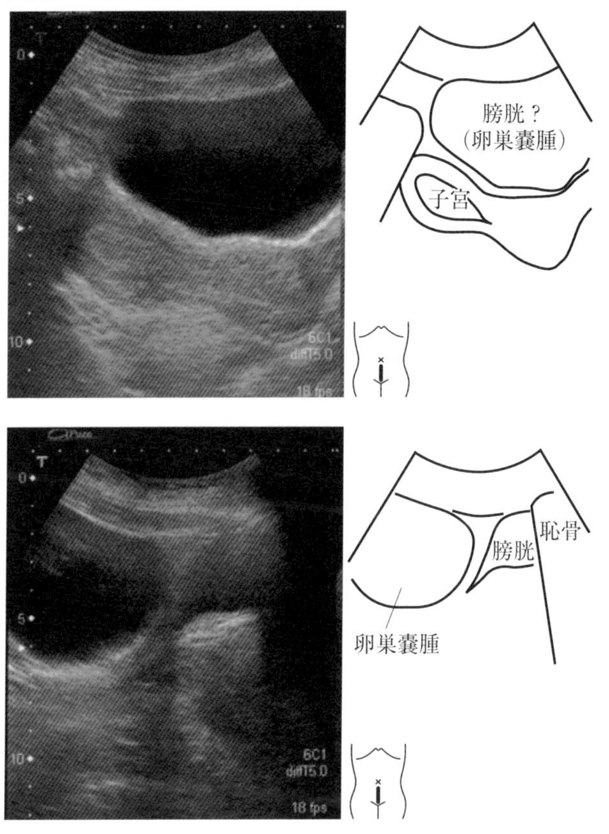

卵巣嚢腫は時に大きくなり，排尿時には膀胱のように描出される場合があり，膀胱との鑑別が必要である．

患者とコミュニケーションをとり，尿意の有無，排尿の有無を確認するとともに，尿管口の有無を確認する．

第 10 章　消化管

1. 解　剖

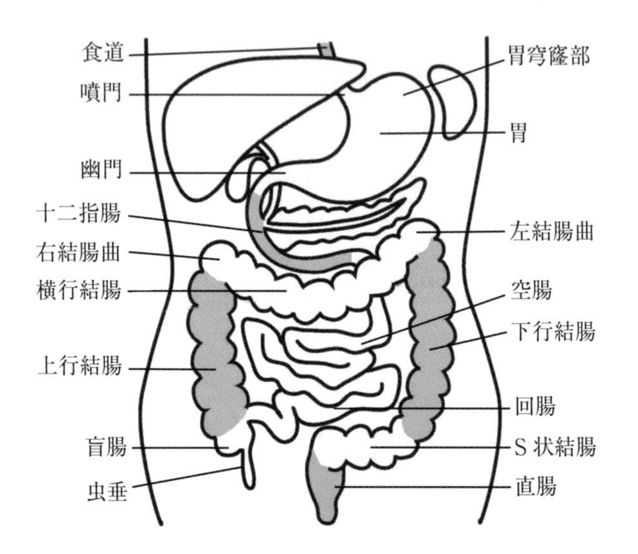

十二指腸，上行結腸，下行結腸，直腸は後腹膜に固定されているので容易に同定し走行を追うことができる．

胃，小腸（空腸，回腸），横行結腸，S 状結腸は固定されておらず可動性に富み，固定された消化管との連続性より同定する．

2. 消化管の超音波解剖

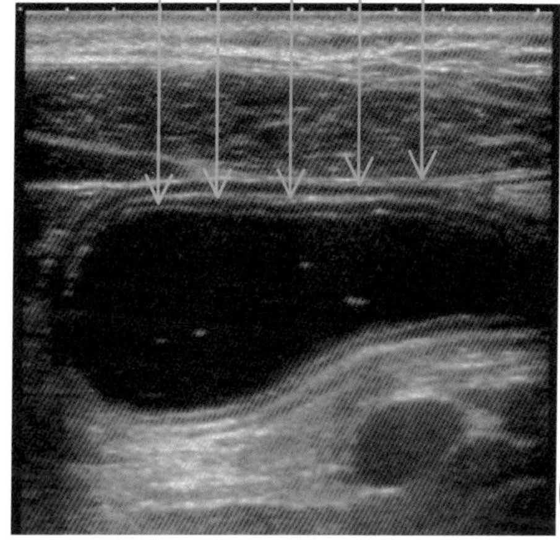

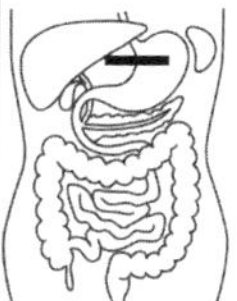

体表用高周波リニアプローブで消化管壁を観察すると，胃壁をはじめ消化管壁は 5 層構造として描出される（飲水法を用いているので後壁も明瞭に描出されている）.

内腔側より

第 1 層高エコー：境界エコーと粘膜
第 2 層低エコー：粘膜層
第 3 層高エコー：粘膜下層
第 4 層低エコー：固有筋層
第 5 層高エコー：漿膜と境界エコー

に相当する.

Point! 壁の層構造が保たれているかの判定は，第 3 層高エコーが明瞭に描出されているかで判定する.

＊飲水法：脱気水を 300 ～ 500ml 飲水してもらい，脱気水を音響窓として観察する方法.

3. 基本走査法

1）胃

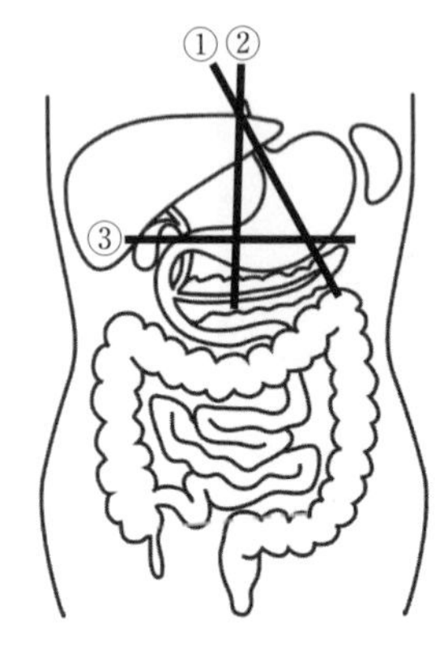

腹部食道から胃，十二指腸まで，左肋骨弓下走査，心窩部縦走査，心窩部横走査を用い系統的に走査する．

コツ：描出の妨げとなる消化管ガスはプローブによる圧迫や，体位変換（体部は左側臥位，幽門部は右側臥位）で移動させる．

①左肋骨弓下走査

肝臓を音響窓にして，扇状走査で腹部食道，噴門，胃穹隆部，胃体部を観察する．また，周囲リンパ節（No.1 ～ 4）の腫大に注意する．

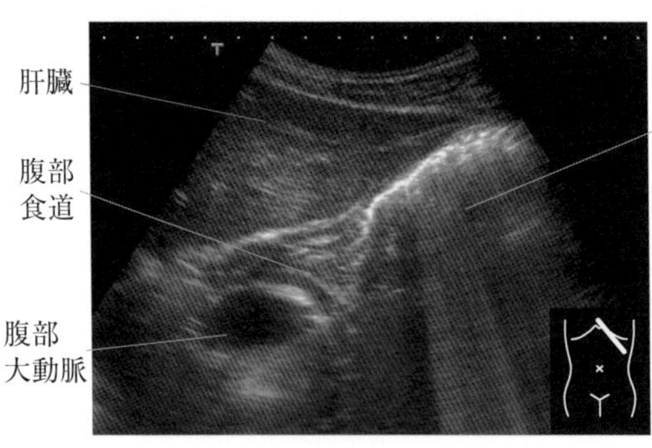

②心窩部縦走査

スライド走査にて胃体部，胃前庭部，幽門（短軸像）を観察する．

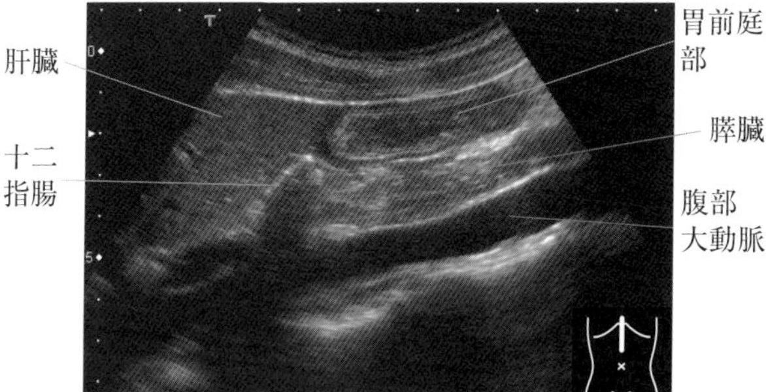

③心窩部横走査

スライド走査にて，腹部食道（短軸像）から胃体部，胃前庭部，幽門（長軸像），十二指腸を観察する．

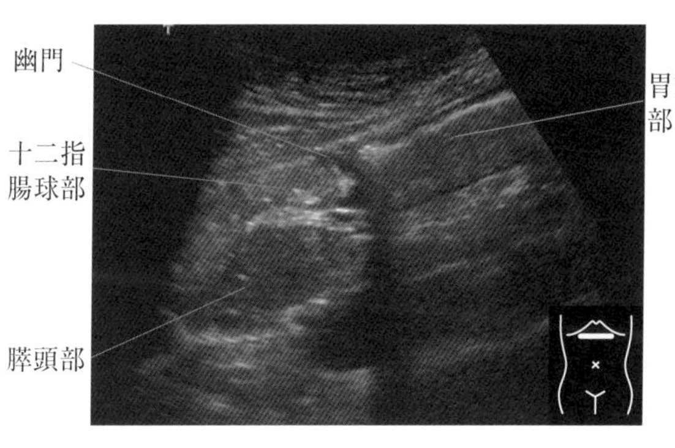

幽門は正常でも壁が厚く描出される．十二指腸球部はやせ型の人では肝に接する位置に，肥満型では肝から離れた幽門部背側に描出される．

コツ：右側臥位にすると消化管ガスが胃穹窿部に移動し，逆に胃液が幽門部に溜まり描出しやすくなる．

2）十二指腸・小腸

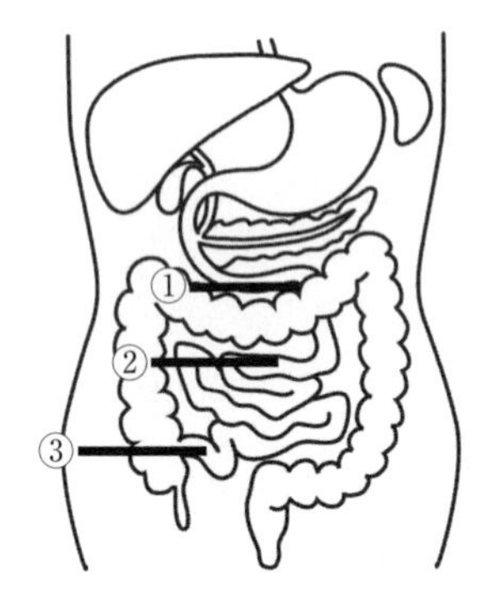

十二指腸は固定されているが，小腸（空腸と回腸）は固定されていないので，走行を追うことは難しいが，横走査および縦走査で左上腹部から右下腹部まで広く走査する．

①十二指腸

十二指腸は膵頭部をC字型に取り囲むように走行し，水平部は腹部大動脈と上腸間膜動脈の間を走行する．

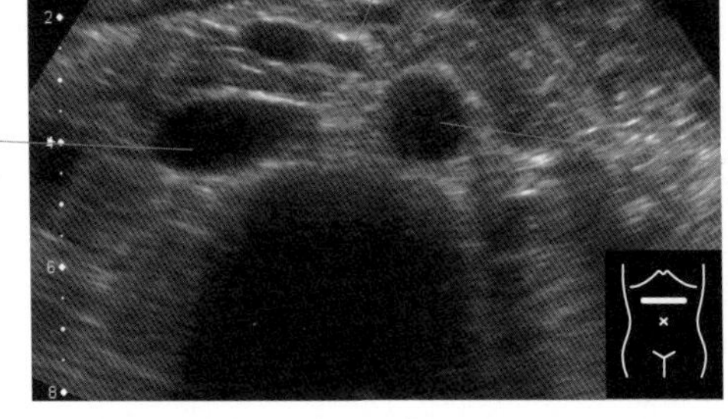

十二指腸水平部が，腹部大動脈と上腸間膜動脈に挟まれ口側が拡張することがある（SMA症候群）．

②空　腸

空腸は左上腹部に存在し，正常な空腸は収縮しており，襞の丈は高く，低エコー像としてみられる．これに付着する腸間膜がエコー輝度の高い像を示す．

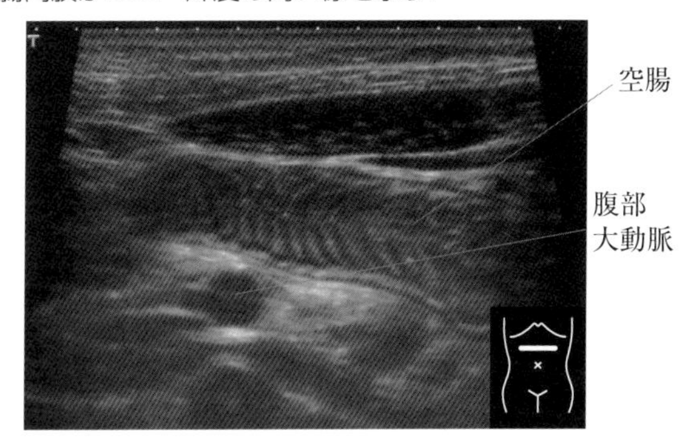

③回　腸

回腸は右下腹部および骨盤腔内に存在し，襞の丈は低く，低エコーの層状像として描出される．回腸末端は腸腰筋の腹側を走行し，バウヒン弁を経て盲腸に連続する．

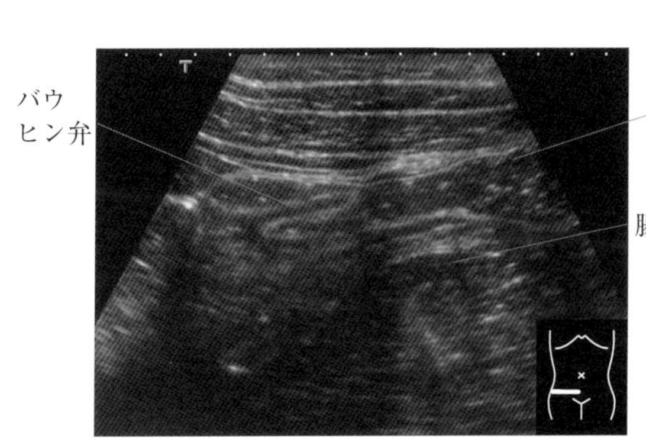

> **コツ**：上行結腸から尾側にガスの連続性を追い，盲端になっている盲腸を同定し，内側方向にプローブを移動させ，骨盤腔内から盲腸へと連続する回腸末端を描出する．バウヒン弁の長軸像は蟹の爪様に描出される．

3）大　腸

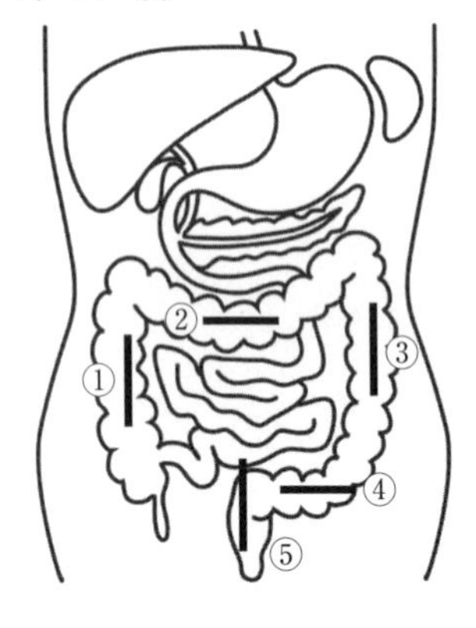

後腹膜に固定された上行結腸，下行結腸は最外側最背側に位置する．

大腸を系統的に回盲部から直腸まで走査する．

コツ：走行を追うのには短軸像のスライド走査がよい．横行結腸は上行または下行結腸から，S 状結腸は下行結腸または直腸から短軸像のスライド走査で連続性を追う．

①上行結腸

上行結腸は最外側最背側に位置し，長軸像では腸内の糞塊がハウストラを反映した後方エコーの減弱を伴う分節状の高エコー像として描出される．

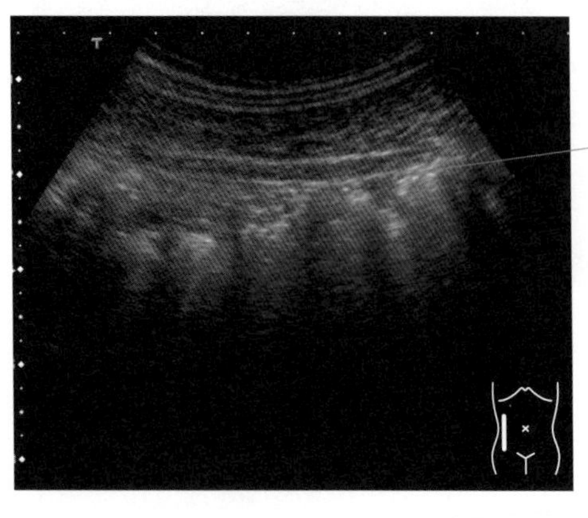

②横行結腸

横行結腸の同定は，縦走査で胃の尾側にみられる像に注目し，横走査でハウストラを確認する．

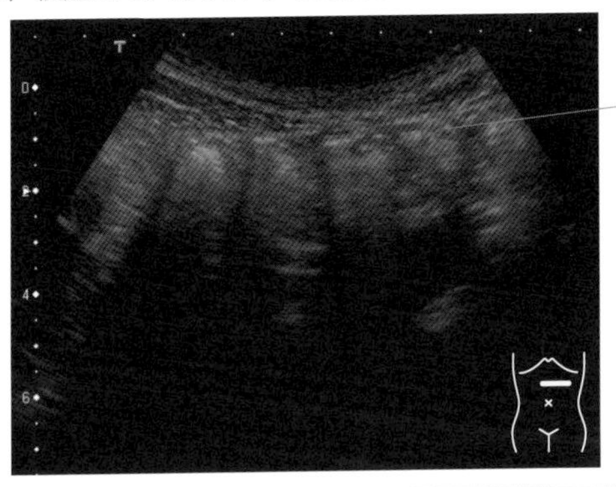

肥満型では横行結腸は胃の近傍を走行するが，やせ型では横行結腸が長く，骨盤腔内に下垂し，胃と離れて描出されることが多い．

③下行結腸

下行結腸の上部は上行結腸よりやや深く，より側壁に接するように存在し，尾側に向かうにしたがって腹側寄りを走行する．

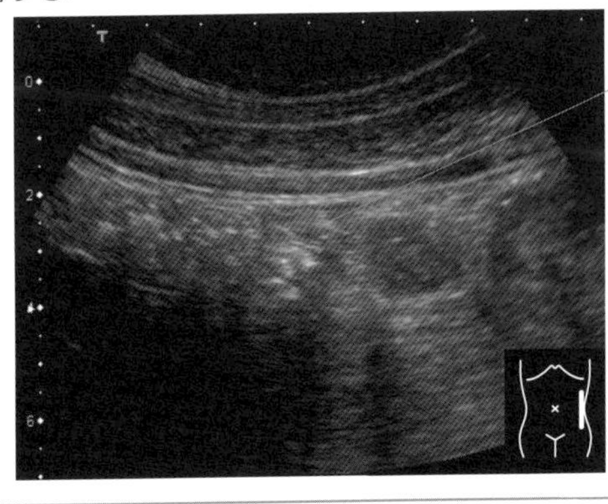

上行結腸に比べ，ハウストラは不明瞭になり，管腔径も細い．

④ S 状結腸

下行結腸から連続性を追い，腸腰筋，腸骨動静脈を乗り越えて骨盤腔内へ入り込むS 状結腸を同定する．

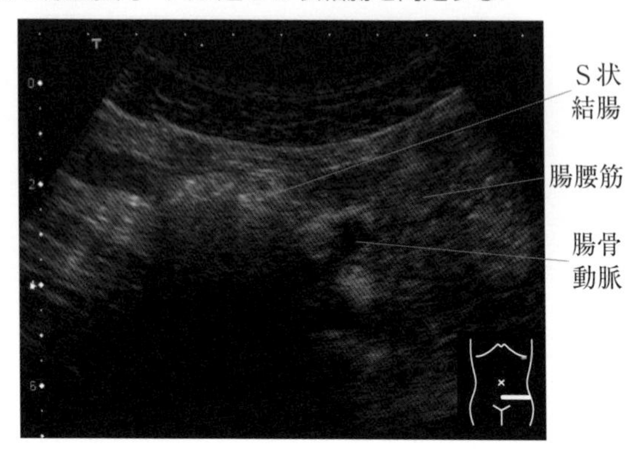

⑤直　腸

直腸は骨盤腔の深部にあり，描出は腹側に存在する臓器に左右されるため，膀胱に尿を溜め膀胱を音響窓にして走査する．男性では前立腺・膀胱の背側，女性では膣・子宮の背側に描出される．

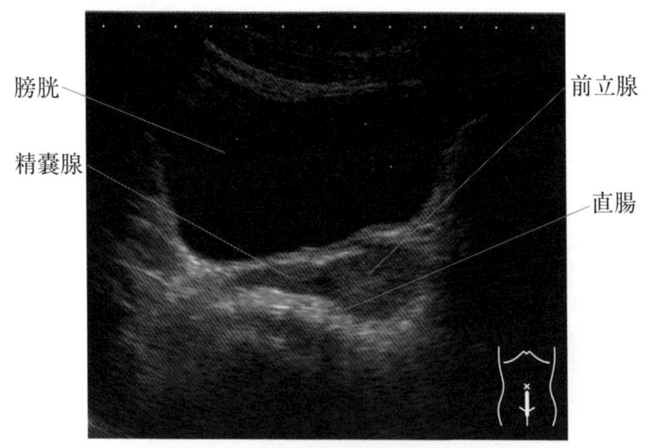

4) 虫　垂

高周波プローブを用いれば，正常虫垂も描出可能である．

虫垂の走査手順

①右側腹部横走査にて上行結腸を同定する．

②尾側へスライド走査すると，回腸末端が結腸へ入り込む回盲弁が描出される．

③さらに尾側を走査すると，盲腸の回盲弁側に虫垂根部が描出される．

④虫垂の走行にはバリエーションがあり，3 時から 6 時方向が多い．

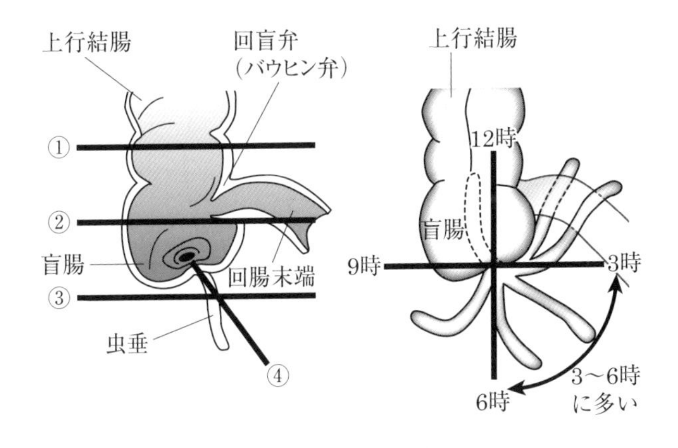

盲腸
回腸
末端
虫垂
（長軸像）
腸腰筋

4. 死　角

観察しにくい死角は，左横隔膜下に存在する胃穹窿部，左肋骨下の左結腸曲，骨盤内のS状結腸，系統的走査が困難な小腸そして，消化管すべての後壁である．

直腸は膀胱の尿を音響窓として描出可能である．

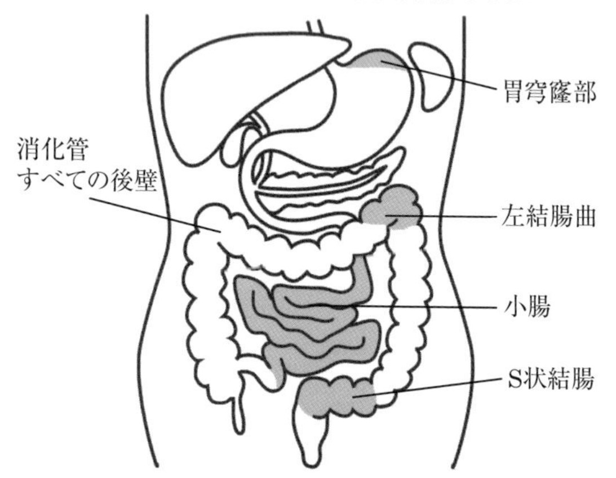

5. 体型による消化管の走行

大腸の走行

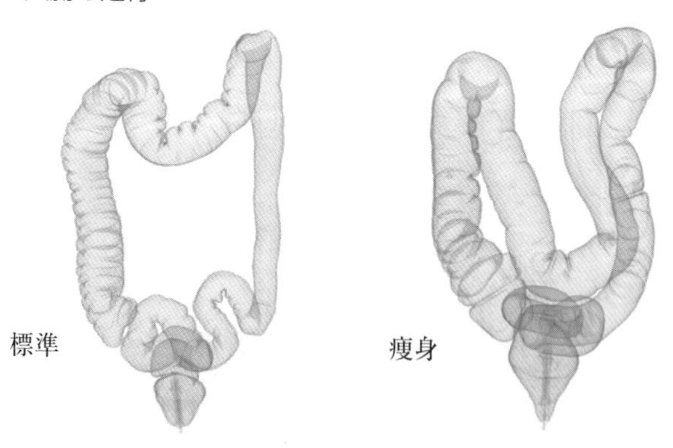

痩身者は横行結腸が下垂する傾向があるので，下垂した横行結腸をS状結腸と間違わないよう注意する．

6. サインと用語

◇ pseudo-kidney sign（シュードキドニーサイン）

全周性の癌や炎症により，肥厚した消化管壁が低エコーの腫瘤となり，その中心部に内腔のガスや内容物による高エコー部が存在し，腎臓の超音波像と類似すること．症例は結腸癌である．

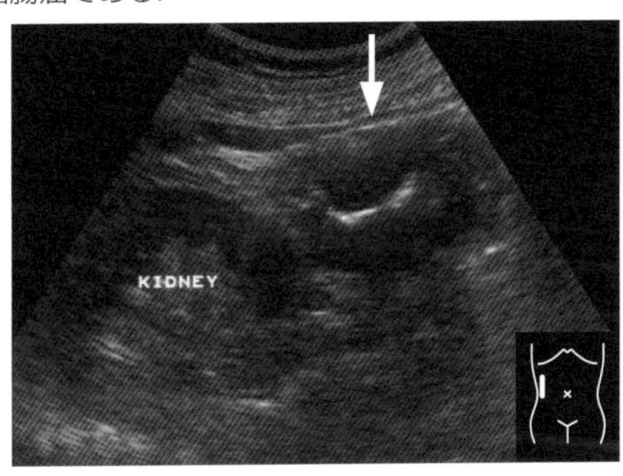

◇ isolation sign（アイソレーションサイン）

虫垂炎や憩室炎などの強い炎症性病変において，炎症が周囲の脂肪織や腸間膜にも波及し，エコーレベルが上昇することで病変部は相対的に低エコーとなり認識しやすくなること．症例は結腸憩室炎である．

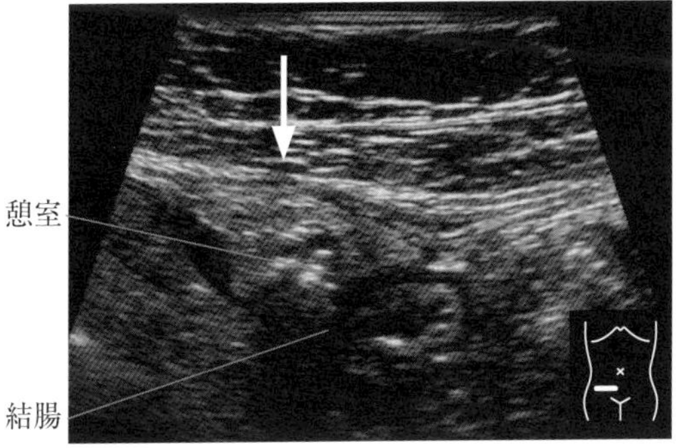

◇ keyboard sign（キーボードサイン）

腸閉塞・イレウスでみられる所見で，拡張した小腸内に液体が貯留し，ケルクリング襞がピアノの鍵盤（keyboard）様に描出されること．

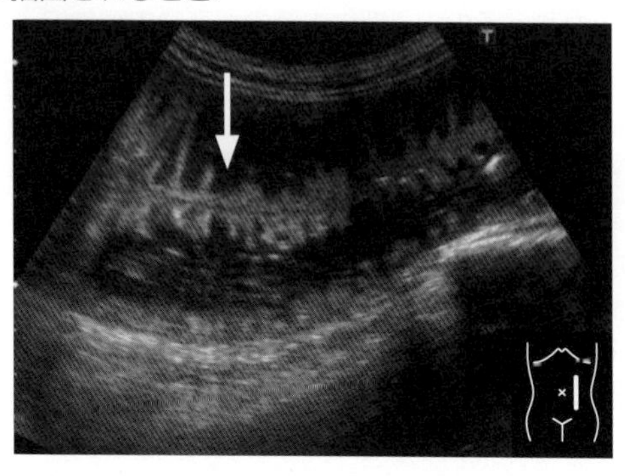

ケルクリング襞は主に空腸で密に存在するので，キーボードサインは空腸で明瞭である．

◇ multiple concentric ring sign（マルチプルコンセントリックリングサイン）

腸重積で，重積腸管部分の短軸像が高エコーと低エコーの層からなるリング状（多層同心円構造）を呈する所見．

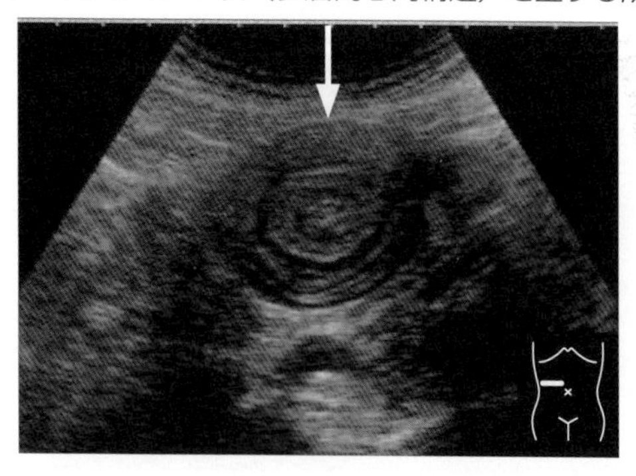

7. 消化管のチェックポイント

□固定部位（食道，十二指腸，上行結腸，下行結腸，直腸）を軸に系統的走査をする.

□圧痛部位を探す.

□病変は肥厚像または拡張像として描出される.

肥厚像：pseudo kidney sign→進行癌，炎症

拡張像：機械性拡張→腸閉塞．麻痺性拡張→イレウス

keyboard sign →小腸の腸閉塞・イレウス

□異常所見の部位と分布を把握する.

部位：胃，十二指腸，小腸，大腸

分布：限局性→腫瘤．広範囲→炎症

□壁の評価

厚さ：炎症の強さ，腫瘍の大きさを反映する.

不明瞭・消失→進行癌，重度の炎症

multiple concentric ring sign→腸重積

エコーレベル：低下→浮腫，腫瘍

硬さ：硬い→線維化，癌．　柔らかい→浮腫

変形：壁外への突出→憩室．　壁の欠損→穿孔

□蠕動運動の評価

to and fro movement（腸内容物が往復する所見）→腸閉塞

消失→絞扼性腸閉塞を疑う

□周囲の状態

周囲脂肪織の輝度上昇（isolation sign）→炎症の波及

リンパ節腫大→転移性腫大，炎症性腫大

腹水→腹膜炎

free air（腹腔内遊離ガス）→消化管穿孔

□血流の状態

増加→炎症，腫瘍

減少・消失→虚血，壊死

8. 大腸炎のフローチャート

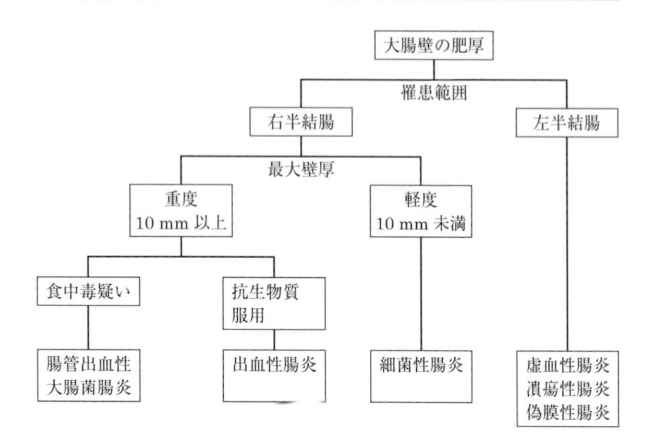

9. 病変を明瞭に描出させるポイント

- ダイナミックレンジを狭く（高コントラスト），ゲインを低めに設定する
- 適宜，病変部に合ったプローブを選択（高周波プローブ→高分解能）する
- ハーモニックイメージングを用いる
- 呼吸と圧迫，体位変換を上手に用いる
- 拡大する（表示深度は 5 ～ 6 cm）

10. 症 例

◇ 虫垂炎（appendicitis）

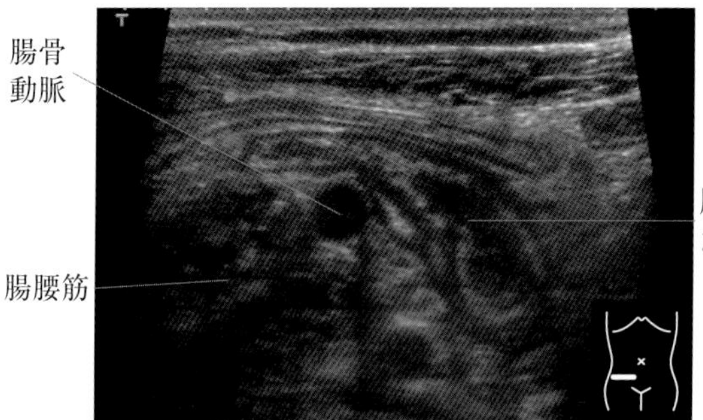

虫垂炎は虫垂の大きさと壁の状態より，壁層構造の明瞭なカタル性，壁層構造が保たれ粘膜下層の肥厚と腫大より蜂窩織炎性，壁層構造が消失した著明な腫大より壊疽性と分類することができる．

症例は蜂窩織炎性虫垂炎である．

> 虫垂の末端のみが腫大している場合があるので，虫垂の終端まで確認する．
>
> 回腸末端が虫垂のように描出される場合があり，鑑別点を下表に示す．

	虫垂	回腸末端
盲腸からの出かた	弁（−）	弁（+）
短軸像	円形	楕円形
終端	（+）	（−）
腸間膜	三角形	帯状
蠕動運動	（−）	（+）

◇ クローン病（Crohn's disease）

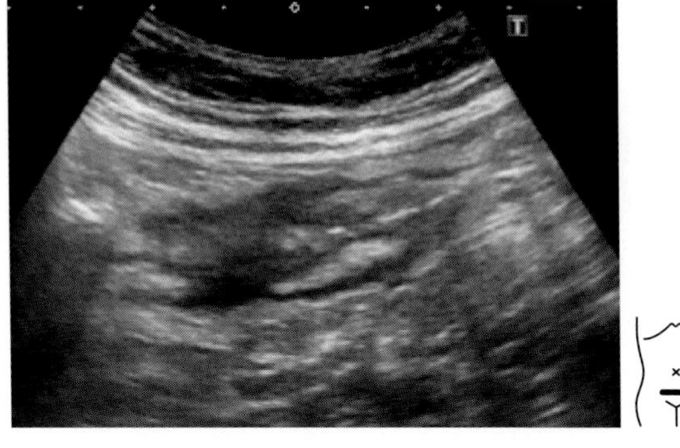

若年者（10 ～ 20 歳代）に好発する，潰瘍や線維化を伴う肉芽腫性炎症性病変からなる原因不明の慢性炎症性腸疾患である．炎症は全層性で，病変は非連続性（skip lesion）または区域性である．好発部位は回盲部であるが，全消化管いずれの部位にも生じ，病変の分布により小腸型，小腸大腸型，大腸型に分類される．炎症が進行すると狭窄，瘻孔，穿孔，膿瘍などを合併する．

非連続性の全層性壁肥厚で，層構造は不明瞭化・消失し低エコー性壁肥厚となる．

粘膜の敷石像を反映した上下非対称のガスエコー，壁内に縦走潰瘍を反映した高エコーが見られることがある．

腸管の瘻孔による膿瘍形成をきたした場合には，腸管周囲に形状不整な低エコー域がみられる．

活動期には第 3 層（粘膜下層）中心に血流信号が増強し，症状の改善とともに減少する．

◇ 感染性腸炎（infectious enteritis）

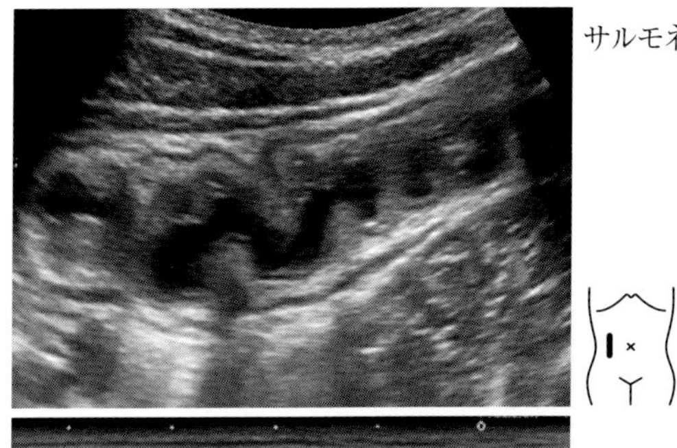

サルモネラ腸炎

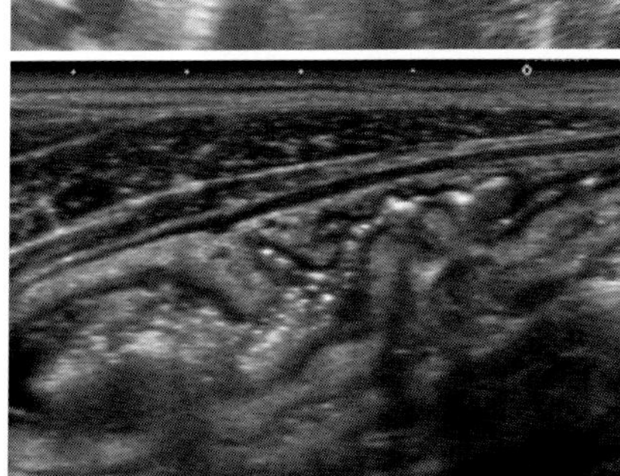

高周波プローブ使用

細菌，ウイルス，寄生虫などの感染により引き起こされる腸炎である．細菌性腸炎の原因菌として多いものにサルモネラ菌，カンピロバクター菌などがあり，ウイルスによるものとしてはノロウイルスやロタウイルスなどがある．下痢を主症状とし，腹痛，嘔吐，発熱を伴う．

細菌感染では回盲部より連続する腸管壁の肥厚を認め，重症化に伴い左半結腸へと罹患範囲が広がる．

ウイルス感染では腸管の拡張および蠕動の低下を認めることが多い．

コツ：高周波プローブを用いると層構造の描出がより鮮明になる．

◇ 虚血性大腸炎（ischemic colitis）

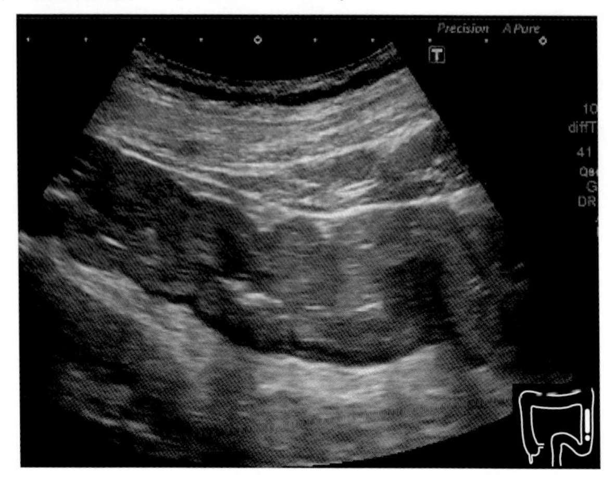

何らかの原因により腸管の血流が障害され，可逆性の虚血性変化を来す疾患である．

60 歳以上の高齢者に多く，腹痛，下痢，下血を 3 主徴とする．急激に発症し，典型的には左下腹部痛で始まり，間もなく下痢，下血をみる．重症度により一過性型と狭窄型に分類される．多くは一過性で 1 週間以内に壁肥厚の改善を認めることが多いが，狭窄型では 2 週間以上経過しても改善しにくい傾向がある．

下行結腸から S 状結腸に好発し，内腔狭窄を伴う粘膜下層主体の浮腫性壁肥厚として認められる．

粘膜下層の低エコー化により，粘膜層と粘膜下層の境界が不明瞭になることが多い．

◇ 潰瘍性大腸炎（ulcerative colitis）

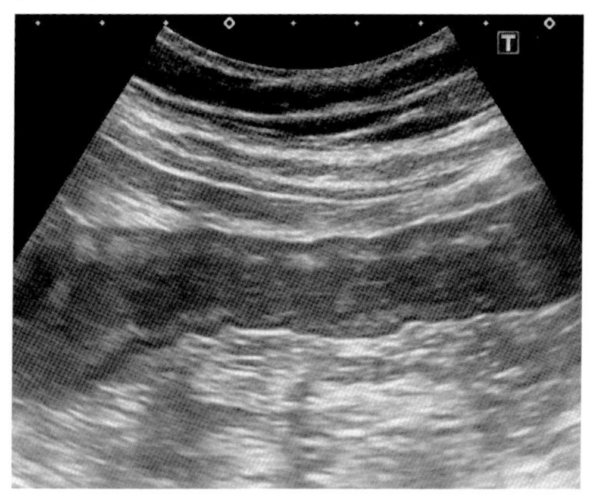

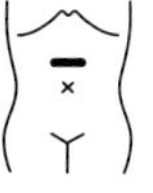

直腸を中心として始まる原因不明の難治性の慢性炎症性腸疾患で，緩解と再燃を繰り返す．10歳代後半から20歳代の比較的若年者にみられるが高齢者にも発症し，性差はみられない．近年，患者数は増加の一途をたどっている．

主に粘膜および粘膜下層を侵す病変であるため，層構造は明瞭で第2層（粘膜層）および第3層（粘膜下層）の肥厚を主体とした全周性の壁肥厚像を呈するが，重症度が増すに従い層構造は不明瞭となり，潰瘍，白苔エコーがみられるようになる．

直腸からの連続性病変で，罹患範囲により左側大腸炎型や全大腸炎型などに分類される．活動期には壁内の血流信号が増強する．

第 11 章　腹部大動脈

1. 解　剖

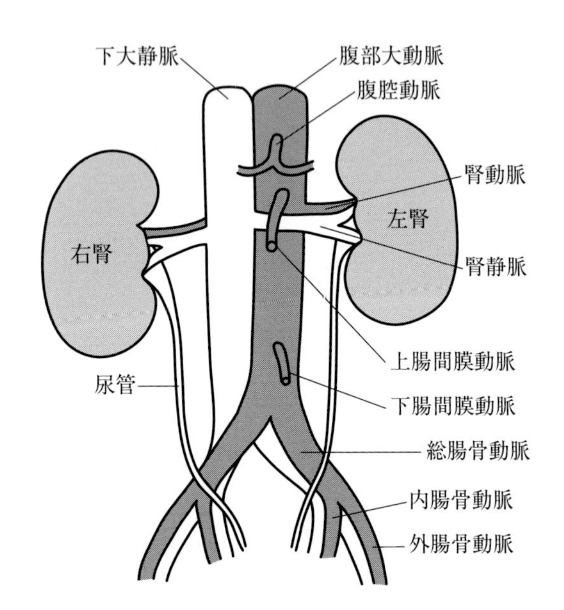

胸部大動脈は横隔膜を貫き腹腔に入ると腹部大動脈となり，腰椎の腹側やや左側を下降し，第 4 腰椎の高さで左右の総腸骨動脈に分かれる．

腹部大動脈からの主な分枝は，腹腔動脈，上腸間膜動脈，左右の腎動脈，下腸間膜動脈である．

左腎静脈は腹部大動脈の腹側を，左総腸骨静脈は右総腸骨動脈の背側を走行する．

腹部大動脈の右側には下大静脈が，腸骨動脈の内側には腸骨静脈がそれぞれ併走している．

2. 基本走査法

横走査

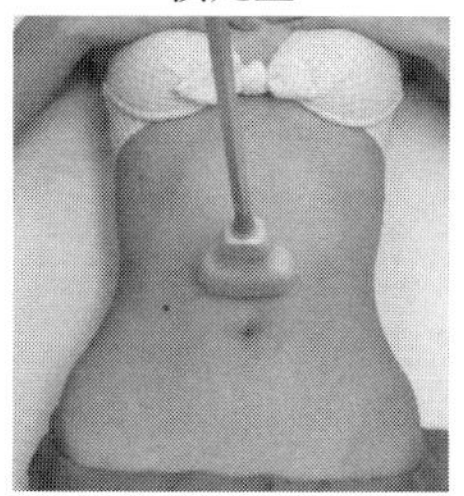

縦走査

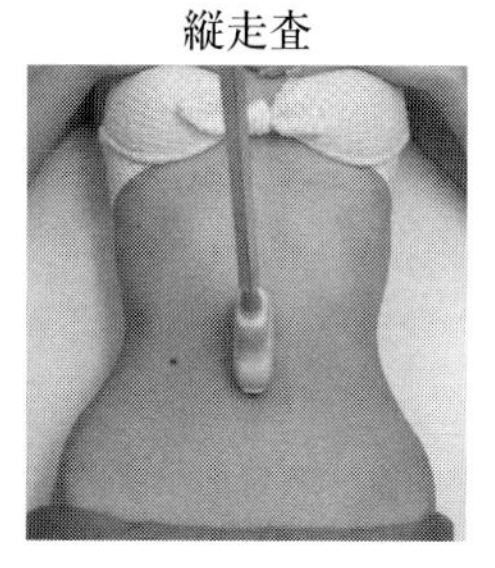

前額走査（coronal scan）

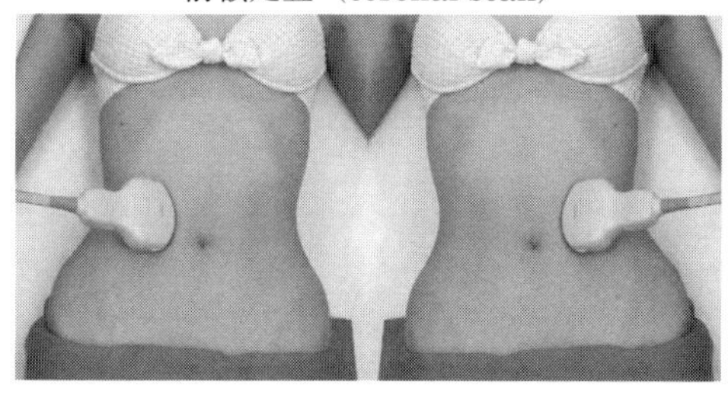

腹部大動脈の上部は肝臓を音響窓として描出する．上部以降は，腹部の力を抜いてもらい圧迫にて消化管ガスを排除して描出する．

横走査で心窩部から下腹部までスライド走査し，腹部大動脈の走行，大きさ，周囲病変の有無を観察する．横走査と縦走査または前額走査の 2 方向以上で確認・記録する．

腹部大動脈および周囲病変の全体像の描出には，前額走査が適している．

コツ：前額走査は，斜位と呼気での圧迫で描出が容易になる．

1）横走査

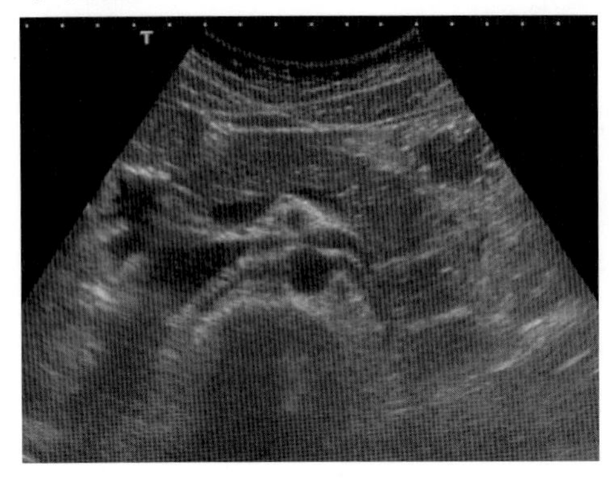

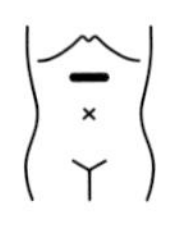

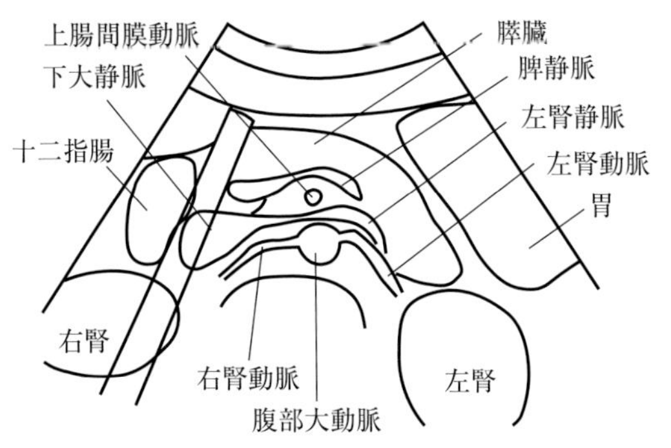

・腹部大動脈から左右の腎動脈が分枝し，右腎動脈は下大静脈の背側を走行する．
・左腎静脈は腹部大動脈と上腸間膜動脈の間を走行する．
・腎動脈の狭窄，左腎静脈の拡張（ナッツクラッカー現象，194 頁参照）の有無に注意する．

2）縦走査

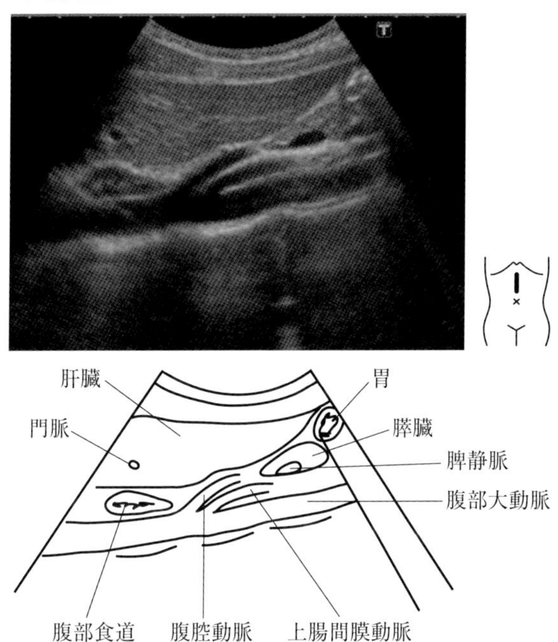

・上部の腹部大動脈は肝臓を音響窓として描出する.
・動脈径は末梢に行くにしたがい小さくなる.
・腹部大動脈から, 腹腔動脈, 上腸間膜動脈が分枝している.
・大動脈径, 分枝血管の狭窄の有無に注意する.

3）前額走査（coronal scan）

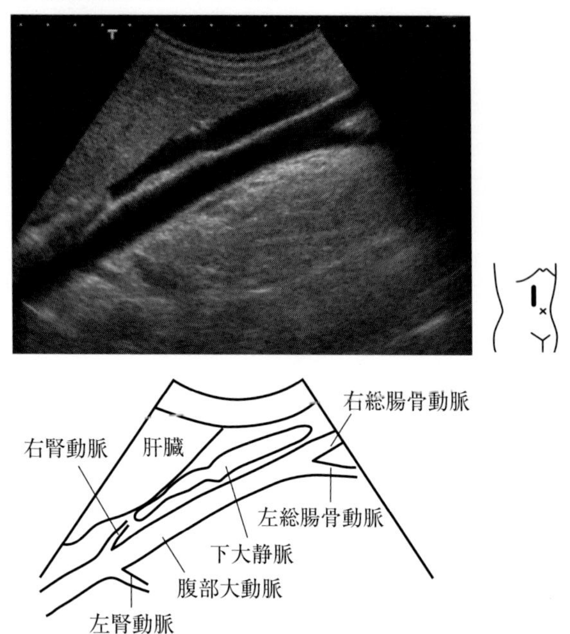

前額走査では腹部大動脈から分岐する腎動脈および総腸骨動脈が同一画面に描出でき，位置関係がわかる．

症例は右前斜位での右側からの前額走査で，大動脈の腹側には下大静脈と肝臓が描出されている．

腹部大動脈周囲リンパ節腫大の有無に注意する．

3. 腹部大動脈のチェックポイント

指摘可能な疾患を示す.

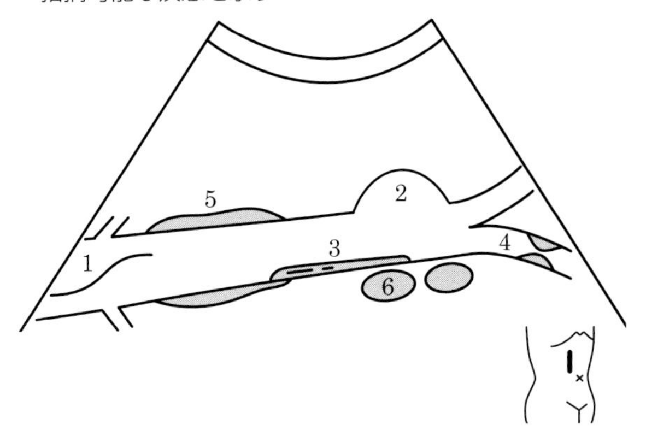

1. 大動脈解離（flap の有無）
2. 大動脈瘤
3. 内膜肥厚・石灰化
4. 狭窄・閉塞
5. 後腹膜線維症
6. リンパ節腫大（No.12）

大動脈壁が中膜のレベルで剥離し二腔（真腔と偽腔）になった病態が大動脈解離で，径が拡大し瘤を形成した場合は解離性大動脈瘤となる.

動脈径の計測は，短軸像で瘤が最大と推測される部位における長軸直交断面の直径（円形の場合）あるいは短径（楕円形の場合）を外膜間で計測する.

腹部大動脈径の正常径は 20mm で，1.5 倍の 30mm 以上あれば瘤であり，腹部大動脈では 50mm 以上，総腸骨動脈では 30mm 以上で破裂の危険性があり手術の考慮が必要である.

4. 症　例

◇ 腹部大動脈瘤（abdominal aortic aneurysm）

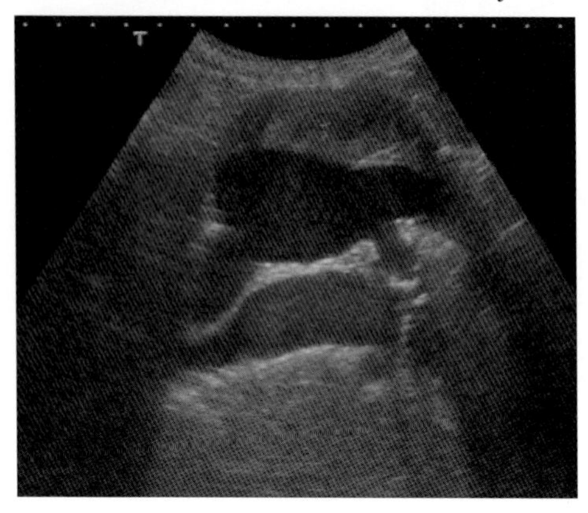

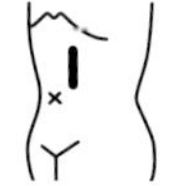

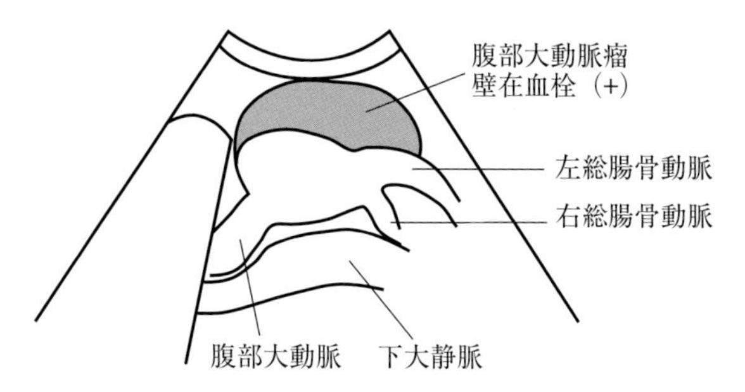

腹部大動脈瘤の好発部位は腸骨動脈分岐部手前で，高齢男性に多い．直径 5cm を越えると破裂の可能性が高くなり手術適応となる．

症例では左側からの前額走査により，腹部大動脈瘤が左総腸骨動脈に及んでいるのがわかる．瘤の直径は 50mm あり，壁在血栓を伴っている．

◇ 大動脈解離（aortic dissection）

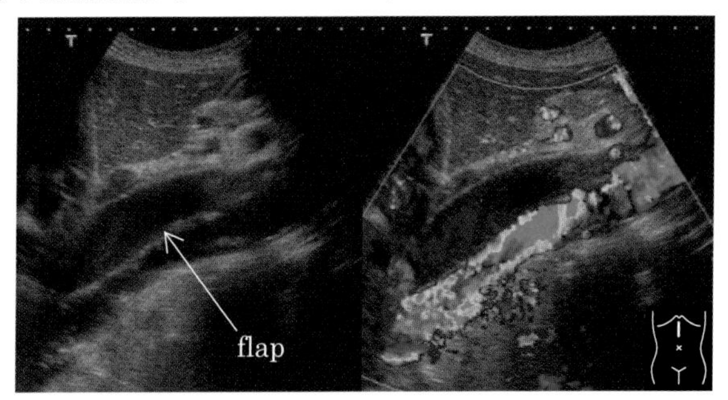

大動脈壁が中膜のレベルで二層に剥離し動脈走行に沿ってある長さを持ち二腔になった状態で，大動脈壁に血流もしくは血腫が存在する動的な病態．解離が腹部大動脈までおよぶことがあり解離の範囲より下記のように分類される．

大動脈解離の分類

Stanford 分類	A 型		B 型	
DeBakey 分類	Ⅰ型 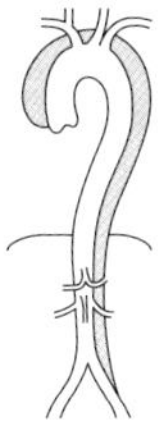	Ⅱ型 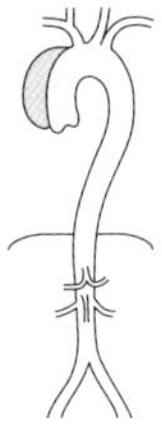	Ⅲ a 型 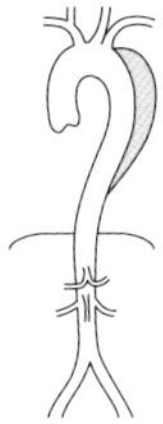	Ⅲ b 型 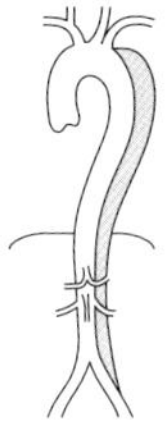

症例は Stanford B 型，DeBakey Ⅲb 型大動脈解離．大動脈は拡大し，flap（解離した内中膜）を認める．内腔の狭い方，血流が早い方が真腔で，偽腔が血栓閉塞した場合は横断像で三日月状の壁在血栓様となる．

◇ 後腹膜線維症（retroperitoneal fibrosis），IgG4 関連大動脈周囲炎

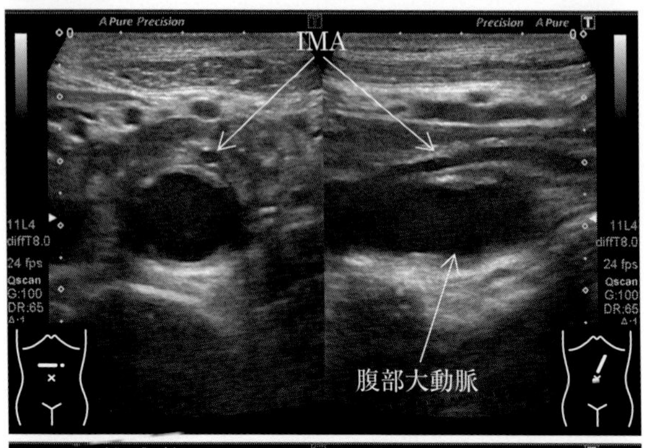

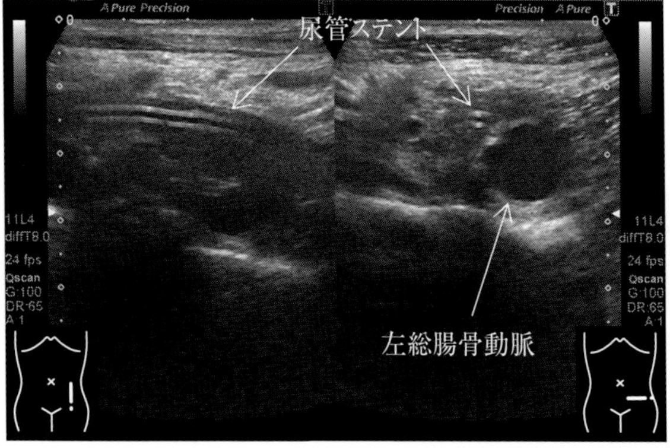

腹部大動脈を中心とした後腹膜に炎症性細胞浸潤と線維化をきたす疾患で，中高年に好発する．多くは原因不明の特発性であるが，自己免疫疾患でも発症する．

腹部大動脈周囲後腹膜に低エコー域を認める．

上段：病変は下腸間膜動脈（IMA）周囲まで及んでいる．

下段：病変は尿管にまで及び，尿管閉塞のため尿管内にステントが留置してある．

◇ リンパ節腫大（swelling of lymph nodes）

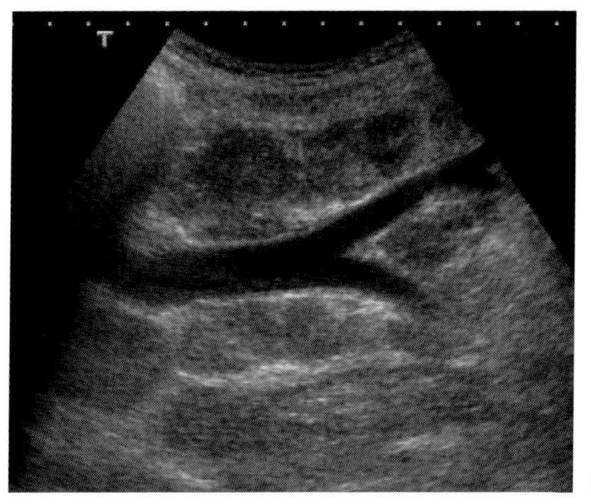

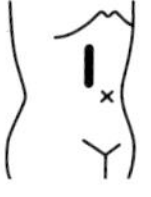

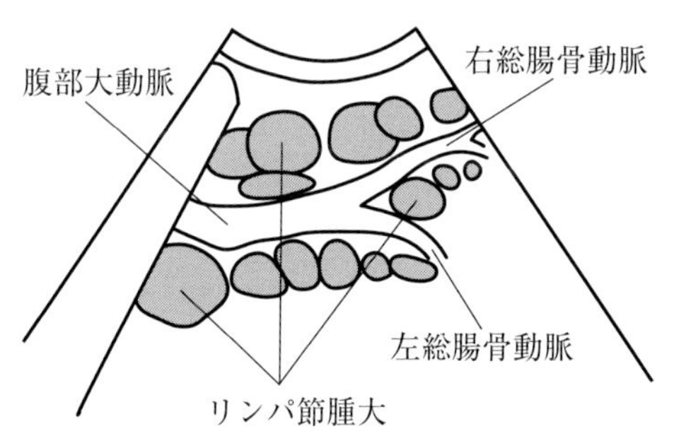

腹部大動脈周囲リンパ節（No.16）の腫大は，前額走査を用いると，その範囲と程度が一画像で表示可能である．

症例は悪性リンパ腫で，大動脈から腸骨動脈まで周囲のリンパ節が腫大している．

第12章　子宮・卵巣

1. 解　剖

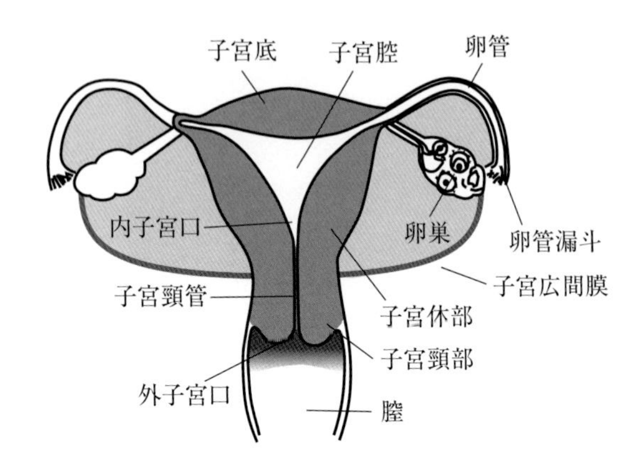

子宮は骨盤腔のほぼ中央で膀胱の背側，直腸の腹側，子宮広間膜の中央に位置する．子宮は洋梨状で，大きさは長さ 7 ～ 8cm，幅 4cm，厚さ 3cm ほどである．壁は厚い平滑筋で，内部に粘膜で覆われた子宮腔があり，上部では左右の卵管に繋がり，下端は膣に繋がる．子宮は子宮体部と子宮頸部に分けられる．

卵巣は子宮の左右で，子宮広間膜の上に位置する．卵巣の大きさは長径 2 ～ 3cm の楕円形で，内部には卵胞が多数あり，順次発達し排卵となる．

卵管は子宮広間膜の上縁を走行している．

2. 基本走査法

子宮・卵巣は，膀胱に尿を溜め，恥骨上縁から膀胱を音響窓として，縦走査，横走査において扇状走査，振り子走査を行い，広く走査し観察する．

尿量が少ない場合は，圧迫にて消化管ガスを排除して走査する．

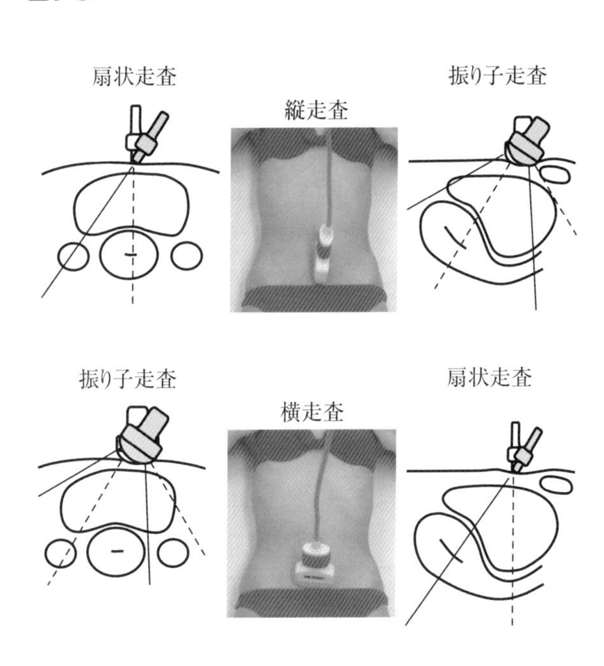

1）下腹部縦走査

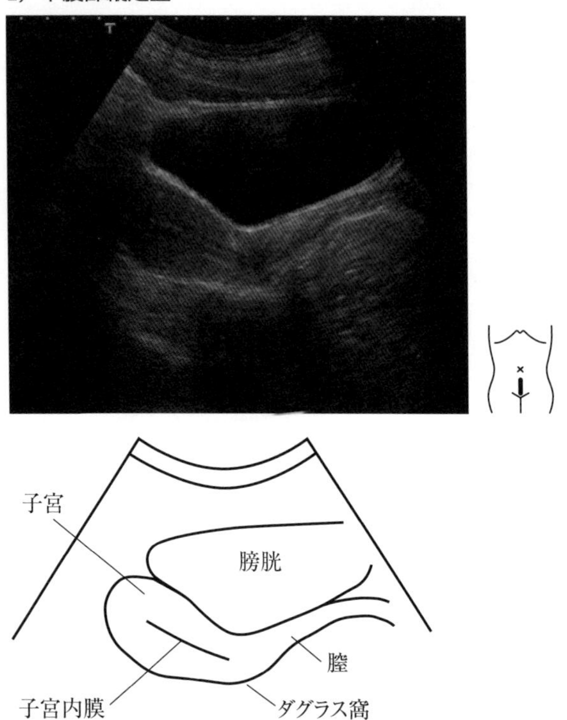

子宮・卵巣は膀胱に尿を溜め，膀胱を音響窓として観察する．膀胱の背側に子宮が描出される．

子宮内膜は月経期には薄く，分泌期では厚くなる．

 ダグラス窩に少量の生理的腹水を認めることがある．

2）下腹部横走査

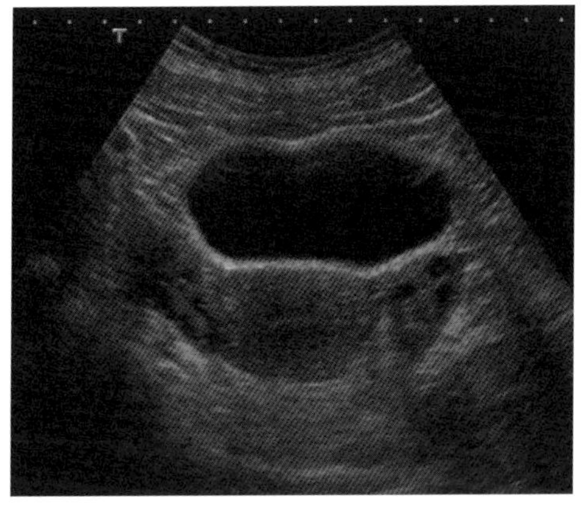

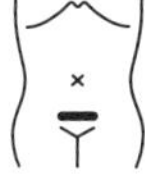

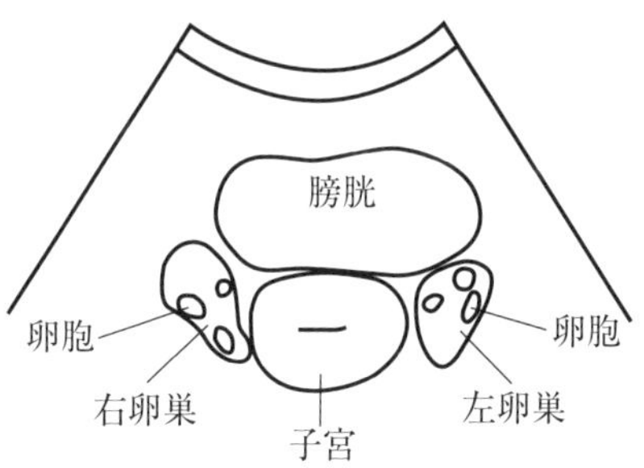

一般に子宮体部の両側に卵巣が描出され，卵巣は卵巣内の卵胞（小嚢胞像）より同定する．

卵巣はダグラス窩に落ち込んだり，腸骨動脈近傍にある場合もある．

排卵時の卵胞径は平均 23mm で，30mm に及ぶこともある．性周期を参考に卵巣嚢腫との鑑別に注意する．

3. 子宮のチェックポイント

指摘可能な主な疾患を示す.

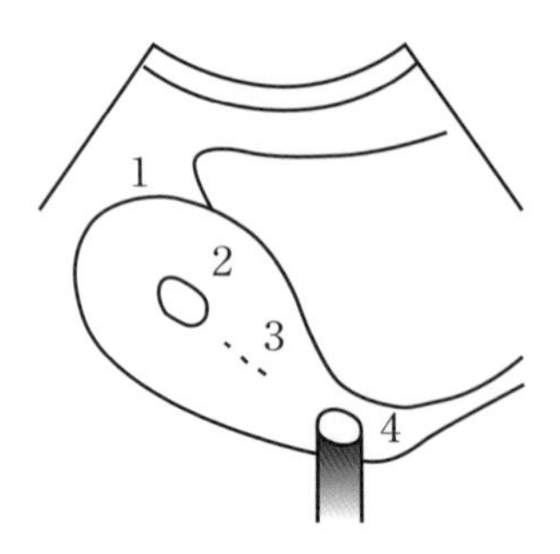

1. 子宮の大きさ・形（双角子宮, 中隔子宮）
2. 妊娠
3. 避妊具
4. 子宮頸部嚢胞

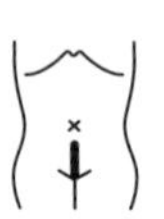

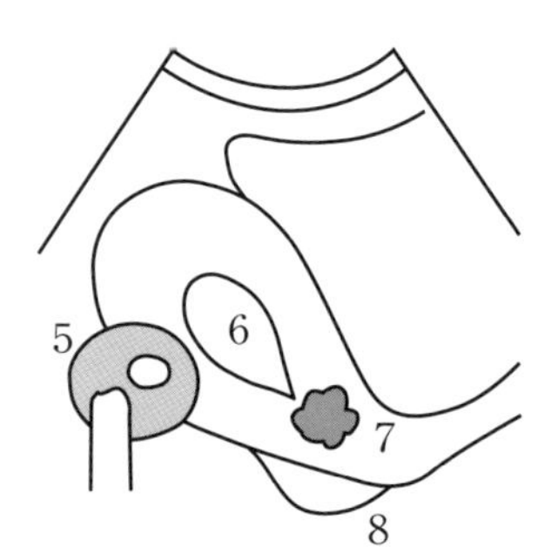

5. 子宮筋腫（石灰化, 嚢胞変性）
6. 子宮留血腫・膿腫
7. 子宮癌（早期癌は指摘困難）
8. 腹水

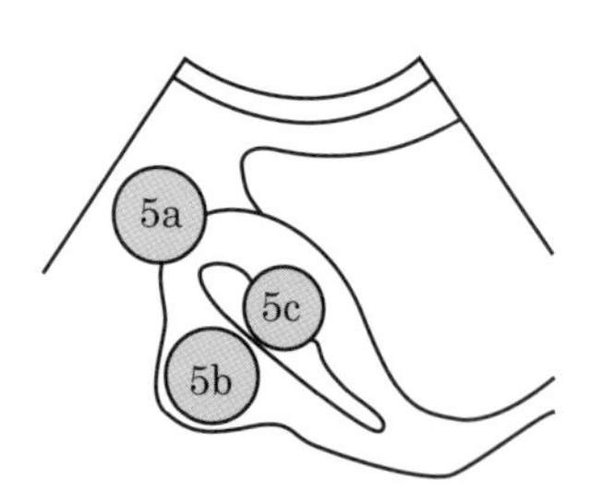

子宮筋腫の分類

5a. 漿膜下筋腫
5b. 筋層内筋腫
5c. 粘膜下筋腫

4. 卵巣のチェックポイント

指摘可能な主な疾患を示す.

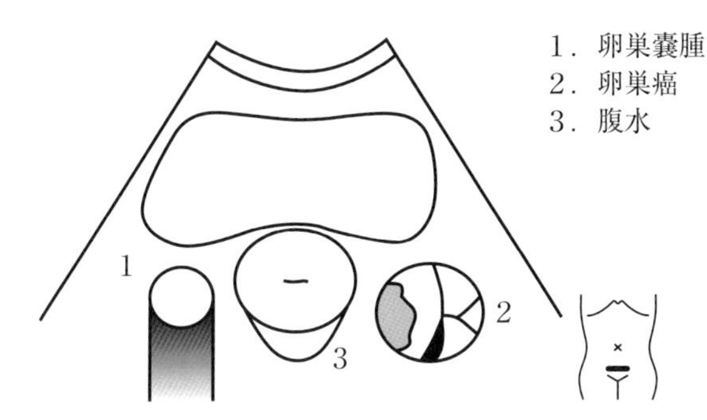

卵巣腫瘤のエコーパターン分類 (日本超音波医学会)

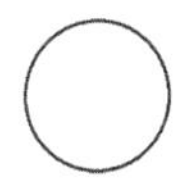
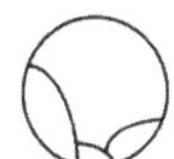
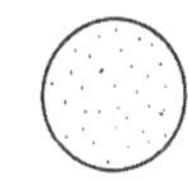
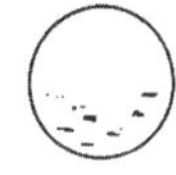
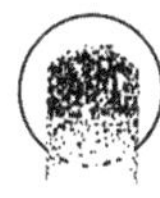
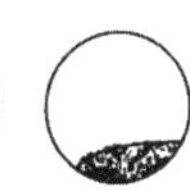

Ⅰ型：嚢胞性パターン(内部エコーなし)　Ⅱ型：嚢胞性パターン(内部エコーあり)　Ⅲ型：混合パターン

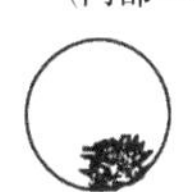
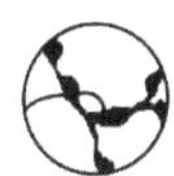
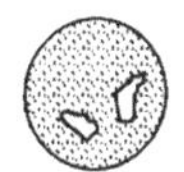
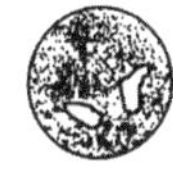
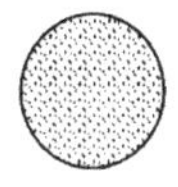
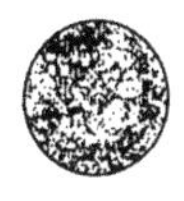

Ⅳ型：混合パターン(嚢胞性優位)　Ⅴ型：混合パターン(充実性優位)　Ⅵ型：充実性パターン

注) 隔壁全体または一部が厚い場合は充実性部分とみなしⅣ型にいれる. エコーパターン毎に悪性腫瘍である確率は異なり, Ⅰ・Ⅱ・Ⅲ型では3%以下, Ⅳ型は約50%, Ⅴ型は約70%, Ⅵ型は約30%である.

嚢胞内に充実性部分や厚い隔壁を認めたら悪性を疑う. 内膜症性嚢胞は血性嚢胞でチョコレート嚢胞と呼ばれる.

5. 症　例

◇ 妊娠（pregnancy）

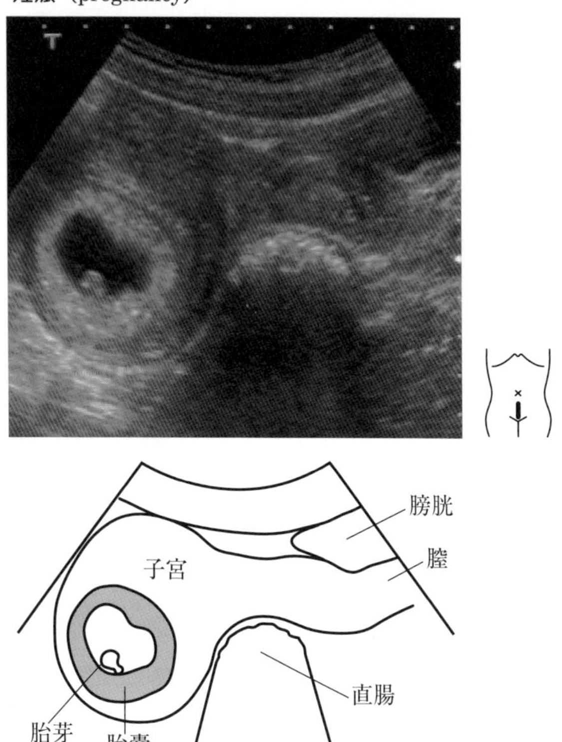

妊娠は white ring と呼ばれる胎嚢（GS：gestational sac）の有無より妊娠 4 週から指摘でき，5 週頃には胎嚢内に卵黄嚢が描出される．

6 週頃には胎芽が描出され，心拍動も観察できる．7 週で心拍動が観察されない場合は稽留流産が疑われる．

8 週以降は胎児と呼ばれる．症例は妊娠 7 週である．

◇ 子宮筋腫（myoma of the uterus）

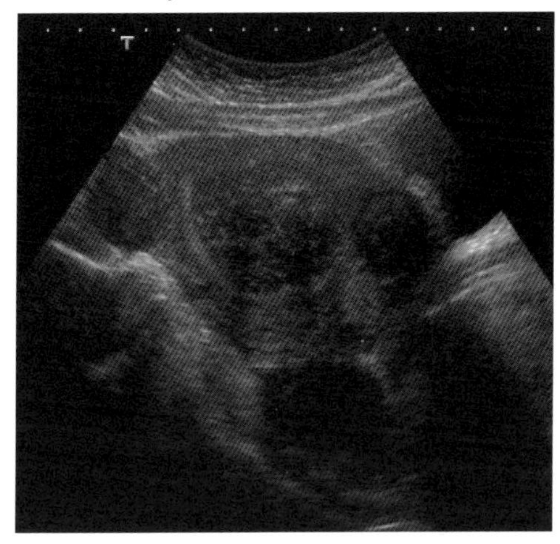

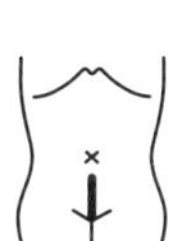

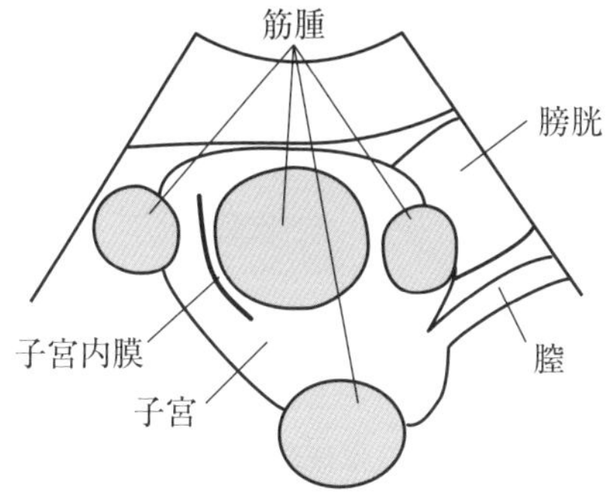

子宮筋腫は平滑筋が異常に増殖し瘤を形成したもので，成人女性の約20％に見られる．存在部位により粘膜下筋腫，筋層内筋腫，漿膜下筋腫に分類される．粘膜下筋腫は少ないが月経血量が多くなり貧血の原因となる．筋層内筋腫が最も多いが大半が無症状である．

コツ：突出の有無，筋腫と内膜との距離に注目する．

◇類皮嚢胞（dermoid cyst）

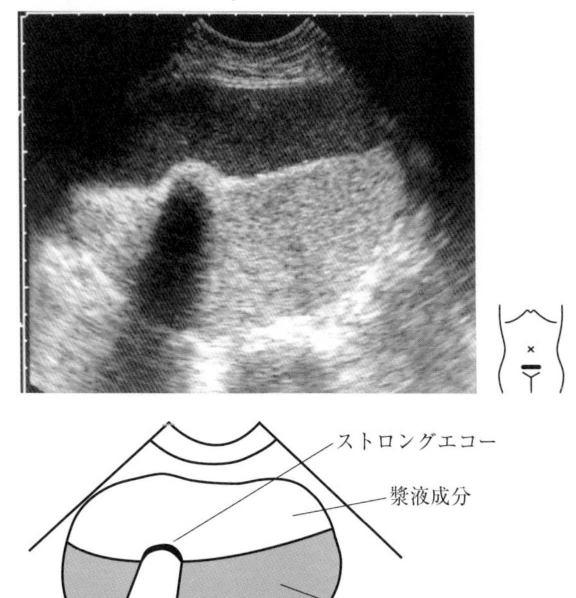

類皮嚢腫は外胚葉性組織より形成される奇形種で，骨，歯を反映する音響陰影を伴うストロングエコーと，皮脂成分を反映する高エコー域の液面形成が見られる．

好発年齢は20~30歳代で，両側に発生しやすい．

> 類皮嚢腫は5cm以上に腫大すると卵巣茎捻転を起こしやすい．消化管や消化管ガスエコーに紛れて気づかないこともあり注意を要する．

◇ 卵巣癌（ovarian cancer）

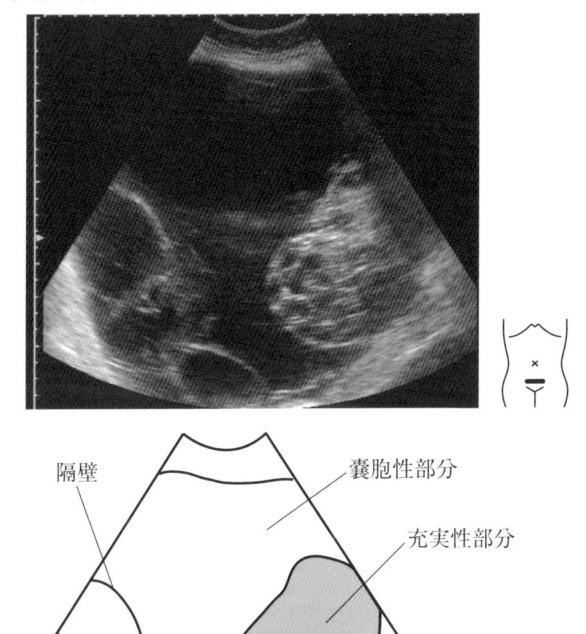

大きな嚢胞性腫瘤で内部に充実性部分や厚い隔壁を認めたら卵巣癌を疑う．腫瘤が大きくなると左右の判定は困難になる．

消化管癌からの卵巣転移はクルッケンベルグ腫瘍と呼ばれ，両側の卵巣に充実性腫瘤を形成する．

第 13 章　超音波診断基準・判定基準

1．腹部超音波検診判定マニュアル

腹部超音波検診判定マニュアル改訂版（2021 年）

2014 年に日本消化器がん検診学会，日本超音波医学会，日本人間ドック学会の 3 学会合同で発表された初版の改訂版の抜粋を示す．

1）カテゴリー

カテゴリー	判定	内容
カテゴリー 0	描出不能	装置の不良，被検者・検者の要因などにより判断不能の場合．
カテゴリー 1	異常なし	異常所見はない．
カテゴリー 2	良性	明らかな良性病変を認める． 正常のバリエーションを含む．
カテゴリー 3	良悪性の判定困難	良悪性の判定困難な病変あるいは悪性病変の存在を疑う間接所見を認める．高危険群を含む．
カテゴリー 4	悪性疑い	悪性の可能性の高い病変を認める．
カテゴリー 5	悪性	明らかな悪性病変を認める．

・カテゴリーは，がん発見のための判定基準であるが，超音波検査で認められる所見の集約である．
・各臓器につき最高位のカテゴリーをその臓器のカテゴリーとして記載する．
・過去との比較が可能な病変については，経時的変化についてのコメントを記載する．

超音波画像上判定区分が D2 以上に相当する所見を認めるが精査の結果良性と判断されている病変については，当該カテゴリーにダッシュを付けて表示し，判定区分は C とする．

2）判定区分

判定区分は原則として超音波画像上の異常所見に応じてマニュアルに従って判定医が最終決定する．

判定区分		
A	異常なし	
B	軽度異常	
C	要検査（3・6・12 か月）・生活改善	
D（要医療）	D1	要治療
	D1P	要治療（緊急を要する場合）
	D2	要精検
	D2P	要精検（緊急を要する場合）
E	治療中	

破裂の可能性の高い腹部大動脈瘤や大動脈解離などのように緊急を要すると判定された場合は D1P，D2P（P：パニック値）と判定する．

（注）
・P：パニック所見，カテゴリー5の病変については，速やかに判定医に報告する.
・胆管結石など緊急な病態への移行が推測される所見を伴う場合には，速やかに判定医に報告する.
・判定区分Cは，これまで要経過観察という用語も使用していたが，経過観察の期間が不明であり，各施設での用語を統一する目的で，今回から要再検査と統一し，その際は具体的な期間を記入する.
・再検査の期間は3・6・12か月としたが，判定医の指示により変更も可能とする.
・再検査は必要に応じ医療施設で行うが，再検査12か月は，翌年の検診受診を強く推奨するものとする.
・カテゴリー2′，3′，4′で判定区分Cとなっている場合には，12か月後の逐年検診時の超音波検査を再検査としてもよい.
・要再検査とした場合には，検査施行施設を具体的に指導することが望ましい.
・要精検とした場合には，精検施行施設や検査手法などを具体的に指導することが望ましい.
・自施設・他施設を問わず（3・6・12か月ごとに）再検査をしている場合（脂肪肝に対する食事療法中や主膵管拡張・膵嚢胞など）は，判定区分をEではなくCとする.
・ほかの医療機関で精査後，その医療機関で経過観察を続けている場合は，判定区分をCまたはEとしてもよい．但し，がんの高危険群に対しては医療機関での検査内容を聞き取り，判定区分をD2としてもよい.
・カテゴリー3の病変については，少なくとも過去2回以上の結果で経時変化がなければ判定区分をCとしてもよい.
・限局性病変や管腔の径が，過去と比較して明らかに増大している場合は，必要に応じて判定区分をD2としてもよい.
・臓器に萎縮がある場合は，既往歴や現病歴，治療歴を参照し判定を行う.
・全切除や部分切除，治療痕を認めた場合も既往歴や現病歴を参照し判定を行う.
・適宜カラードプラを使用し，判定の補助に活用する.
・肝限局性病変については，HBV，HCV感染や血小板減少（15万/μL未満）など，慢性肝疾患が疑われる場合は必要に応じて判定をD2としてもよい.
・肝外胆管描出不良例で，胆道系酵素の異常を認める場合は判定区分をD2としてもよい.

肝　臓

超音波画像所見	カテゴリー	超音波所見（結果通知表記載）	判定区分
切除後[注1)] 移植後	2	肝臓部分切除後 肝臓移植後	B
局所治療後	3	肝臓局所治療後	C
先天的な変形[注2)]	2	肝臓の変形	B
描出不能	0	肝臓描出不能	D2
びまん性病変			
高輝度肝・肝腎（脾）コントラスト有り・深部方向の減衰増強・肝内脈管の不明瞭化のいずれかを認める[注3)]	2	脂肪肝	C
肝縁鈍化・実質の粗造なエコーパターンおよび肝表面の結節状凹凸を認める（いずれか）[注4)]	3	慢性肝障害疑い	C
肝縁鈍化，実質の粗造なエコーパターンおよび肝表面の結節状凹凸を認める（すべて）[注4)]	3	慢性肝障害	D2

超音波画像所見	カテゴリー	超音波所見（結果通知表記載）	判定区分
充実性病変			
充実性病変を認める	3	肝腫瘤	C
カテゴリー3判定区分 D2 のびまん性病変の合併がある充実性病変	4	肝腫瘍疑い	D2
最大径 15 mm ≦	4	肝腫瘍疑い	D2
肝腫瘍性病変			
マージナルストロングエコー・カメレオンサイン・ワックスアンドウエインサイン・ディスアピアリングサインのいずれかを認める注5)	2	肝血管腫	C
辺縁低エコー帯・後方エコー増強・多発のいずれかを認める	4	肝腫瘍疑い	D2
末梢胆管の拡張	4	肝腫瘍疑い	D2
モザイクパターン・ブライトループパターン・ハンプサイン注6) のいずれかを認める	5	肝腫瘍	D1
クラスターサイン・ブルズアイパターン注7) のいずれかを認める	5	肝腫瘍	D1
肝内胆管・血管いずれかに断裂・腫瘍塞栓を認める	5	肝腫瘍	D1
嚢胞性病変			
嚢胞性病変（大きさを問わず以下の所見を認めない）	2	肝嚢胞	B
充実部分（嚢胞内結節・壁肥厚・隔壁肥厚）および内容液の変化（内部の点状エコーなど）を認める注8)	4	肝嚢胞性腫瘍疑い	D2
末梢胆管の拡張注9)	3	肝内胆管拡張を伴う肝嚢胞	D2
その他の所見			
石灰化像注10)	2	肝石灰化・肝内結石	C
気腫像	2	胆道気腫	B
肝内胆管拡張　最大径　4 mm ≦（胆嚢切除後　6 mm ≦）注11)	3	肝内胆管拡張	D2
但し，乳頭部近傍の胆管まで異常所見なし	2	胆管拡張	C
血管異常注12)	2	肝血管異常	D2
異常所見なし	1	肝臓異常所見なし	A

注1）局所治療後で再発所見が無いものは腫瘍性病変としては扱わない．部分切除の場合には切除部位が分かれば記載し，残存部分で超音波画像所見を評価する．

注2）先天的な変形（部分萎縮など）は，カテゴリー2，判定区分Bとして変形部分以外はほかと同じ評価法とする．

注3）肝実質の輝度は健常な腎臓と同じ深度で比較をする（慢性腎不全の場合は脾臓と比較）．限局性低脂肪化域の好発部位に認められる不整形の低エコー域で，スペックルパターンに乱れがなくカラードプラにて脈管走行に偏位を認めない場合には充実性病変としない．

注4）肝実質の評価はフラッグサインや簾状エコーを認めた場合も粗造な実質エコーパターンに含める．

注5）糸ミミズサインなど内部の変化が捉えられるものもこの範疇に入る．

注6）モザイクパターン（同）nodule in nodule：腫瘤内部の小結節がモザイク状に配列して形成されたエコーパターン．原発性肝細胞癌にみられる特徴．

ブライトループパターン：原発性肝細胞癌の脱分化した状態を指す用語で高エコーの結節内に低エコーの結節が出現した状態．
ハンプサイン：実質臓器の腫瘍などでその部分の表面が突出して観察されること．

注7）クラスターサイン：多数の腫瘤が集簇して一塊になって描出されることで，転移性肝腫瘍に特徴的．
ブルズアイパターン（同）標的像：腫瘤などの内部エコーが同心円状の構造を示すエコーパターン．

注8）嚢胞性病変で明らかに壁に厚みを持った場合には全て壁肥厚とする．内容液の変化（嚢胞内出血・感染など）も，腫瘍性の可能性が否定できないため要精査の対象とする．また，腫瘍性増殖を示す細胞で覆われた嚢胞の総称となる腫瘍性嚢胞もこの範疇に含める．

注9）肝嚢胞により末梢胆管が拡張している場合には嚢胞性腫瘍の合併の可能性や治療適応のある症例が含まれるため要精査とする．

注10）胆管過誤腫などで認められるコメット様エコーも含める．

注11）肝内胆管の拡張は 4 mm 以上（小数点以下を四捨五入）とする．腫瘤性病変を認めない限局性胆管拡張，胆管の術後も含める．

注12）血管異常は門脈–静脈シャント，動脈–門脈シャント，動脈–静脈シャントのほかに，肝外側副血行路を含めた門脈圧亢進所見，動脈瘤，門脈瘤などを含む．但し，軽度の門脈瘤や門脈–静脈シャントで，病態に影響がないと判断されるものは，カテゴリー 2，判定区分 C とする．

胆嚢・肝外胆管

超音波画像所見	カテゴリー	超音波所見（結果通知表記載）	判定区分
胆嚢			
切除後注1)	0	胆嚢摘出後	B
描出不能	0	胆嚢描出不能	D2
壁評価不良注2)	3	胆嚢壁評価不良	D2
形態異常			
最大短径 36 mm ≦注3)	3	胆嚢腫大	D2
但し，乳頭部近傍の胆管まで異常所見なし	2	胆嚢腫大	C
壁肥厚注4)，5)			
びまん性肥厚（体部肝床側にて壁厚 4 mm ≦）	3	びまん性胆嚢壁肥厚	D2
但し，小嚢胞構造あるいはコメット様エコーを認める	2	胆嚢腺筋腫症	C
壁の層構造の不整あるいは断裂を認める	4	胆嚢腫瘍疑い	D2
限局性壁肥厚（壁の一部に内側低エコーを認める）	4	胆嚢腫瘍疑い	D2
但し，小嚢胞構造あるいはコメット様エコーを認める	2	胆嚢腺筋腫症	C
隆起あるいは腫瘤像（ポリープ）			
有茎性			
最大径　＜ 5 mm	2	胆嚢ポリープ	B
最大径　5 mm ≦　＜ 10 mm	3	胆嚢腫瘤	C
但し点状高エコーあるいは桑実状エコーを認める	2	胆嚢ポリープ	B
最大径　10 mm ≦	4	胆嚢腫瘍疑い	D2
広基性（無茎性）	4	胆嚢腫瘍疑い	D2
但し，小嚢胞構造あるいはコメット様エコーを認める	2	胆嚢腺筋腫症	C

超音波画像所見	カテゴリー	超音波所見（結果通知表記載）	判定区分
付着部の層構造の不整あるいは断裂を認める	5	胆嚢腫瘍	D1
その他の所見			
結石像（石灰化像を含む） 気腫像注6)	2	胆嚢結石 胆道気腫	C
デブリエコー（結石像と別に記載）注7)	3	胆泥	D2
異常所見なし	1	胆嚢異常所見なし	A
肝外胆管			
切除後注8)	0	肝外胆管切除後	B
描出不能	0	肝外胆管描出不能	D2
形態異常			
最大径　8 mm ≦， 胆嚢切除後は 11 mm ≦注9)	3	胆管拡張	D2
但し，乳頭部近傍の胆管まで異常所見なし	2	胆管拡張	C
嚢腫状あるいは紡錘状の形状	4	膵・胆管合流異常の疑い	D2
壁肥厚			
最大径　3 mm ≦　あるいは 壁の一部に内側低エコーを認める	3	胆管壁肥厚	D2
粘膜面不整	4	胆管腫瘍疑い	D2
層構造不整	5	胆管腫瘍	D1
隆起あるいは腫瘤像（ポリープ）			
隆起あるいは腫瘤を認める	4	胆管腫瘍疑い	D2
付着部の層構造の不整あるいは断裂を認める	5	胆管腫瘍	D1
その他の所見			
結石像（石灰化像や気腫像を含む）	2	胆管結石または胆管気腫	D2
気腫像注6)	2	胆道気腫	B
デブリエコー（結石像と別に記載）注10)	3	肝外胆管胆泥	D2
異常所見なし	1	肝外胆管異常所見なし	A

注1）残存部分（胆嚢・胆管など）がある場合には残存部位で超音波画像所見を評価する．肝内胆管に異常所見を認める場合は判定区分をD2とする．
注2）萎縮や胆石により胆嚢壁が評価できないものも含む．胆石により壁評価不良の場合にはカテゴリー3，判定区分D2とする．
注3）遠位胆管や膵頭部に閉塞機転がないことを評価する．
注4）小嚢胞構造やコメット様エコーを認める壁肥厚では隆起性病変の存在に注意する．
注5）限局性壁肥厚については計測値の判定ではないので注意する．
注6）気腫と石灰化・結石との鑑別は体位変換や呼吸時の移動の状態で判別を行う．
注7）遠位胆管や膵頭部に閉塞機転がないことを評価する．
注8）切除部位が分かれば記載し，残存部分で超音波画像所見を評価する．胆嚢や肝内胆管に異常所見を認める場合は判定区分をD2とする．
注9）拡大画像で，胆管の前壁エコーの立ち上がりから後壁エコーの立ち上がりまでを計測し少数点以下を四捨五入して mm 表示とする．
注10）遠位胆管や膵頭部に閉塞機転がないことを評価する．

膵 臓

超音波画像所見	カテゴリー	超音波所見（結果通知表記載）	判定区分
切除後[注1)]	0	膵臓切除後	B
部分切除後	2	膵臓部分切除後	C
描出不能	0	膵臓描出不能	D2
形態異常			
先天的な変形[注2)]	2	膵臓の変形	B
最大短軸径　＜ 10 mm	2	膵臓萎縮	D2
最大短軸径　30 mm ≦	2	膵臓腫大	D2
限局性腫大[注3)]	2	膵臓の変形	B
エコーレベルの低下・実質の粗造なエコーパターン・主膵管や脈管の不明瞭化のいずれかを認める	4	膵腫瘍疑い	D2
主膵管径			
体部にて最大短径　3 mm ≦[注4)]	3	膵管拡張	D2
主膵管内に結節を認める	4	膵腫瘍疑い	D2
下流側の狭窄を認める	4	膵腫瘍疑い	D2
充実性病変[注5)]			
高エコー腫瘤像	2	膵腫瘤	C
最大径　15 mm ≦	3	膵腫瘤	D2
低（等）エコー腫瘤像または高低混在エコーを呈する腫瘤像	4	膵腫瘍疑い	D2
主膵管・肝外胆管・膵周囲血管のいずれかの途絶を認める	5	膵腫瘍	D1
嚢胞性病変（分枝の拡張を含む）			
最大径　＜ 5 mm	2	膵嚢胞	B
最大径　5 mm ≦	3	膵嚢胞	D2
充実部分（嚢胞内結節・壁肥厚・隔壁肥厚）および内容液の変化（内部の点状エコーなど）を認める[注6)]	4	膵嚢胞性腫瘍疑い	D2
その他の所見			
石灰化像[注7)]	2	膵石または膵内石灰化	C
血管異常[注8)]	2	膵血管異常	D2
異常所見なし	1	膵臓異常所見なし	A

注1）部分切除の場合には切除部位が分かれば記載し，残存部分で超音波画像所見を評価する．

注2）先天的な変形（膵尾部欠損など）は残存部で超音波画像所見を評価し，異常が無ければカテゴリー2，判定区分Bとする．

注3）輪郭が不整な病変は充実性病変とし，輪郭が平滑な病変のみ限局腫大とする．

注4）拡大画像で，主膵管の前壁エコーの立ち上がりから後壁エコーの立ち上がりまでを計測し少数点以下を四捨五入してmm表示とする．

注5）充実成分と嚢胞成分が混合している病変は占める割合が多い方を主となる病変として充実性ないし嚢胞性病変に含める．

注6）内容液の変化（嚢胞内出血・感染など）も，腫瘍性病変の可能性が否定できないため要精査の対象とする．また，腫瘍性増殖を示す細胞で覆われた嚢胞の総称となる腫瘍性嚢胞もこの範疇に含める．

注7）主膵管の拡張を認める膵管内の石灰化像はカテゴリー3，判定区分D2，充実性病変内の石灰化像はカテゴリー．

注8）血管異常は，動脈瘤，A-Vshunt（動静脈奇形を含む），静脈塞栓（血栓），側副血行路などが含まれる．

腎臓

超音波画像所見	カテゴリー	超音波所見（結果通知表記載）	判定区分
切除後	0	腎臓切除後	B
部分切除後・腎移植後[注1)]	2	腎臓部分切除後・腎移植後	B
描出不能	0	腎臓描出不能	D2
形態異常			
最大径が両側とも　12 cm ≦	3	腎臓腫大	D2
最大径が両側とも　＜8 cm	2	腎臓萎縮	D2
左右の大小不同･先天的な変形など[注2)]	2	腎臓の変形	B
輪郭の凹凸あるいは中心部エコーの解離および変形を認める[注3)]	3	腎腫瘤	D2
充実性病変[注4)]			
充実性病変を認める	3	腎腫瘤	D2
境界明瞭・輪郭平滑な円形病変	4	腎腫瘍疑い	D2
内部無エコー域・辺縁低エコー帯・側方陰影のいずれかを認める	4	腎腫瘍疑い	D2
中心部エコーの解離および変形を認める	4	腎腫瘍疑い	D2
境界明瞭・輪郭平滑な円形病変で内部無エコー域を認める	5	腎腫瘍	D1
内部無エコー域を認め，辺縁低エコー帯・側方陰影のいずれかを認める	5	腎腫瘍	D1
中心部エコーと同等以上の高輝度で輪郭不整あるいは尾引き像を認める最大径　＜40 mm　[注5, 6)]	2	腎血管筋脂肪腫	C
最大径　40 mm ≦	2	腎血管筋脂肪腫	D2
嚢胞性病変			
嚢胞性病変を認める[注7)]	2	腎嚢胞	B
5個以上の嚢胞を両側性に認める[注8)]	2	多発性嚢胞腎	D2
複数の薄い隔壁あるいは粗大石灰化像を認める	3	腎嚢胞性腫瘤	C
充実部分（嚢胞内結節・壁肥厚・隔壁肥厚）および内容液の変化（内部の点状エコーなど）を認める[注9)]	4	腎嚢胞性腫瘍疑い	D2
その他の所見			
石灰化像			
腎実質内[注10)]	2	腎石灰化	B
腎盂尿管内　最大径　＜10 mm	2	腎結石	C
腎盂尿管内　最大径　10 mm ≦	2	腎結石	D2
腎盂拡張（閉塞原因不詳）	3	腎盂拡張・水腎症	D2
軽度腎盂拡張（腎杯拡張を認めない）	2	腎盂拡張	B
拡張部あるいは閉塞部に石灰化像	2	腎盂結石または尿管結石[注11)]	D2
閉塞部に充実性病変	4	腎盂腫瘍または尿管腫瘍[注11)]	D2
血管異常[注12)]	2	腎血管異常	D2
異常所見なし	1	腎臓異常所見なし	A

注1）部分切除の場合には切除部位が分かれば記載し残存部分で超音波画像所見を評価する．

注2）先天的な変形（重複腎盂や馬蹄腎など）は，カテゴリー2，判定区分Bとして変形部分以外はほかと同じ評価法とする．
注3）腎実質と同等のエコーレベル，スペックルパターンを呈する腎輪郭の凹凸・変形や中心への限局性膨隆は変形とし，カテゴリー2，判定区分Bとする．カラードプラ法で正常腎実質と同様の血管構築を確認することが望ましい．
注4）10 mm 未満の充実性病変は判定区分Cとしても良い（腎癌との鑑別困難な症例も含まれるが腫瘍径が小さな症例は腫瘍発育速度が遅いため）．
注5）尾引き像とは多重反射のため病変の後面エコーは不明瞭となり深部ではエコーの減衰を認めるコメット様エコーを拡大したような超音波像．
注6）40 mm 未満の腎血管筋脂肪腫でも増大傾向や症状を認めた場合は破裂の危険があるため判定区分D2としても良い．
注7）2つ以下の薄い隔壁，微小石灰化を伴う嚢胞はカテゴリー2，判定区分Bとする．
注8）いずれかの腎の長径が片方でも9 cm 以下の場合は多発性嚢胞腎よりも単純嚢胞の可能性が高く，カテゴリー2，判断区分Cとしてもよい．
注9）内容液の変化（嚢胞内出血・感染など）も，腫瘍性の可能性が否定できないため要精査の対象とする．また，腫瘍性増殖を示す細胞で覆われた嚢胞の総称となる腫瘍性嚢胞もこの範疇に含める．
注10）腎実質内か腎盂腎杯内か判断できない場合は腎石灰化または腎結石とし，10 mm 未満は判定区分C，10 mm 以上は判定区分D2とする．
注11）閉塞部位が分かれば記載する．
注12）血管異常は動脈瘤，動脈–静脈シャント（動静脈奇形を含む），静脈塞栓（血栓）などが含まれる．但し，腫瘤性病変に関連する血管異常は腫瘤性病変の評価に準ずる．

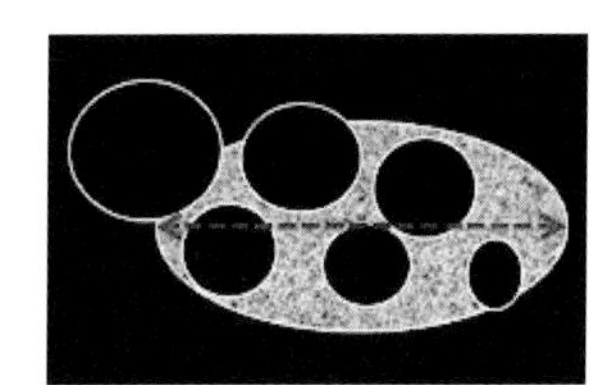

腎長径の測定法：

腎外に突出する嚢胞は長径の計測に入れず，本来の腎実質の存在が想定される長径を測る．

脾 臓

超音波画像所見	カテゴリー	超音波所見（結果通知表記載）	判定区分
切除後[注1)] 局所治療後	0 2	脾臓切除後 脾臓局所治療後	B C
描出不能[注2)]	0	脾臓描出不能	B
形態異常			
先天的な変形[注3)]	2	脾臓の変形	B
最大径 10 cm ≦ ＜ 15 cm[注4)]	2	脾臓腫大	B
最大径 15 cm ≦	3	脾臓腫大	D2
充実性病変			
高エコー腫瘤像	3	脾腫瘤	D2

超音波画像所見	カテゴリー	超音波所見（結果通知表記載）	判定区分
低エコー腫瘤像	4	脾腫瘍疑い	D2
中心部高エコー	5	脾腫瘍	D1
高・低エコー混在腫瘤像	4	脾腫瘍疑い	D2
嚢胞性病変			
嚢胞性病変（大きさを問わず以下の所見を認めない）	2	脾嚢胞	B
充実部分（嚢胞内結節・壁肥厚・隔壁肥厚）および内容液の変化（内部の点状エコーなど）を認める注5)	4	脾嚢胞性腫瘍疑い	D2
その他の所見			
石灰化像	2	脾内石灰化	B
血管異常注6)	2	脾血管異常	D2
脾門部充実性病変	3	脾門部腫瘤	D2
内部エコー均一で脾臓と同等のエコーレベルの類円形腫瘤像	2	副脾	B
異常所見なし	1	脾臓異常所見なし	A

注1）部分切除の場合には切除部位が分かれば記載し残存部分はほかと同じ評価法とする.
注2）摘出の有無を確認し,腫大の有無を判定できなければ描出不能とするが,精査の必要はない.
注3）先天的な変形（多脾症など）は，カテゴリー2，判定区分Bとして残存部分はほかと同じ評価法とする.
注4）脾臓の大きさに関しては年齢・体格により基準値にも幅がある.
注5）嚢胞性病変で明らかに壁に厚みを持った場合には全て壁肥厚とする.
また，内容液の変化（嚢胞内出血・感染など）も嚢胞性腫瘍の可能性が否定できないため，カテゴリー4，判定区分D2とする.
注6）動脈瘤のほか脾静脈の側副血行路など脾門部の異常も含む.

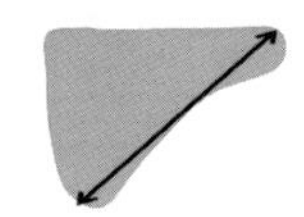

脾臓の計測方法：脾臓を長軸像で描出し最大径を計測する.

腹部大動脈

超音波画像所見	カテゴリー	超音波所見（結果通知表記載）	判定区分
治療後注1)	2	腹部大動脈治療後	B
抽出不能	0	腹部大動脈抽出不能	B
大動脈の限局拡張注2)			
紡錘状拡張			
最大短径　30 mm ≦　＜45 mm	2	腹部大動脈瘤	C
最大短径　45 mm ≦　＜55 mm	2	腹部大動脈瘤	D2
最大短径　55 mm ≦注3)	2	腹部大動脈瘤	D1P
嚢状拡張	2	腹部大動脈瘤	D2P
その他の所見			
フラップあり注4)	2	腹部大動脈解離	C
プラークなど内腔の異常注5)	2	動脈硬化	C
異常所見なし	1	大動脈異常所見なし	A

注 1）大動脈瘤に対するステントグラフト内挿術後症例では，最大瘤径が前回より増大した場合は判定区分 D2 とする．
注 2）大動脈径の計測は図のように計測する．
注 3）最大径 55 mm 以上の紡錘状拡張や嚢状拡張は破裂の危険性が高いため P（パニック値）として判定医に報告する．
注 4）大動脈解離の判定区分は基本 D2 であるが，拡張の程度により紡錘状大動脈瘤に準じる．新規の場合には D2P とする．
注 5）大動脈の特に大きなプラークや可動性プラークがあれば記載してもよい．また，壁肥厚や石灰化などの所見も別途記載してもよい．
※パニック所見：緊急性を要する病態の場合には判定区分に P 付け加える．

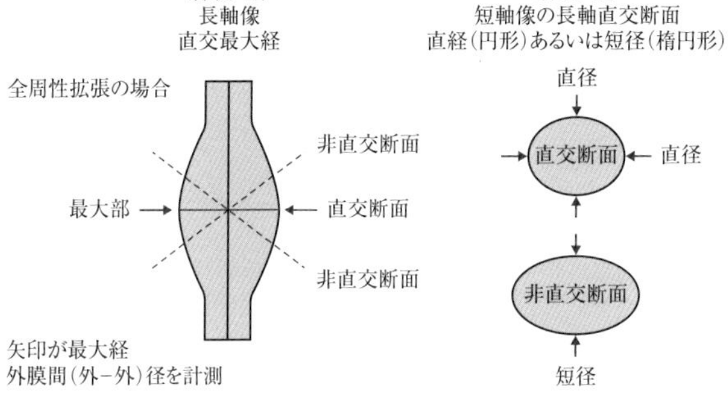

紡錘状瘤径の計測

その他

超音波画像所見	カテゴリー	超音波所見（結果通知表記載）	判定区分
リンパ節腫大			
短径 7 mm ≦ 注 1)	3	リンパ節腫大	C
短径 10 mm ≦ または 短径 / 長径 0.5 ≦	4	リンパ節腫大	D2
腹腔内貯留液			
貯留液を認める 注 2)	3	腹水	D2
胸腔内液貯留			
貯留液を認める 注 2)	3	胸水	D2
心腔内液貯留			
貯留液を認める 注 3)	2	心嚢水	D2
腹腔・後腹膜・骨盤腔（副腎を含む）			
腫瘤像を認める 注 4)	3	腹部腫瘤	D2

注 1）リンパ節の腫大は短径が 7 mm 以上より有所見として記載する．
注 2）生理的な限界をこえて貯留液が貯留した状態．貯留液の点状エコー（デブリエコー）や貯留液内に充実性のエコー像を認める場合には出血・悪性疾患を疑う病変があることを考慮し，カテゴリー 4 としてもよい．
注 3）心嚢水は良性であっても治療が必要な病態の可能性があるため D2 とする．
注 4）腹部腫瘤像には嚢胞性腫瘤も含む．

2. 日本超音波医学会 超音波診断基準

1) 肝腫瘤の超音波診断基準(2012)

質的診断 1. Bモード所見

主分類	細分類	形状	境界・輪郭	腫瘍辺縁
肝細胞癌	結節型(2cm以下)	円形,類円形	やや不明瞭,整	辺縁低エコー帯(頻度少)
	結節型(2cmを越える)	円形,類円形	明瞭,整	薄い辺縁低エコー帯(ハロー)
	塊状型	不整形	不明瞭	
肝内胆管癌(胆管細胞癌)		不整形	不明瞭	
転移性肝腫瘍		不整形で,小さなものは円形	明瞭,時に不明瞭,不整(あらい凹凸)	厚い辺縁低エコー帯(bull's eye pattern, target pattern)
肝細胞腺腫		円形,類円形	明瞭,整	
肝血管腫		円形,類円形	明瞭,不整(細かい凹凸)	辺縁に高エコー帯を認めることもある(marginal strong echo)
限局性結節性過形成(FNH)		不整形	不明瞭	

注1) いずれも典型的な所見を示した.転移性肝腫瘍(癌)は上皮性,非上皮性を区別していないため腫瘍としたが,主に胃癌や大腸癌などの消化器系の癌の典型像を示す.

注2) 腫瘍の大きさは質的診断において間接所見であるが,腫瘍の内部構造とは密接な関係があると考えられるので肝細胞癌の結節型においてのみサイズ別に代表する所見を記載した.

注3) 随伴所見や特徴的な形態変化は間接所見であるが,質的診断をするうえで重要な情報となりうるので付加所見として記載した.

	腫瘍内部	後方エコー	付加所見
	エコーレベルはさまざま（mosaic pattern を認めることもある）	不変〜時に増強	bright loop
	mosaic pattern，nodule in nodule，（大きさや分化度により異なる）	増強	外側エコーの増強
	エコーレベルはさまざま		門脈や肝静脈の腫瘍栓を有する場合がある
	エコーレベルはさまざま，血管が腫瘍を貫く		末梢胆管の拡張を認める場合がある．また末梢胆管の拡張のみで腫瘤が描出されない例もある
	高エコー，低エコー，中心部に無エコー域，石灰化		cluster sign，strong echo，全肝で多数の結節が見られることが多い
	エコーレベルはさまざま，隔壁を認めない		腫瘍内出血は低エコー，脂肪変性は高エコー
	高エコー型，辺縁高エコー型，混在型，低エコー型に分けられる		chameleon sign，wax and wane sign，disappearing sign
	低〜高エコーさまざま，中心部高エコー		

注 4）肝細胞癌の肉眼分類として小結節境界不明瞭型，浸潤型，びまん型があるが，これらは腫瘤を形成せず，エコーレベルも肝実質との差が少なく存在が認識しにくいので診断基準からは除いた．しかし，びまん型や浸潤型は門脈や肝静脈の腫瘍栓を有する場合があり，この所見によって診断されることがある．小結節境界不明瞭型は組織学的には早期肝細胞癌に相当する．CT もしくは MRI などの他の画像診断法の併用が必要となる．また，単純結節型，単純結節周囲増殖型，多結節癒合型は結節型として所見を記載した．

注 5）肝辺縁に存在する肝細胞癌では腫瘤の一部が肝表面より突出する所見（hump sign）が認められることがある．

注 6）異型結節は基本的には肝細胞癌結節型（2 cm 以下）の所見に類似し鑑別は困難である．

注 7）肝内胆管癌（胆管細胞癌）には腫瘤形成型，胆管浸潤型，肝内胆管発育型があるが，ここで記載した所見は腫瘤形成型の所見である．

2. ドプラ所見

主分類	細分類	血流の多寡	血管の走行
肝細胞癌	結節型（2 cm 以下）	少ない	時に腫瘍内部および周辺に線状もしくは点状
	結節型（2 cm を越える）	多い	バスケットパターン（周辺から中心に向かう）
	塊状型	多い	不整な血管，バスケットパターン
肝内胆管癌（胆管細胞癌）		少ない	腫瘍周辺に圧排， 腫瘍内に既存血管の残存
転移性肝腫瘍		少ない	腫瘍周辺に圧排， 腫瘍内に既存血管の残存
肝細胞腺腫		多い	腫瘍境界から取り囲むように内部に細い血管が流入
肝血管腫		少ない	腫瘍辺縁部に点状
限局性結節性過形成（FNH）		多い	腫瘍中心部から流入し辺縁に広がる， spoke-wheel patten

注 1）いずれも典型的な所見を示した．転移性肝腫瘍（癌）は上皮性，非上皮性を区別していないため腫瘍としたが，主に胃癌や大腸癌などの消化器系の癌の典型像を示す．

注 2）肝細胞癌は腫瘍の大きさやパターンにより特有の血流パターンを示すため B モード所見の細分類を用いた．血流の方向を加味して解釈するのが望ましい．一部の肝細胞癌結節型（2 cm 以下）は流入する定常性血流のみを認めることが多く，基本的には異型結節との鑑別は困難である．

注 3）肝内胆管癌（胆管細胞癌）には腫瘤形成型，胆管浸潤型，肝内胆管発育型があるが，ここで記載した所見は腫瘤形成型のドプラ所見である．

血流性状	付加所見
定常性 時に拍動性	血流信号が認められないことが多い
拍動性 時に定常性	A-P shunt や腫瘍塞栓を認めることもある
拍動性	門脈内に拍動流を認める場合腫瘍塞栓や A-P shunt の存在を疑う
拍動性 定常性	腫瘍周辺の一部のみ血流信号を認めることが多いが，内部でも見られる場合がある
拍動性 定常性	腫瘍周辺部に血流信号を認めることが多いが，中心部はあまり認めない．原発巣によっては血流が多いことがある
拍動性 時に定常性	
定常性 時に拍動性	A-P shunt を認めることもある．血流が豊富な場合がある．
拍動性	

2）胆嚢癌の超音波診断基準（2002）

質的診断

A）隆起あるいは腫瘤性病変

1．ポリープ病変（有茎性小隆起*）

	形状	表面	内部エコー
胆嚢癌	類円形～不整形，有茎～亜有茎	平滑～不整	均一整でやや低エコー
腺腫	類円形，有茎～亜有茎	平滑～やや不整	均一整でやや低エコー
過形成性ポリープ	乳頭状～分葉状，亜有茎	不規則不整	均一整でやや低エコー
コレステロールポリープ	類円形あるいは分葉状，有茎～亜有茎	桑実状の規則的凹凸～不整	小さい強いエコー斑の存在

*小隆起とは20mm以下の大きさを目安とする．

2．隆起あるいは腫瘤様病変

	形状	表面	内部エコー
胆嚢癌	亜有茎～広基性隆起あるいは丘状低隆起	乳頭状～不整	均一整で低エコーあるいはやや高エコーで不整低エコーの混在
腺筋腫症（限局型）	広基性隆起あるいは類円形腫瘤	平滑	微小無エコー域の散在，コメット様エコーの存在
デブリ	腫瘤様～不定形，体位による変化	平滑～不整	均一やや低エコーに微細高エコーの混在

B）壁肥厚性病変

1. 限局性肥厚

	表面	内部エコー
胆囊癌	不整	均一低エコーあるいは一部不整形低エコーの混在
腺筋腫症（限局型，分節型）	平滑～不整	微小無エコー域あるいはコメット様エコーの存在

2. びまん性肥厚

	表面	内部エコー
胆囊癌	平滑～不整	全体低エコーあるいは小不整形低エコーの散在
慢性胆囊炎	平滑	比較的均一な高～低エコーの混在
コレステロ－シス	平滑～不整	全体やや高エコーあるいは高エコー斑の存在
腺筋腫症（びまん型）	平滑	全体やや高エコーで内部に微小無エコー域あるいはコメット様エコーの存在

3）膵癌超音波診断基準（2013）

充実性病変

浸潤性膵管癌	腫瘍所見	輪郭	US	輪郭は明瞭～やや不明瞭．明瞭に描出された部位での腫瘍の輪郭は不整．
			EUS	US に比し輪郭の描出は良好．基本的に輪郭は明瞭で不整．但し，多くの場合には尾側に炎症性変化を伴い，やや不明瞭になる．（*1）
		内部	US	均一～やや不均一な低エコーを呈する．大きくなるにつれて中心部に高エコー領域が出現する．
			EUS	小腫瘍（20mm 以下）では均一な低エコーを呈するが，増大するにつれて中心部に不均一な高エコー領域がみられる．
	腫瘍外所見	膵内	US	尾側主膵管は高度拡張例が多い．拡張形態は平滑～数珠状であり，腫瘍尾側からの急激な拡張を認める．
			EUS	基本的には US 所見に類似．尾側主膵管の腫瘍での狭窄部位が同定可能な場合には，主膵管壁に不整所見がみられる．
		膵外	US	腫瘍像の上流側胆管の拡張が認められる．門脈，静脈，動脈などへの浸潤所見，リンパ節腫大を認める．また，腫瘍塞栓を認めることもある．
			EUS	腫瘍による不整な胆管狭窄，閉塞や脈管層構造の破綻，胃・十二指腸・胆管・脾臓など周囲臓器への浸潤所見や胆管・門脈・動脈周囲リンパ節の腫大を認める．
内分泌腫瘍	腫瘍所見	輪郭	US	輪郭は管状腺癌に比して明瞭．但し，小腫瘍（10mm 以下）の場合には，輪郭が不明瞭な場合がある．
			EUS	輪郭は明瞭で整．但し，小腫瘍（10mm 以下）の場合には，輪郭は明瞭で不整なこともある．また，外側陰影（lateral shadow）を伴う事がある．
		内部	US	類円形均一低エコー．大きくなり出血壊死を生じても，はっきりとした無エコー域や高エコー域が存在．時に石灰化エコーを伴う場合もある．
			EUS	基本的に US 所見に類似するが，腫瘍内の変性壊死・出血による無エコー領域や高エコー領域はより明瞭になる．
	腫瘍外所見	膵内	US	尾側主膵管の拡張は無～軽度で，拡張形態は平滑～数珠状．まれに圧排所見を認める．悪性例では尾側主膵管に拡張や腫瘍栓をみることがある．
			EUS	基本的には US 所見に類似．
		膵外	US	膵外に所見がみられることは稀．
			EUS	基本的には US 所見に類似．

＊1：膵癌，特に浸潤性膵管癌は典型的な上皮性悪性腫瘍であり，輪郭は明瞭で不整であるべきである．しかしながら，腫瘍尾側に生じる閉塞性膵炎の影響により輪郭は一部で不明瞭となり，同部での輪郭性状は判定不能となる．

Solid-pseudo-papillary neoplasm	腫瘍所見	輪郭	US	輪郭は明瞭で整．但し，小腫瘍（10mm 以下）では，輪郭が不明瞭な場合がある．
			EUS	輪郭は明瞭で整．但し，小腫瘍（10mm 以下）では，被膜の十分な形成がみられず，輪郭は明瞭だが不整な場合がある．
		内部	US	小腫瘍では等エコー・高エコーを呈する．増大するにしたがって，内部に無エコーあるいは低エコー領域が出現する．時に石灰化エコーを伴う場合もある．
			EUS	基本的に US 所見に類似するが，腫瘍内の変性壊死・出血による無エコー領域や高エコー領域はより明瞭となり，多彩なエコー所見を呈する．
	腫瘍外所見	膵内	US	尾側主膵管の拡張は無～軽度で，拡張形態は平滑～数珠状．まれに圧排所見を認める．悪性例では尾側主膵管に拡張や腫瘍栓を認めることがある．
			EUS	基本的には US 所見に類似．
		膵外	US	膵外に所見がみられることは稀．
			EUS	基本的には US 所見に類似．
腫瘤形成性膵炎	腫瘤所見	境界	US	全体的に不明瞭なことが多い．一般的には管状腺癌に比して不明瞭．
			EUS	基本的には US 所見に類似．
		内部	US	管状腺癌に比してより低エコーであることが多い．内部に膵石や蛋白栓を反映する高エコーを認めることがある．
			EUS	管状腺癌に比してより低エコーで不均一．線状や点状の高エコー領域を認める．
	腫瘤外所見	膵内	US	腫瘤尾側の主膵管拡張は軽度～高度で，主膵管は全体に広狭不整を呈する．
			EUS	基本的には US 所見に類似．PD（penetrating duct sign）がみられることがある．
		膵外	US	腫瘤の上流側胆管拡張が認められることがある．門脈，動脈などの狭窄像，リンパ節腫大を認める．
			EUS	基本的には US 所見に類似．

IPMN（*1）	US	主膵管型では，主膵管の高度拡張がみられ，主膵管内に壁在結節（mural nodule：MN）がみられる．分枝型では嚢胞が多房性に描出され，嚢胞内にMNを認める場合がある．混合型は主膵管型と分枝型の所見を呈する．
	EUS	基本的にはUS所見に類似．主膵管型・分枝型では，より丈の低い（1-2mm）MNの描出が可能となる．また，主膵管と拡張分枝の分岐部が描出される場合があり，MNが主膵管・分枝の両方にみられた場合には混合型と診断可能である（*2）．
MCN	US	単房性病変であるが，内部に隔壁が認められる場合がある．隔壁に仕切られた領域が嚢胞状に描出される(cyst in cyst)．嚢胞内にMNを認める場合がある．一般的に主膵管との交通は認めず，主膵管拡張もみられない．
	EUS	基本的にはUS所見と類似するが，より詳細な描出が可能となる．具体的には厚い被膜を認め，内部の隔壁で仕切られた個々の嚢胞の内部エコー輝度に差を認めることがある（independent cyst）．より丈の低いMNの観察が可能である．
SCN	US	辺縁にやや大きめの嚢胞（5mm～20mm）が存在し（*3），中心部は高エコーとして描出されることが多い（*4）．また，石灰化を伴う場合には高エコーを認める．主膵管に圧排所見を認める場合がある．
	EUS	基本的にはUS所見と類似するが，より詳細な描出が可能となる．中心部の高エコー部位がいわゆる蜂巣状構造（honeycomb structure）に描出される場合には診断が確定する．
Pseudocyst	US	大きさや形状は様々である．単房性であることが多いが，内部に隔壁様構造を有する場合もある．被膜は厚く，内部に高エコーのデブリエコーを認める場合がある．
	EUS	基本的にはUS所見に類似するが，より詳細な描出が可能となる．主膵管と交通を有する症例も存在し，その場合にはIPMNsとの鑑別が必要になる．交通を認めない場合にはMCNsとの鑑別を要する．

*1：IPMNs由来浸潤癌の場合には浸潤部は管状腺癌様のエコー像を呈することがある．
*2：IPMNs，特に主膵管型，混合型では主膵管内進展の診断にIDUSが有用である．
*3：微小嚢胞のみ(solid variant type)の場合や，大きな嚢胞のみ(macrocystic type)の場合がある．
*4：この所見は分解能の関係で嚢胞として認識できないほどの小さな嚢胞性病変の集簇が高エコーに描出されることによる．

注：嚢胞性病変は浸潤癌の部分がない場合には，基本的に境界は明瞭で整である．
浸潤部を認める場合には多くは管状腺癌のエコー像に模する．

4）腎細胞癌と他の腎腫瘤性病変の鑑別（2013）

充実性腫瘤のBモード所見・ドプラ所見

	Bモード所見					ドプラ所見	
	形状	境界・輪郭	輝度	内部性状	付加所見	血流の多寡	血管の走行
腎細胞癌	円形，類円形	明瞭，整 境界内側に辺縁低エコー帯（ハロー）	低～高	不均一，嚢胞変性，石灰化	腎静脈腫瘍栓を形成することがある	多い	腫瘍辺縁を囲み，内部に豊富バスケットパターン
腎血管筋脂肪腫	類円形，分葉状	やや不明瞭，不整 ギザギザと細かく不整	CEC と同等の高，混在～低	均一，時に混在	深部エコー減弱，尾引き像※	少ない	内部または辺縁に点状・線状パターン

注 1）腎細胞癌における腫瘍内部は腎実質に対して等または低エコーを示すケースが多く，高輝度を呈する腎細胞癌は 26.9 ～ 30% である．3 cm 以下の腎細胞癌に限定すると 50 ～ 54% と高率に高エコーを呈し輝度に注目した鑑別は困難である．

注 2）CEC と比較して高エコー，辺縁低エコー帯の欠如，境界不整や深部エコーの減衰は腎血管筋脂肪腫の特徴的所見として鑑別診断に有効であるが，脂肪成分が少ない AML は 6 ～ 29% で等～低輝度を呈し，鑑別が困難である．

注 3）Bモード像とドプラパターンをあわせることによる腎細胞癌と腎血管筋脂肪腫の鑑別は 78% の正診率との報告がある．しかし，ドプラ法でも，深部病変や微小血管，低血流の描出には弱いほか，乏血流性の腎細胞癌や多血性の腎血管筋脂肪腫との鑑別は困難である．

注 4）腎血管筋脂肪腫はある程度サイズが大きくなると，多重反射などによる腫瘤後方の輪郭不明や増強が高頻度にみられ，いわゆる※尾引き像を呈する．

嚢胞性病変

	Bモード所見			ドプラ所見
	嚢胞壁・隔壁	石灰化	充実部	カラー表示
良性所見	薄い	なし 微小石灰化	なし	なし
悪性所見	不整または厚い	あり	あり	あり 充実部・隔壁肥厚部

注 1）Bモードのみでの観察では嚢胞内部の肥厚した壁構造や充実部について腫瘍性か否かの鑑別は正診率 30% と報告される．

注 2）明らかなカラー表示がなくても，病変深度や組織型による影響のため悪性が否定できない場合があり，造影 CT での正診率 63 ～ 75% には及ばない．

3. 自己免疫性膵炎臨床診断基準（2018）

A. 診断項目

Ⅰ. 膵腫大：a. びまん性腫大（diffuse）
　　　　　　b. 限局性腫大（segmental/focal）

Ⅱ. 主膵管の不整狭窄像：a. ERP　　b. MRCP

Ⅲ. 血清学的所見：高 IgG4 血症（≧135mg/dl）

Ⅳ. 病理所見：
　a. 以下の①～④の所見のうち 3 つ以上を認める
　b. 以下の①～④の所見のうち 2 つを認める
　c. ⑤を認める

①高度のリンパ球，形質細胞の浸潤と線維化
②強拡 1 視野当たり 10 個を超える IgG4 陽性形質細胞浸潤
③花筵状線維化（storiform fibrosis）
④閉塞性静脈炎（obliterative phlebitis）
⑤ EUS-FNA で腫瘍細胞を認めない

Ⅴ. 膵外病変：硬化性胆管炎，硬化性涙腺炎・唾液腺炎，
　　　　　　後腹膜線維症，腎臓病
　a：臨床的病変　　b：病理学的病変

Ⅵ. ステロイド治療の効果

B. 診断　　　　（＋：かつ，/：または）

Ⅰ. 確診
②びまん型　Ⅰa＋＜Ⅲ/Ⅳb/Ⅴ(a/b)＞
②限局型　Ⅰb＋Ⅱa＋＜Ⅲ/Ⅳb/Ⅴ(a/b)＞の 2 つ以上
　または　Ⅰb＋Ⅱa＋＜Ⅲ/Ⅳb/Ⅴ(a/b)＞＋Ⅵ
　または　Ⅰb＋Ⅱb＋＜Ⅲ/Ⅴ(a/b)＞＋Ⅳb＋Ⅵ
③病理組織学的確診　Ⅳa

Ⅱ. 準確診
限局型　Ⅰb＋Ⅱa＋＜Ⅲ/Ⅳb/Ⅴ(a/b)＞
　または　Ⅰb＋Ⅱb＋＜Ⅲ/Ⅴ(a/b)＞＋Ⅳc
　または　Ⅰb＋＜Ⅲ/Ⅳb/Ⅴ(a/b)＞＋Ⅵ

Ⅲ. 疑診
びまん型　Ⅰa＋Ⅱ(a/b)＋Ⅵ
限局型　Ⅰb＋Ⅱ(a/b)＋Ⅵ

1. リンパ節の番号と名称

1）胃周囲

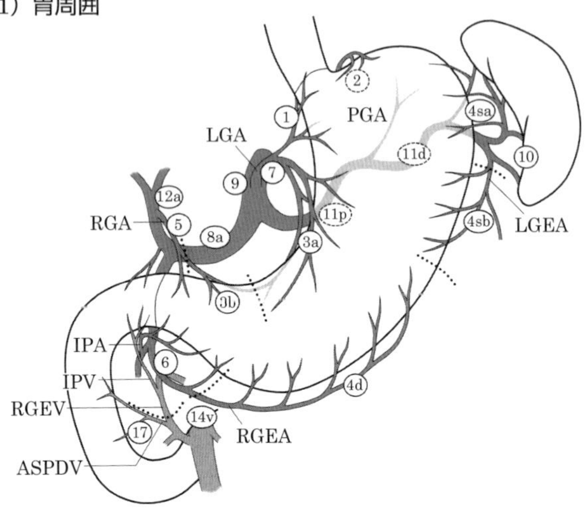

2）膵臓周囲

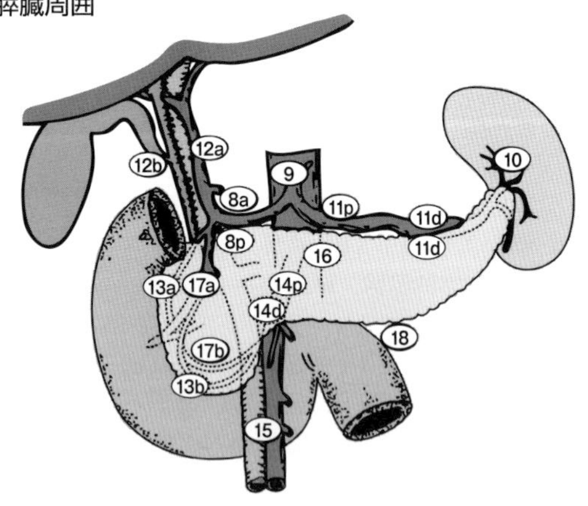

①右噴門リンパ節
②左噴門リンパ節
(3a)小弯リンパ節(左胃動脈に沿う)
(3b)小弯リンパ節(右胃動脈に沿う)
(4sa)大弯リンパ節左群(短胃動脈)
(4sb)大弯リンパ節左群（左胃大網動脈に沿う）
(4d)大弯リンパ節右群（右胃大網動脈に沿う）
⑤幽門上リンパ節
⑥幽門下リンパ節
⑦左胃動脈幹リンパ節
(8a)総肝動脈幹前上部リンパ節
(8p)総肝動脈幹後部リンパ節
⑨腹腔動脈周囲リンパ節
⑩脾門リンパ節
(11p)脾動脈幹近位リンパ節
(11d)脾動脈幹遠位リンパ節
(12a)肝十二指腸間膜内リンパ節(肝動脈に沿う)，肝動脈リンパ節*
(12b)肝十二指腸間膜内リンパ節(胆管に沿う)，胆管リンパ節*
(12p)肝十二指腸間膜内リンパ節(門脈に沿う)，門脈リンパ節*
(13a)上膵頭後部リンパ節
(13b)下膵頭後部リンパ節
(14a)上腸間膜動脈に沿うリンパ節
(14d)上腸間膜動脈遠位リンパ節
(14p)上腸間膜動脈近位リンパ節
(14v)上腸間膜静脈に沿うリンパ節
⑮中結腸動脈周囲リンパ節
⑯腹部大動脈周囲リンパ節
(17a)上膵頭前部リンパ節
(17b)下膵頭前部リンパ節
⑱下膵リンパ節
⑲横隔下リンパ節
⑳食道裂孔部リンパ節
(110)胸部下部傍食道リンパ節
(111)横隔上リンパ節
(112)後縦隔リンパ節

(腎癌取扱い規約　第15版，2017年10月，
*：膵癌取扱い規約　第7版，2016年7月)

2. 病期分類（AJCC, UICC 8th）

超音波検査は，臨床分類の一助となりうる検査であり，検査担当者は，UICC の TNM 分類の概要を理解していく必要がある．

1）TNM 分類

TNM 分類とは，UICC（Unio Internationalis Contra Cancrum（ラテン語）：国際対がん連合）が採用している悪性腫瘍の病期分類である．TNM 分類は，3 つの構成要素の評価に基づいて，病変の解剖学的進展度を記述する．

T（tumor）：原発腫瘍の拡がり

N（nodes）：所属リンパ節転移の有無と拡がり

M（metastasis）：遠隔転移の有無

2）臨床分類と病理分類

治療前臨床分類（TNM または cTNM）と外科手術後病理組織学的分類（pTNM）の 2 種類がある．臨床分類は，治療前に得られた情報（一般理学所見，血液検査，画像診断，内視鏡検査，生検など）に基づいて，T，N，M で示し，治療法の決定の基礎となり，病理分類は予後評価の基礎となる．

T，N，M に関しては，診断上確実と思われるカテゴリーを記載し，疑いのみの場合は採用しない．

例）CT 検査で，領域リンパ節が描出されるが転移と診断できない場合，「N0」とする

3）病期分類（ステージ分類）

T，N，M 分類が決定されると，それに基づきステージ分類される．以後，臓器毎に記載する．

◇肝細胞癌（AJCC,UICC 8th）

1）TNM分類

T因子	T－原発腫瘍
T1a	単発，≦ 2cm
T1b	単発，＞ 2cm，脈管侵襲なし
T2	単発，＞ 2cm，脈管侵襲あり
	多発，≦ 5cm
T3	多発，＞ 5cm
T4	門脈，静脈主枝侵襲 胆嚢以外の隣接臓器浸潤または破裂

N因子	N－領域リンパ節
N0	領域リンパ節転移なし
N1	領域リンパ節転移あり

M因子	M－遠隔転移
M0	遠隔転移なし
M1	遠隔転移あり

2）病期分類

Stage ⅠA	T1a	N0	M0
Stage ⅠB	T1b	N0	M0
Stage Ⅱ	T2	N0	M0
Stage ⅢA	T3	N0	M0
Stage ⅢB	T4	N0	M0
Stage ⅣA	Any T	N1	M0
Stage ⅣB	Any T	Any N	M1

◇肝内胆管癌（AJCC,UICC 8th）

1）TNM 分類

T 因子	T－原発腫瘍
T1a	単発，≦ 5cm，脈管侵襲なし
T1b	単発，＞ 5cm，脈管侵襲なし
T2	単発，脈管侵襲あり
	多発
T3	腫瘍破裂
T4	隣接臓器浸潤

N 因子	N－領域リンパ節
N0	領域リンパ節転移なし
N1	領域リンパ節転移あり

M 因子	M－遠隔転移
M0	遠隔転移なし
M1	遠隔転移あり

2）病期分類

Stage ⅠA	T1a	N0	M0
Stage ⅠB	T1b	N0	M0
Stage Ⅱ	T2	N0	M0
Stage ⅢA	T3	N0	M0
Stage ⅢB	T4	N0	M0
	Any T	N1	M0
Stage Ⅳ	Any T	Any N	M1

◇肝門部領域胆管癌（AJCC,UICC 8th）

1）TNM 分類

T 因子	T－原発腫瘍
Tis	上皮内癌
T1	筋層もしくは線維層まで浸潤が及ぶもの
T2a	浸潤が胆管壁を超えて周囲脂肪組織まで及ぶもの
T2b	浸潤が隣接する肝実質にまで及ぶもの
T3	腫瘍浸潤が片側（胆管浸潤優位）の門脈，肝動脈に及ぶもの
T4	腫瘍浸潤が門脈本幹，左右門脈分枝，左右肝動脈，もしくは総肝動脈に及ぶもの，もしくは浸潤が片側肝内胆管二次分枝に及び，対側の門脈，あるいは肝動脈へ及ぶもの

N 因子	N－領域リンパ節
N0	領域リンパ節転移なし
N1	1 から 3 個までの領域リンパ節転移あり
N2	4 個以上の領域リンパ節転移あり

M 因子	M－遠隔転移
M0	遠隔転移なし
M1	遠隔転移あり

2）病期分類

Stage 0	Tis	N0	M0
Stage Ⅰ	T1	N0	M0
Stage Ⅱ	T2a,T2b	N0	M0
Stage ⅢA	T3	N0	M0
Stage ⅢB	T4	N0	M0
Stage ⅢC	Any T	N1	M0
Stage ⅣA	Any T	N2	M0
Stage ⅣB	Any T	Any N	M1

◇遠位胆管癌（AJCC,UICC 8th）

1）TNM 分類

T 因子	T－原発腫瘍
Tis	上皮内癌
T1	胆管壁への浸潤の深さが 5mm までのもの
T2	胆管壁への浸潤の深さが 5mm から 12mm までのもの
T3	胆管壁への浸潤の深さが 12mm 以上のもの
T4	腹腔動脈，上腸間膜動脈に浸潤が及ぶもの

N 因子	N－領域リンパ節
N0	領域リンパ節転移なし
N1	1 から 3 個までの領域リンパ節転移あり
N2	4 個以上の領域リンパ節転移あり

M 因子	M－遠隔転移
M0	遠隔転移なし
M1	遠隔転移あり

2）病期分類

Stage 0	Tis	N0	M0
Stage Ⅰ	T1	N0	M0
Stage ⅡA	T1	N1	M0
	T2	N0	M0
Stage ⅡB	T2	N1	M0
	T3	N0,N1	M0
Stage ⅢA	T1,T2,T3	N2	M0
Stage ⅢB	T4	Any N	M0
Stage Ⅳ	Any T	Any N	M1

◇胆嚢癌（AJCC,UICC 8th）

1）TNM 分類

T 因子	T－原発腫瘍
Tis	上皮内癌
T1a	粘膜筋層までの浸潤
T1b	固有筋層までの浸潤
T2a	固有筋層に達するも腹腔側の漿膜面に浸潤しない
T2b	固有筋層に達するも肝実質に浸潤しない
T3	腫瘍が漿膜面から露出する．浸潤が肝臓，胃，膵臓，十二指腸，結腸，大網，肝外胆管に及ぶ
T4	腫瘍浸潤が門脈本幹，肝動脈に及ぶ，もしくは２臓器以上の隣接臓器に浸潤が及ぶ

N 因子	N－領域リンパ節
N0	領域リンパ節転移なし
N1	1 から 3 個までの領域リンパ節転移あり
N2	4 個以上の領域リンパ節転移あり

M 因子	M－遠隔転移
M0	遠隔転移なし
M1	遠隔転移あり

2）病期分類

Stage 0	Tis	N0	M0
Stage ⅠA	T1a	N0	M0
Stage ⅠB	T1b	N0	M0
Stage ⅡA	T2a	N0	M0
Stage ⅡB	T2b	N0	M0
Stage ⅢA	T3	N0	M0
Stage ⅢB	T1,T2,T3	N1	M0
Stage ⅣA	T4	N0,N1	M0
Stage ⅣB	Any T	N2	M0
	Any T	Any N	M1

◇膵癌（AJCC,UICC 8th）

1）TNM 分類

T 因子	T－原発腫瘍
Tis	上皮内癌
T1a	最大径が 0.5cm 以下
T1b	最大径が 0.5cm を超えるが 1.0cm 以下
T1c	最大径が 1 cm 以上 2 cm 未満
T2	最大径が 2 cm を超えるが 4 cm 以下
T3	最大径が 4 cm を超える
T4	腫瘍が上腸間膜動脈，腹腔動脈幹，肝動脈を巻き込む

N 因子	N－領域リンパ節
N0	領域リンパ節転移なし
N1	1 から 3 個までの領域リンパ節転移あり
N2	4 個以上の領域リンパ節転移あり

M 因子	M－遠隔転移
M0	遠隔転移なし
M1	遠隔転移あり

2）病期分類

Stage 0	Tis	N0	M0
Stage ⅠA	T1	N0	M0
Stage ⅠB	T2	N0	M0
Stage ⅡA	T3	N0	M0
Stage ⅡB	T1,T2,T3	N1	M0
Stage Ⅲ	T1,T2,T3	N2	M0
	T4	Any N	M0
Stage Ⅳ	Any T	Any N	M1

◇腎癌

1）TNM 分類

<table>
<tr><td>TX</td><td colspan="2">原発腫瘍が評価できない</td></tr>
<tr><td>T0</td><td colspan="2">原発腫瘍がない</td></tr>
<tr><td rowspan="3">T1</td><td colspan="2">7 cm 以下で腎臓にとどまる</td></tr>
<tr><td>T1a</td><td>4 cm 以下</td></tr>
<tr><td>T1b</td><td>4 cm を超えるが 7 cm 以下</td></tr>
<tr><td rowspan="3">T2</td><td colspan="2">7 cm を超え，腎臓にとどまる</td></tr>
<tr><td>T2a</td><td>7 cm を超えるが 10 cm 以下</td></tr>
<tr><td>T2b</td><td>10 cm を超え，腎臓にとどまる</td></tr>
<tr><td rowspan="4">T3</td><td colspan="2">腎静脈または腎周囲組織に進展するが，同側の副腎への進展がなく，骨筋膜を超えない</td></tr>
<tr><td>T3a</td><td>肉眼的に腎静脈に進展する，または腎周囲組織に広がるが，骨筋膜を超えない</td></tr>
<tr><td>T3b</td><td>肉眼的に横隔膜下の大静脈内に進展</td></tr>
<tr><td>T3c</td><td>肉眼的に横隔膜下の大静脈内に進展，または大静脈壁に広がる</td></tr>
<tr><td>T4</td><td colspan="2">骨筋膜を超えて広がる（同側副腎への広がりを含む）</td></tr>
<tr><td>NX</td><td colspan="2">所属リンパ節転移が評価できない</td></tr>
<tr><td>N0</td><td colspan="2">所属リンパ節転移がない</td></tr>
<tr><td>N1</td><td colspan="2">1 個の所属リンパ節転移</td></tr>
<tr><td>N2</td><td colspan="2">2 個以上の所属リンパ節転移</td></tr>
<tr><td>M0</td><td colspan="2">遠隔転移なし</td></tr>
<tr><td>M1</td><td colspan="2">遠隔転移あり</td></tr>
</table>

2）病期分類

<table>
<tr><th>病期（ステージ）</th><th>原発腫瘍</th><th>所属リンパ節転移</th><th>遠隔転移</th></tr>
<tr><td>I 期</td><td>腫瘍径 7 cm 以下</td><td>なし</td><td>なし</td></tr>
<tr><td>II 期</td><td>腫瘍径 7 cm 超</td><td>なし</td><td>なし</td></tr>
<tr><td rowspan="2">III 期</td><td>腎臓内にとどまる</td><td>1 個</td><td>なし</td></tr>
<tr><td>腎臓周囲に進展（骨筋膜を超えない）</td><td>なし，または 1 個</td><td>なし</td></tr>
<tr><td rowspan="3">IV 期</td><td>骨筋膜を超えて進展</td><td>いずれの場合も</td><td>なし</td></tr>
<tr><td>いずれの場合も</td><td>2 個以上</td><td>なし</td></tr>
<tr><td>いずれの場合も</td><td>いずれの場合も</td><td>あり</td></tr>
</table>

3. がん診療ガイドライン

1）肝細胞癌サーベイランス・診断アルゴリズム
（日本肝臓学会『肝癌診察ガイドライン 2017 年度版』）

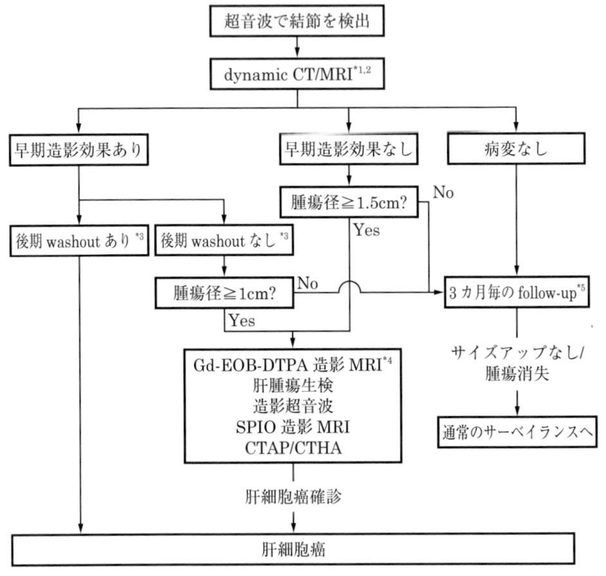

*1：腫瘍マーカーの上昇，超音波の描出不良などを理由に超音波で結節の描出がなくても CT/MRI を撮影する場合もある．
*2：Gd-EOB-DTPA 造影 MRI も dynamic MRI に含まれる．
*3：Gd-EOB-DTPA 造影 MRI を撮影した場合は，肝細胞相の低信号化を washout と同様に扱う．ただし，海綿状血管腫は Gd-EOB-DTPA 造影 MRI 肝細胞相で低信号を示すので同時に施行される MRI の他の撮像法と併せて除外する．
*4：初回画像検査が dynamic CT であった場合，Gd-EOB-DTPA 造影 MRI が第一に推奨される．
*5：超音波で病変が描出されている場合，超音波検査での経過観察を行う．描出されていない場合は，dynamic CT/MRI での経過観察も考慮される．

2) 胆道癌診療ガイドライン改訂第 2 版 2014 年

（日本肝胆膵外科学会）

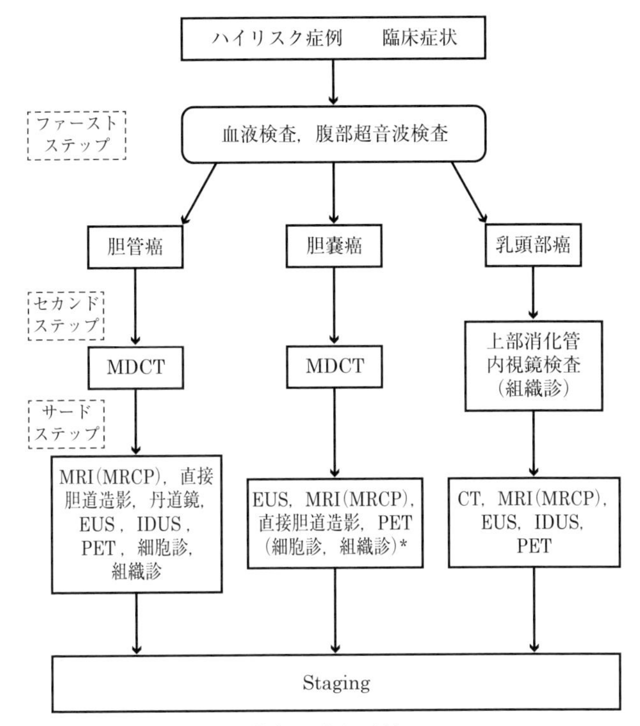

＊必要に応じて十分に注意したうえで行う

- 胆管癌のハイリスクには胆管拡張型の膵・胆管合流異常，原発性硬化性胆管炎がある
- 胆嚢癌のハイリスクには膵・胆管合流異常があげられる
- 十二指腸乳頭部癌にはエビデンスのあるハイリスクな病態はみつかっていない

3）膵癌診断のアルゴリズム

（日本膵臓学会『膵癌診療ガイドライン 2016』）

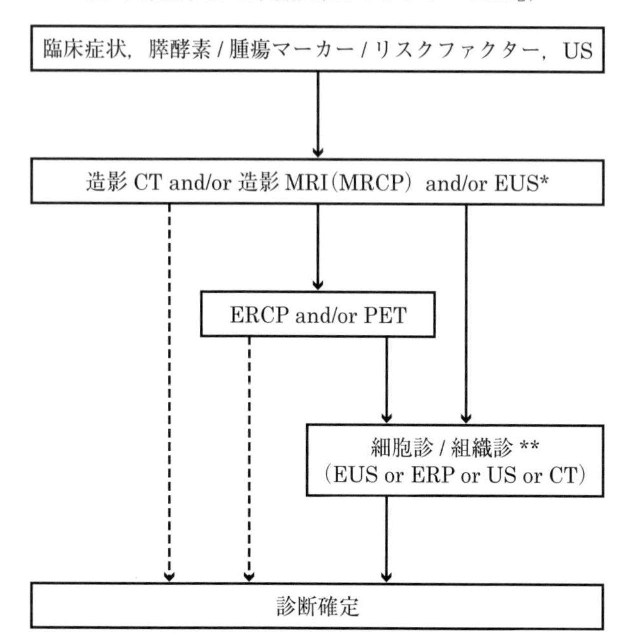

*EUS よりも造影 CT，造影 MRI（MRCP）が望ましい．EUS は習熟した施設で行うことが望ましい．
** 可能な限り病理診断を行う．

4. 分枝型 IPMN の診療方針選択のアルゴリズム

（IPMN 国際診療ガイドライン 2017）

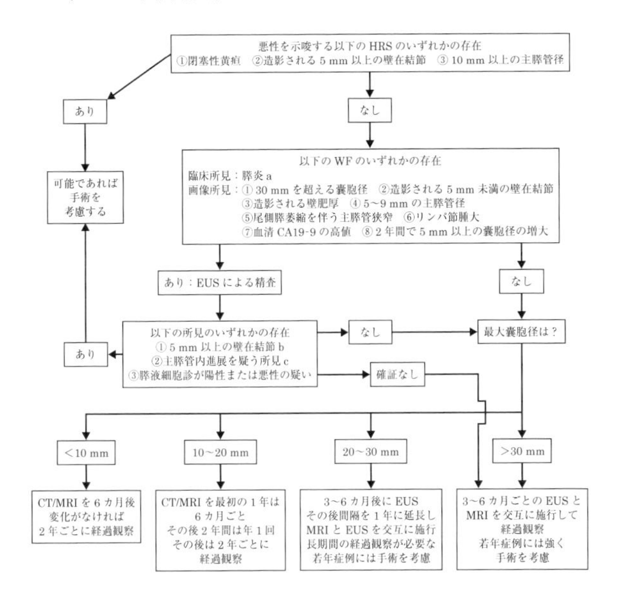

a. 急性膵炎は臨床症状を治療するため切除術の適応となりうる．

b. 粘液塊との鑑別を要す．粘液塊は体位変換により動き，嚢胞洗浄によって遊離し，ドプラ法で血流が検出されない．動かずドプラ法で血流を示し，結節の FNA で腫瘍組織が証明できるなどすれば壁在結節である．

c. 壁肥厚，主膵管内に粘液または壁在結節の存在が一つでもあれば病変が主膵管に波及している可能性を示唆する．

第15章　会話略語・実践英会話

1. 医療現場で使う会話略語等

（日）日本語，（G）ドイツ語，（F）フランス語

略語	意味		原語
アイテル	膿	（G）	Eiter
アウス	人工妊娠中絶（掻爬術）	（G）	Auskratzung
アッパージーアイ	上部消化管造影		Upper Gastrointestinal Tract
アッペ	虫垂炎		Appendicitis
アナムネ	病歴	（G）	Anamnese
アポ	脳卒中		Apoplexy
インバギ	腸重積		Invagination
エーカーゲー	心電図	（G）	Electrokardiogramm
エッセン	食事	（G）	Essen
エッチシー	C型肝炎		Hepatitis C
エッチシーシー	肝細胞癌		Hepatocellular Carcinoma
エッチビー	B型肝炎		Hepatitis B
エピ	痙攣発作		Epilepsy
エピドラ	硬膜外血腫		Epidural Hematoma
エント	退院		Entlassen
エンハンス	CT，MRI，の造影検査		Enhance
エンボリ	塞栓（治療）		Embolism（Embolization）
オーベン	指導医	（G）	Oben
オペ	手術		Operation
ガイニン	子宮外妊娠	（日）	

ガストロ	ガストログラフィン（消化管造影剤）		Gastrographin
カルチ	悪性腫瘍		Carcinoma
キセツ	気管切開	（日）	
キョクマ	局所麻酔	（日）	
クランケ	患者	（G）	Kranke
グル音	腸雑音・腸蠕動音	（G）	Gurren
クレブス	癌	（G）	Krebs
ゲシュール	潰瘍	（G）	Geschwur
ゲフ，ゲフリール	凍結迅速病理診断	（G）	Gefriel
ケモテラ	化学療法		Chemotherapy
コート	大便	（G）	Kot
コンタミ	混入		Contamination
コントラ	禁忌		Contraindication
ザー	くも膜下出血		Subarachnoidal Hemorrhage
サブアラ	くも膜下出血		Subarachnoidal Hemorrhage
サブドラ	硬膜下血腫		Subdural Hemorrhage
ジギタール	直腸指診		Digital Examination
シゾ	精神分裂病		Schizophrenia
シンカテ	心臓のカテーテル検査		Catheter

ステる，ステルベン	死亡	(G)	Sterben
ゼク，ゼクチオン	剖検・病理解剖	(G)	Sektion
タキる	頻脈		Tachycardia
ダルム	腸管	(G)	Darm
チュウチョウ	注腸造影	(日)	
ティビィー，テーベー	肺結核		Tuberculosis
ディベ	憩室		Diverticulum
デブリー，デブリス	壊死組織や汚染組織を		Debridement，debris
デプレ	鬱病・鬱状態		Depression
トモ	断層撮影		Tomography
ナート	縫合	(G)	Naht
ニボー	鏡面像（空気と液体の境界）	(F)	Niveau
ネーベン	下位の医師	(G)	Neben
ネクる	壊死する		Necrosis
ネッツ	大網	(G)	Grosses Netz
パーフォレーション	消化管穿孔		Perforation
ハイパー	高い		Hyper

ハイデンシティ	CTの高吸収域を指す時に使う		High density area（HDA）
パラセン	腹腔穿刺		Paracentasis
ハルン	尿	（G）	Harn
バルン	膀胱留置カテーテル		Baloon Cathter
パンペリ	汎発性腹膜炎		Panperitonitis
ピーディー	膵頭十二指腸切除術		Pancreatoduodenectomy
ヒドロ	水頭症・水腎症		Hydrocephalus, hidronephrosis
ヒョレ	胆嚢・胆石		Cholecyst, Cholelithiasis
ピロステ	幽門狭窄		Pyloric Stenosis
プシコ	精神科・精神病		Psychiatry
ブラディ	徐脈		Bradycardia
ブルート	血液・輸血	（G）	Blut
ブルスト	胸部・胸部X線写真	（G）	Brust
プレーン	単純CT・MRI(非造影)		Plain
プローベ	試験的手術・標本採取		Probe Operation
プンク	穿刺		Puncture
ヘモ	痔		Hemorrhoid
ヘルツ	心臓	（G）	Herz
ボウケン	剖検（病理解剖）	（日）	
ポリクリ	臨床実習	（G）	Poliklinik

マーゲン	胃	(G)	Magen
マンマ	乳房		Mamma, Mammary
ムンテラ	患者・家族への説明	(G)	Mund Therapie
メタ	転移		Metastasis
ラパ	開腹		Laparotomy
ラパタン・ラパヒョレ・ラパコレ	腹腔鏡下胆嚢摘出術		Laparoscopic Cholecystectomy
ルンゲ	肺	(G)	Lunge
ルンバール	腰椎麻酔，腰椎穿刺		Lumbar Anesthesia
レトロ	後腹膜		Retroperitoneum
ローデンシティ	CTの低吸収域を指す時に使う		Low density area（LDA）
ロイケ，ロイケミー	白血病		Leukemia
ワイセ	白血球	(G)	Weisen Blutkorperchen

2. 実践英会話

<受付>

□8 時 30 分から受付が始まります.

The reception opens at 8:30.

□お名前が呼ばれるまで，ここでお待ちください.

Please wait here till you are called.

□約 30 分，お待ちください.

Please wait here for thirty minutes or so.

□現在，混んでいますので，(　　) 分ぐらいお待ちください.

Many patients are waiting.

Please wait for about (　　) minutes.

□気分が悪くなったら，すぐに申し出てください.

Please tell us if you feel sick.

<超音波検査>

□～様，こちらからお入りください.

Mr. (Miss.), please come this way.

□お待たせ致しました．担当の○○です.

I'm sorry to have kept you waiting.　My name is ○○.

□この検査は少しも痛くないので，楽にしてください.

This test is not painful at all.　Just relax please.

□朝食は食べられましたか？

Have you had breakfast？

□仰向けに寝て，お腹を見せてください.

Please lie on your back and expose your abdomen.

□それでは電気を消します.

The light will be turned off.

□お腹にゼリーをぬって，検査します．

I'm going to put the jelly（gel）and the probe on your abdomen.

□ゆっくりと呼吸してください．

Please breathe slowly.

□大きく息を吸って，止めてください．

Take a deep breath and hold it.

□息を吐いてください．

Breathe out.

□大きく息を吐いて，止めてください．

Exhale all the way and hold it.

□お腹を膨らませてください．

Please expand your abdomen.

□左側臥位になって下さい．

Please lie on your left.

□元に戻ってください．

Please turn on your back.

□はい，結構です．

All right.

□終わりました．

That's all.

□お大事に．

Take care.

□服を着てください．

Please put your clothes on.

＜症状を尋ねる＞

□どんな症状ですか？

What are your symptoms ?

□具合がわるいところはどこですか？

Were does it hurt ?

□症状はいつからですか？

How long have you had the problem?

□どこか痛みますか？

Do you have any pain?

□お酒は飲みますか？

Do you drink ?

□タバコは吸いますか？一日に何本ぐらい？

Do you smoke ? How many tobaccos do you smoke a day ?

□これまでに病気をしたことありますか．それは何の病気ですか？

Have you ever been ill before ? What illness did you have ?

<検査が終わった後>

□検査の結果は（　　）日後に出ます．

You'll get the results of the examination (　　) days from now.

□何か質問はありますか？

Do you have any question ?

□それでは，お大事に．

Please take care of yourself.

<その他>

□前日の 8 時以降は，何も摂らないでください．

Do not eat or drink anything after 8 pm the night before the test.

□検査の朝は，何も摂らないでください．

Nothing can be consumed on the morning of test.

索　　引

■ あ行 ■

■ か行 ■

■ た行 ■

■ な行 ■

■ は行 ■

■ ま行 ■

■ や行 ■

■ ら行 ■

■ わ行 ■